西电科技专著系列丛书

# 智能医学影像解译

## Intelligent Medical Image Interpretation

缑水平　童　诺　姚　瑶
焦昶哲　毛莎莎　焦李成　　编著

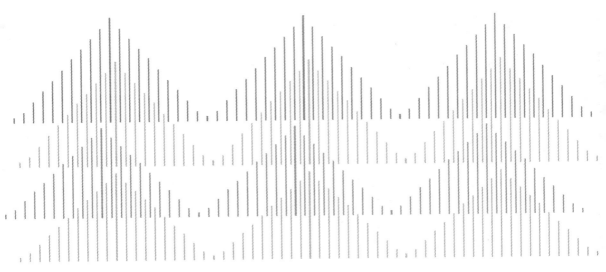

西安电子科技大学出版社

## 内 容 简 介

本书在介绍智能医学影像解译概念、原理和算法的基础上,对人工智能等技术在医学影像解译领域的发展与应用进行详细的论述,主要内容包括智能医学影像的表征学习理论基础、智能医学影像质量增强与去噪、智能医学影像病变检测与分类、智能医学影像分割、智能医学影像配准、跨模态智能医学影像融合与报告生成、智能医学影像评估与预测、医学影像智能解译应用系统,以及医学影像智能解译中的公开问题。

本书可作为高等院校计算机、信号与信息处理、应用数学等专业的高年级本科生和研究生的教材,也可作为从事智能医学影像解译方面研究的人员的参考资料。

**图书在版编目(CIP)数据**

智能医学影像解译/缑水平等编著. --西安:西安电子科技大学出版社,2024.1
ISBN 978 - 7 - 5606 - 7099 - 7

Ⅰ. ①智… Ⅱ. ①缑… Ⅲ. ①智能技术—应用—影像诊断 Ⅳ. ①R445 - 39

中国国家版本馆 CIP 数据核字(2023)第 213282 号

| | |
|---|---|
| 策 划 | 刘小莉 |
| 责任编辑 | 宁晓蓉 |
| 出版发行 | 西安电子科技大学出版社(西安市太白南路 2 号) |
| 电 话 | (029)88202421 88201467 邮 编 710071 |
| 网 址 | www. xduph. com 电子邮箱 xdupfxb001@163.com |
| 经 销 | 新华书店 |
| 印刷单位 | 咸阳华盛印务有限责任公司 |
| 版 次 | 2024 年 1 月第 1 版 2024 年 1 月第 1 次印刷 |
| 开 本 | 787 毫米×960 毫米 1/16 印张 20 |
| 字 数 | 361 千字 |
| 定 价 | 49.00 元 |

ISBN 978 - 7 - 5606 - 7099 - 7/R

XDUP 7401001 - 1

＊＊＊如有印装问题可调换＊＊＊

# 前　言

20 世纪 70 年代，X 射线影像在临床广泛应用，医生借助学习到的知识和实践积累的经验，解读患者的 X 射线影像所反映的解剖结构和病理信息。但是，这种人工解读方式往往依赖于医生个人的经验、知识和情绪，且效率极低。随着计算机的发展和数字化仪器的出现，人们开始把 X 射线胶片的模拟图像转变为数字图像存储和传输。另外，拥有超强计算能力的计算机的出现，使研究者开始尝试把医学模拟图像转化为数字图像，开展了计算机辅助诊断（Computer Aided Diagnosis，CAD）的初步研究，试图在一定程度上辅助医生判读医学影像，降低或排除人为主观因素的影响，提高诊断准确率和效率。

医学影像解译是在医学影像处理和分析的基础上，紧密结合临床医生的特定诊断和治疗需求，通过对从医学影像中提取的特征信息进行分析、推理和判断，最终达到识别、检测、分割和预测的目的，具有现实而长远的临床意义。

如今，在智能医学影像处理这一领域，一方面核心算法研究继续备受重视，新算法层出不穷；另一方面，算法平台的研究也越来越受到国际医学影像界的重视，在近年来的国际主流学术会议上都设有专门的研讨会，主流学术杂志也推出专刊，来探讨医学影像算法平台的设计问题；同时，针对国内目前仍然依赖于国外进口的设备和软件的问题，发展具有我国自主知识产权的高质量的医学影像软件平台，尤其是底层的算法研发平台，对促进我国医疗仪器设备的应用，尤其是医学影像软件业的持续发展，并直接造福于人民的医疗保健和健康事业是非常重要的。希望本书能够带动更多的科研人员和有兴趣的工作者加入到这一开放式平台的研究中来，进一步提升国内医学影像领域算法研究和软件开发的水平。

本书分为四个部分，共 10 章。第一部分（第 1 章）介绍智能医学影像解译与其研究进展；第二部分（第 2 章）介绍深度学习基础理论知识；第三部分（第 3 章～第 9 章）结合编者所在团队的研究成果对医学影像解译处理方法进行概述；第四部分（第 10 章）对医学影像解译中的各种挑战进行讨论。各章编写分工如下：缑水平撰写第 1、3、7 章和第 6 章 6.1 节并统编全稿；童诺撰写第 5、8 章和第 9 章 9.3、9.4、9.5 节；姚瑶撰写第 4 章和第 9 章 9.1、9.2 节；焦昶哲撰写第 2 章；毛莎莎撰写第 6 章 6.2 节；焦李成撰写第 10 章。所有作者都参与了全书的校对工作。

本书首先简述医学影像分析的基础理论；其次，论述深度学习的基本原理，介绍用于医学影像分析的主要深度学习技术；然后分别介绍编者所在团队及相关领域的研究人员在分类、检测、分割、配准、检索、图像生成和增强等各医学影像分析领域中的研究成果及各种算法；最后，讨论归纳医学影像解译方法未来面临的挑战和应对策略。

在现代临床医学发展中，疾病的准确诊断和评估取决于医学图像的采集和精准解译。近年来，医学图像采集技术迅速发展，医疗成像设备能以更快的速度和更高的分辨率采集数据。然而，图像解译过程才逐渐开始受益于计算机技术的发展。目前，对医学图像的解译仍主要由医生进行，解译结果受限于医生的医学专业背景、临床经验积累和个人主观认知的差异等。如今，医学影像分析已经广泛应用于良恶性肿瘤、脑功能与精神障碍、心脑血管疾病等重大疾病的临床辅助筛查、诊断、分级、治疗决策与引导、疗效评估等方面。医学影像的增强、检测与分类、分割、影像配准与融合、评估与预测是当前医学影像分析方法研究的主要领域。由于医学影像的识别、分割和配准等处理方法是医学影像分析的核心任务，有效的图像识别、分割和配准方法能给临床带来很大的益处，所以书中进行了详细介绍。

自20世纪起，医学图像处理领域的技术进步为非侵入诊断创造了前所未有的机会，并确立了医学图像处理作为医疗健康系统的重要组成部分，而这些技术进步主要源于医学图像处理中的跨学科领域。如今，医疗成像系统在空间和强度、维度方面提供了越来越高的分辨率以及越来越短的采集时间，产生了大量优质的原始图像数据，正确处理和解读这些数据，从而获得准确的诊断结果的需求日益迫切。基于此，本书重点介绍智能医学影像解译中的关键领域，并讨论该领域的主要挑战和趋势，希望本书能成为深度学习算法研究和医学图像解译领域新加入者的工具书，也能成为经验丰富的智能医学影像解译研究人员的参考书。

本书的编著得到了国家自然科学基金项目（62102296）、中央高校基本科研业务费专项（XJS222213、XJS222215、XJS222221）、陕西省自然科学基础研究计划项目（2023-JC-QN-0719）、广东省基础与应用基础研究基金项目（2022A1551510453）、咸阳市"揭榜挂帅"科技项目（JBGS-013）、2021年西安电子科技大学图书专著出版专项基金（QTZX21107）的资助。

因编者知识有限，书中难免有疏漏与不足之处，殷切期盼广大读者批评指正。

编　者

2023 年 6 月

# 目　录

第1章　绪论 ·········································································· 1

1.1　医学影像概述 ································································ 1

1.2　医学影像智能解译概述 ················································· 2

1.3　本书结构 ······································································ 5

本章小结 ············································································· 6

本章参考文献 ······································································ 7

第2章　智能医学影像的表征学习理论基础 ····················· 8

2.1　医学影像预处理 ····························································· 8

2.1.1　格式转换 ······························································ 8

2.1.2　校正 ···································································· 9

2.1.3　调窗 ···································································· 9

2.1.4　归一化和标准化 ·················································· 10

2.1.5　插值 ···································································· 10

2.2　医学影像表征学习 ························································ 11

2.2.1　稀疏字典学习 ····················································· 12

2.2.2　自编码器 ···························································· 15

2.2.3　卷积神经网络 ····················································· 18

2.2.4　深度置信网络 ····················································· 25

2.2.5　生成对抗网络 ····················································· 26

2.2.6　递归神经网络 ····················································· 27

2.3　深度学习新模型 ··························································· 31

2.3.1　深度迁移学习 ····················································· 31

2.3.2　多任务深度学习 ·················································· 32

2.3.3　小样本深度学习 ·················································· 33

2.3.4　联邦机器学习 ····················································· 35

2.3.5　Transformer模型 ················································· 39

本章小结 ············································································· 40

本章参考文献 ······································································ 40

第3章　智能医学影像质量增强与去噪 ··························· 42

3.1　基于稀疏表示学习的医学影像去噪与增强 ····················· 43

    3.1.1 医学影像去噪的滤波方法 ·········································· 43

    3.1.2 三维块匹配滤波器的兆伏级 CT 去噪与软组织对比度增强 ········· 44

    3.1.3 基于低秩分解和字典学习动态心脏 MRI 图像去噪 ··············· 51

    3.1.4 局部变换域滤波器的 4DMRI 去噪 ···························· 56

  3.2 基于深度学习的医学影像去噪 ······································· 60

    3.2.1 梯度正则卷积神经网络的低剂量 CT 影像去噪 ················· 61

    3.2.2 基于生成式对抗网络重建损失约束的千伏级 CT 影像去噪 ········ 64

    3.2.3 基于降噪自动编码器的兆伏级 CT 影像去噪 ··················· 69

    3.2.4 3D 卷积编码-解码网络的低剂量 CT 影像去噪 ················· 75

  本章小结 ························································· 80

  本章参考文献 ····················································· 80

**第 4 章　智能医学影像病变检测与分类** ···························· 82

  4.1 智能医学影像病变检测 ············································· 82

    4.1.1 基于视觉注意和字典学习的胃部 CT 图像淋巴结检测 ··········· 83

    4.1.2 不确定性迁移学习的新冠病变检测 ·························· 87

    4.1.3 动态 MRI 的自动胰腺定位与追踪 ···························· 92

    4.1.4 三维千伏级 CT 影像前列腺病变区域识别 ····················· 99

    4.1.5 基于强化学习的损伤识别与辅助诊断 ······················· 103

  4.2 智能医学影像病变分类 ············································· 109

    4.2.1 基于自适应核匹配追踪的乳腺 X 射线图像分类诊断 ············· 109

    4.2.2 基于自步学习的结直肠镜影像分类诊断 ······················ 114

    4.2.3 基于胶囊网络的疾病类型分类 ······························· 119

  本章小结 ························································· 125

  本章参考文献 ····················································· 126

**第 5 章　智能医学影像分割** ······································ 127

  5.1 智能医学影像分割 ················································· 127

    5.1.1 基于传统方法的医学影像分割 ······························· 127

    5.1.2 基于深度学习的医学影像分割 ······························· 129

    5.1.3 医学影像分割评价指标 ····································· 135

  5.2 智能医学影像分割技术与应用 ······································· 136

    5.2.1 基于传统方法的分割技术与应用 ····························· 137

    5.2.2 基于深度学习的分割技术与应用 ····························· 151

  本章小结 ························································· 185

  本章参考文献 ····················································· 185

**第 6 章　智能医学影像配准** ······································ 187

  6.1 智能医学影像配准介绍 ············································· 187

    6.1.1 图像配准的方法 ··········································· 187

6.1.2　刚性配准和非刚性配准　••••••••••••••••••••••••••••••　189

6.1.3　配准中的相似性测度　••••••••••••••••••••••••••••••••••　189

6.1.4　配准中的优化方法　••••••••••••••••••••••••••••••••••••　190

6.2　智能医学影像配准技术与应用　••••••••••••••••••••••••••••••　192

6.2.1　基于传统方法的配准技术与应用　••••••••••••••••••••••••　192

6.3.2　基于深度学习的配准技术与应用　••••••••••••••••••••••••　211

本章小结　•••••••••••••••••••••••••••••••••••••••••••••••••••••••••••••••••••　226

本章参考文献　•••••••••••••••••••••••••••••••••••••••••••••••••••••••••••••••••　227

**第 7 章　跨模态智能医学影像融合与报告生成**　••••••••••••••••••••••••　228

7.1　智能医学影像融合　••••••••••••••••••••••••••••••••••••••••••••••••••••　229

7.1.1　字典学习的医学影像融合　••••••••••••••••••••••••••••••••••　229

7.1.2　基于生成式对抗网络的医学影像融合　••••••••••••••••••••••　235

7.2.3　Riesz 滤波器和 CNN 深度特征表示融合　••••••••••••••••••••　241

7.2　智能医学影像报告生成　••••••••••••••••••••••••••••••••••••••••••••••　245

7.2.1　多通道图文互相约束的喉镜报告生成　••••••••••••••••••••••　245

7.2.2　视觉-语义属性相互注意的内窥镜图像报告生成　••••••••••••　249

7.2.3　基于 Transformer 的医学影像报告生成　••••••••••••••••••••　257

本章小结　•••••••••••••••••••••••••••••••••••••••••••••••••••••••••••••••••••　261

本章参考文献　•••••••••••••••••••••••••••••••••••••••••••••••••••••••••••••••••　261

**第 8 章　智能医学影像评估与预测**　••••••••••••••••••••••••••••••••••••　263

8.1　基于传统方法的评估与预测　••••••••••••••••••••••••••••••••••••••••　263

8.1.1　基于贝叶斯框架的重建 CT 图像质量评估　••••••••••••••••••　263

8.1.2　基于回归的阿尔茨海默病评估与预测　••••••••••••••••••••••　267

8.2　基于深度学习的评估与预测方法　••••••••••••••••••••••••••••••••••　269

8.2.1　卷积神经网络的评估与预测　••••••••••••••••••••••••••••••••　269

8.2.2　基于深度学习特征和临床特征的宫颈癌预测　••••••••••••••••　273

本章小结　•••••••••••••••••••••••••••••••••••••••••••••••••••••••••••••••••••　278

本章参考文献　•••••••••••••••••••••••••••••••••••••••••••••••••••••••••••••••••　279

**第 9 章　医学影像智能解译应用系统**　••••••••••••••••••••••••••••••••••　280

9.1　胃部淋巴结检测与跟踪系统　••••••••••••••••••••••••••••••••••••••••　280

9.1.1　胃部淋巴结检测与跟踪系统框架　••••••••••••••••••••••••••　281

9.1.2　系统主要功能模块　••••••••••••••••••••••••••••••••••••••••　281

9.2　X 射线影像乳腺病灶辅助诊断系统　••••••••••••••••••••••••••••••••　284

9.2.1　X 射线乳腺病灶辅助诊断系统框架　••••••••••••••••••••••••　284

9.2.2　系统主要功能模块　••••••••••••••••••••••••••••••••••••••••　286

9.3　跨模态医学影像器官检索系统　••••••••••••••••••••••••••••••••••••••　289

9.3.1　跨模态医学影像检索系统架构　••••••••••••••••••••••••••••　289

   9.3.2　系统主要功能模块 ·············································· 291

 9.4　临床头颈部癌症放疗中自动化多器官分割系统 ············· 295

   9.4.1　临床头颈部癌症放疗中自动化多器官分割系统框架 ········· 295

   9.4.2　系统主要功能模块 ·············································· 296

 9.5　医学视频智能剪辑系统 ············································ 298

   9.5.1　医学视频智能剪辑系统框架 ···································· 298

   9.5.2　系统主要功能模块 ·············································· 299

本章小结 ································································· 301

本章参考文献 ····························································· 301

**第 10 章　医学影像智能解译中的公开问题** ····················· 302

 10.1　智能医学解译在医学影像增强中的挑战 ······················ 302

   10.1.1　MVCT 影像去噪的挑战 ········································ 303

   10.1.2　LDCT 影像恢复的挑战 ········································ 304

   10.1.3　低场强 MRI 解译的挑战 ······································ 305

 10.2　智能医学解译在医学影像定位和分割中的挑战 ············· 306

   10.2.1　智能医学解译在手术、放疗适合度判定中的挑战 ··········· 306

   10.2.2　智能医学解译在病变区域自动化定位与肿瘤分割中的挑战 ·· 307

 10.3　智能医学解译在医学影像检索中的挑战 ······················ 307

   10.3.1　跨模态医学影像检索语义解析的挑战 ···················· 308

   10.3.2　医学影像检索结果呈现的挑战 ···························· 308

 10.4　智能医学解译在跨模态影像融合中的挑战 ···················· 309

   10.4.1　实时跨模态影像配准引导精准手术反应速度提升的挑战 ···· 309

   10.4.2　跨模态医学影像配准精准度评估的挑战 ·················· 310

   10.4.3　跨模态医学影像非刚性配准模型优化的挑战 ·············· 310

本章小结 ································································· 311

# 第1章 绪 论

## 1.1 医学影像概述

医学影像学(Medical Imaging，MI)是以医学影像为基础，根据临床需求或医学研究需要，集超声(Ultrasound，US)、X 射线、数字 X 射线摄影(Digital Radiography，DR)系统、数字减影血管造影(Digital Subtraction Angiography，DSA)、计算机断层扫描(Computed Tomography，CT)、磁共振成像(Magnetic Resonance Imaging，MRI)、单光子发射计算机断层扫描(Single-Photon Emission Computerized Tomography，SPECT)、正电子发射断层扫描(Positron Emission Tomography，PET)、多模态 SPECT/CT、PET/CT、PET/MR 以及放射治疗、介入治疗学等多学科为一体的综合诊断学科[1]。医学影像学是研究借助于某种介质(如 γ 射线、X 射线、电磁场、超声波等)与人体组织的相互作用，把人体内部组织器官结构、密度、功能、代谢和分子水平特异性变化信息以影像方式可视化表现出来，供临床诊断医师进行判断，从而对人体健康状况、疾病进展进行评价的一门科学。

目前，医学影像已成为临床诊断的重要辅助手段。医学影像显示形式包括一维、二维、三维甚至四维等不同层次的影像。数据采集的高维化，导致依靠传统的一维、二维表达难以理解如此海量的信息，更谈不上有效地判读和分析。医学影像分析研究的对象也日益广泛，不再局限于过去具有明显诊断特征的病种，开始扩展到多种不同器官、解剖形态、功能过程的影像，试图利用自动精确定量的计算机辅助图像分析技术帮助临床医生和研究者高效准确地处理海量影像信息。在成像硬件快速发展的推动下，从 20 世纪 90 年代中期到现在，医学影像分析在理论方法和应用上都取得了长足的进步[2,3]。

医学影像解译是计算机科学与物理学、医学、生物学等交叉的一门新兴学科，在医学影像技术的支持下，使得病变器官或组织能可视化。该学科紧密结合临床医生的现实需求，充分利用各医学影像模态优点，通过不同途径和方法完成诊断治疗的系统性研究，给医生提供治疗过程中所需的丰富的医学影像信息与知识，帮助医生加深对各类疾病的了解，提高临床治疗的准确性。具体来说，智能医学影像解译涉及数学建模、数字图像处理与分析、人工智能和数值算法等学科，属于多学科交叉领域。医学影像解译包括图像增强、目标检测与分类、分割、配准、融合、检索、评估与预测等。

随着医学成像技术和计算机技术的不断发展和进步，医学影像处理已成为医学研究、临床疾病诊断和治疗中一个不可或缺的工具和技术手段。近几年来，深度学习（Deep Learning，DL）特别是深度卷积神经网络（Convolutional Neural Networks，CNN）已迅速发展成为医学影像分析的研究热点，它能够从医学影像大数据中自动提取隐含的疾病诊断特征[4]。在医学影像领域，医生或者研究人员在对某种特定的内部组织器官进行定量分析、实时监控和治疗规划时，为了作出正确的治疗决策，通常需要了解该组织器官的详细信息，因此，生物医学影像已成为疾病诊断和治疗中不可或缺的组成部分。目前，智能医学影像产品的性能参数大多数来源于有限的数据集和计算条件，受限于数据集的数量和多样性不足等因素，在高度复杂的临床应用中产品实际检测的性能不够好，产品鲁棒性有待提高。如何借助大数据和人工智能技术，深入挖掘海量的医学影像信息，实现基于影像数据的智能诊断、智能临床决策以及治疗预后已成为目前的研究热点。

## 1.2  医学影像智能解译概述

医学影像智能解译的发展离不开人工智能技术，而在众多应用于智能医学影像处理的技术中机器学习方法目前占了主流，很多的机器学习算法根据不同的应用场景和数据需求进行处理，国际医学影像计算与计算机辅助介入会议（Medical Image Computing and Computer Assisted Intervention，MICCAI）就是一个典型代表，其会议论文集包含了机器学习方法在医学影像解译多个领域中的广泛应用。

医学影像分析最初主要采用边缘检测、纹理特征、形态学滤波以及构建形状模型和模板匹配等计算机视觉以及浅层机器学习方法。这类分析方法通常针对特定任务而设计，被称为手工定制式设计方法。如今深度学习以数据驱动方式分析任务，能自动地从特定问题的大规模数据集中学习相关模型特征和数据特性。与针对特定问题而显式地手工设计模型不同，深度学习方法可直接从数据样本中隐式地自动学习医学影像特征，其学习过程本质上是一个优化问题的求解过程。通过学习，模型从训练数据中选择正确的特征，从而在测试新数据时作出正确决策。因此，深度学习在医学影像分析中起着至关重要的作用。

深度学习属于机器学习的分支，是目前实现人工智能技术的重要手段。随着深度学习技术在图像处理和计算机视觉领域的广泛应用，利用深度学习技术辅助临床诊断和决策已成为医学影像分析领域的研究重点。医学影像智能诊断的流程可大致分为三个步骤：首先获取大量高质量的图像数据，然后对图像进行预处理，最后挖掘图像信息进而分析与预测。海量、高质量的图像数据是深度学习训练的基础，图像预处理（如配准、感兴趣区域提取）是后续分析准确度的基本保障，挖掘图像信息、建立预测模型是临床智能决策的关键。

近年来，深度学习不断取得重大进展，主要得益于不断提高的计算能力和持续增长的可用数据量，以及深度学习模型及其算法的不断改进。其实质是通过构建多隐层的机器学习模型，利用海量的样本数据训练，学习更精准的特征，最终提高分类或预测的准确性。深度学习这种从数据中学习层次特征的特点，使得它非常适合发现高维数据中的复杂结构。目前深度学习已经应用到图像识别、语音识别、自然语言处理、天气预测、基因表达、内容推荐等领域和各种挑战赛中。

综上所述，深度学习可以自动从数据中学习更深层次的、更具鉴别性的特征，已应用于医学影像分析的多个研究领域，并取得了突破性进展。我们注意到，在大多数文献中，深度学习相关方法展示了其突出的性能优势，这已由医学影像分析的若干挑战赛结果证明；其次，云计算和多 GPU 高性能并行计算技术的发展，使得深度学习从海量的医学影像大数据中学习深层特征成为可能；最后，可公开访问的相关医学影像数据库的出现及多个医学影像分割挑战赛数据集，使得基于深度学习的分割算法能够得到有效验证。总结起来，深度学习以端到端的方式自动化学习，避免过多人工干预，获得了医学影像解译领域的青睐。本书给出了相关的基础理论以及应用案例，如深度学习方法在医学影像增强、分类、分割、配准、融合和报告生成等多个方面的应用。

**1. 医学影像分类**

医学影像分类可以分为图像筛查和目标(或病灶)分类。图像筛查是深度学习在医学影像分析领域中的最早应用之一,是指将一个或多个检查图像作为输入,通过训练好的模型对其预测,输出一个表示是否患某种疾病或严重程度分级的诊断变量。图像筛查属于图像级分类,用来解决此任务的深度学习模型最初关注的是稀疏自编码器(Sparse Auto-Encoder,SAE)、深度置信网络(Deep Belief Network,DBN)及深度玻尔兹曼机(Deep Boltzmann Machine,DBM)网络和非监督预训练方法。这些方法通常采用多模态图像作为输入,提取多模态影像中的互补特征信息。目前,CNN 正逐渐成为图像筛查分类中的标准技术,其应用非常广泛。目标(或病灶)分类可以辅助医生对疾病进行诊断,其处理过程首先通过预处理方法识别或标记出特定区域,然后再对特定区域进行目标或病灶分类。精确分类不仅需要病灶外表的局部信息,而且需结合其位置的全局上下文信息。

**2. 医学影像分割**

医学影像分割通常被定义为识别组成感兴趣对象的轮廓或内部的体素集,它是深度学习应用于医学影像分析领域的论文中最常见的主题。医学影像中器官及其子结构的分割可用于定量分析与体积和形状有关的临床参数,如心脏的心室体积和收缩射出率。另外,在采用智能调强放疗技术对肿瘤进行治疗时,危及器官勾画是制订放疗计划时非常重要的步骤之一,深度学习在此任务中应用广泛。通过计算机分割来自手术和活检组织标本的图像特征可帮助预测疾病侵袭性的程度,从而进行疾病诊断和分级。目前绝大多数组织病理学图像和显微镜图像分割方法是基于 CNN 的方法。

**3. 医学影像配准**

早期医学影像配准的目的是把显示人体不同信息(结构信息和功能信息)的医学影像放到统一坐标系中显示。随着形态学分析研究的进步,出现了同患者不同时期及同种疾病的患者群体图像数据配准,以及标准图谱到特定图像数据集配准研究。为了消除成像过程中对象运动的影响,图像配准也是时序图像分析的第一步。寻找物体在不同影像中对应像素点的关系是医学影像配准的基本任务。通过寻找适当的空间变换,使图像数据达到空间位置上的定位和配准,进而进行图像融合。图像配准方法可以分为基于外部特征和基于内部特征两类。外部特征方法是通过人工设置的标记点实现配准,如立体框架定位、皮肤标记法等;而内部特征方法是通过寻找图像内部解剖结构上的特征点或外部轮廓和表面的对应关系实现配准。目前，医学影像配准和分割技术一样，出现了很多成熟的方法和软件，是医学影像分析的基本技术之一。

## 1.3  本 书 结 构

本书针对以上需求，根据编者所在团队在医学影像领域数年的研究积累所编写。全书共分 10 章，下面对各章节内容作简要介绍：

第 1 章，介绍了深度学习在医学影像中的研究进展及发展趋势、医学影像处理的方法技术以及医学影像研究的时代意义。由医学影像引导的放射治疗是目前癌症及其他疾病治疗的主要方式，也是实现精准治疗的有效途径，表明了医学影像解译对重症疾病治疗的重要性。

第 2 章，对智能医学影像的稀疏表示与深度学习基础的各种理论知识与算法以及深度学习的各种新模型进行了介绍，重点介绍稀疏字典学习、卷积神经网络等深度学习算法和迁移学习等深度学习模型。

第 3 章，针对基于稀疏表示学习的医学影像去噪与增强以及基于深度学习的医学影像去噪进行了介绍，包括四维非局部变换域滤波器用于 MRI 影像去噪、MVCT 去噪与增强改善软组织对比度的视觉注意方法、卷积神经网络影像去噪等方法。

第 4 章，对智能医学影像病变检测方法进行了介绍，包括深度回归网络的生物标志物定位检测、不确定性迁移学习的新冠病变检测、动态 MRI 的自动胰腺定位与追踪等，还介绍了智能医学影像病变分类，包括深度卷积神经网络、统计模型和卷积神经网络混合的病理分类、基于胶囊网络的疾病类型分类的智能医学影像病变分类方法。

第 5 章，介绍了传统分割中的 Atlas 分割、统计模型分割，以及基于深度学习的分割（比如 U-Net 及其变体网络框架下的医学影像分割、多任务学习框架的医学影像分割等），并对医学影像分割技术的临床应用所包括的各种方法进行了介绍。

第 6 章，首先介绍图像配准概念、常用方法及应用场景，而随着智能医疗概念的提出，医学影像配准也被逐渐应用于临床，它可以帮助医生更好地融合图像信息，提升效率。紧接着介绍了医学影像配准的理论基础以及智能医学影像配准的方法，比如马尔科夫随机域模型配准、在线鲁棒投影字典学习配准、无监督深度学习可形变影像配准等。

第7章，针对智能医学影像融合与报告生成进行了介绍。融合方法包括字典学习的影像合成、生成式对抗网络的影像合成、弱耦合几何协同正则化联合字典学习的多模态影像合成、生成式对抗网络的视网膜、胸腔 X 射线和 PET 影像合成等。报告生成方法包括多通道图文互相约束的喉镜报告生成、视觉-语义属性相互注意的内窥镜图像报告生成、基于 Transformer 医学影像报告生成等。

第8章，针对智能医学影像评估与预测的模型以及临床应用的方法进行了介绍，包括贝叶斯框架下的评估与预测、基于回归的评估与预测、卷积神经网络的评估与预测等基础模型，以及冠状动脉评估与高危冠状动脉斑块类型预测、阿尔茨海默病临床评估与病情预测、基于入侵和拓展网络的肿瘤生长预测等临床应用。

第9章，为了给用户提供更好的交互体验，介绍了多个医学影像解译应用系统，包括胃部淋巴结检测与跟踪系统、X 射线影像乳腺病灶辅助诊断系统、跨模态医学影像检索系统等。

第10章，针对目前医学影像智能解译中的各种公开问题对医学影像解译面临的各种挑战进行了介绍。

## 本 章 小 结

在信息技术和临床需求的推动下，现代医疗影像技术不断发展，彻底改变了传统医学的诊断和治疗方式，具有划时代的意义。各种不同的成像设备提供了多种模态的医学影像，如 CT、MRI、超声、核医学影像（PET、SPECT）和分子影像等，这些信息为医生提供了关于病变组织或器官的解剖、功能等各方面的信息，而充分利用这些信息，就可以为临床诊断、治疗以及疗效评估提供更加全面的参考。在数字医学影像时代，无论哪种医学影像模态，倘若要在临床诊断和治疗中发挥作用都离不开成像算法和处理软件的支持。从前期成像过程中的图像重建、解译、学习增强到后期图像处理中的医学影像分割、配准、检测与分类、融合，再到基于这些技术开发相应的医学影像软件平台，都需要用到大量的人工智能计算技术和软件开发技术。除了研究单独的核心影像智能解译算法外，研究和开发集成化的算法平台和软硬件平台更是推动医学影像处理与分析前进的加速器。

## 本章参考文献

[1] HEIDENREICH A, DESGRANDSCHAMPS F, TERRIER F. Modern approach of diagnosis and management of acute flank pain: review of all imaging modalities[J]. Eur Urol, 2002, 41(4): 351 - 62.

[2] CHAN H P, HADJIISKI L M, SAMALA R K. Computer-aided diagnosis in the era of deep learning[J]. Medical Physics. 2020, 47(5): e218 - e227.

[3] DOI K. Computer-aided diagnosis in medical imaging: historical review, current status and future potential[J]. Computerized Medical Imaging and Graphics. 2007, 31(4 - 5): 198 - 211.

[4] YAN L C, BENGIO Y, HINTON G. Deep learning[J]. Nature, 2015, 521(7553): 436 - 44.

# 第 2 章　智能医学影像的表征学习理论基础

医学影像解译主要是利用计算机对医学影像进行数据处理、特征提取和智能分析。医学影像解译通常由四部分组成：医学影像预处理、表征学习、影像解译计算方法和医学知识应用。

## 2.1　医学影像预处理

为了让读者更系统地了解和掌握医学影像解译的整个过程，先简单介绍一些常见的医学影像预处理方法和工具。

最常用的医学影像数据格式有 DICOM 类型和 NIFTI 类型，其中 DICOM 类型的文件后缀为 dcm，常用的 python 处理库有 SimpleITK、pydicom 库；NIFTI 类型的文件后缀为 nii 或 nii. gz(压缩格式)，nii 图像为三维图像，包含矢量面、冠状面和轴状面，常用的 python 处理库有 SimpleITK、nibabel 库。dcm 是 DICOM 医学影像文件的一种格式，也可将扩展名为 dcm 格式的图像保存为 jpg 格式。目前，DICOM 被广泛应用于放射医疗、心血管成像以及放射诊疗诊断设备(X 射线、CT、MRI、超声等)，并且在眼科和牙科等其他医学领域得到越来越深入、广泛的应用。为了能让人工智能技术更好地服务于医学影像数据解译，数据获取和预处理技术是第一步，考虑到不同任务在不同应用环境下收集的数据集，常用的预处理方法一般指对比度增强、去噪、边缘检测等，此外还有医学影像本身的一些先验知识也可利用。

### 2.1.1　格式转换

DICOM 是目前影像采集重建后存储的通用数据格式，从阿尔茨海默病神经成像计算（Alzheimer's Disease Neuroimaging Initiative，ADNI）数据集中采集到的 MRI 和 PET 原始图像一般为 DICOM 格式。为了获得便于后续操作的 NIFTI 格式影像数据。一般采用 FSL、SPM 等工具对采集到的图像完成从 DICOM 到 NIFTI 数据格式的转换。然而，医院中获取的原始数据存在以下几种问题：数据格式混乱；部分 DICOM 文件无法读取；部分文件夹为空；部分 DICOM 文件大小为 0 KB；超声、CT、MRI 等图像文件夹命名无规则（命名方式不易进行后续处理）；DICOM 文件混乱，未按序列存储。面对以上这几种情况的"脏"数据，就需要对它们进行格式转换和相关处理，将文件命名成更易于读取的格式。

### 2.1.2　校正

偏置场指扫描仪本身以及扫描过程中的偏差等因素可导致 MR 图像的亮度差异，也就是说在同一组织内，MR 图像上呈现的强度值可能存在变化差异（从黑色到白色）。这是一种会破坏 MR 图像的低频平滑不良信号。场矫正是指针对用户在不同机器采集的影像数据以及采集过程中的偶然偏差带来的影响，采用预处理步骤来校正偏置场影响，从而提高核磁影像质量的方法。例如，分段和分类输出不正确的结果。在进行分割或分类之前，需要采用预处理步骤来校正偏置场的影响。图 2.1 为经过场矫正前后的脑部 MR 影像。

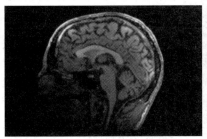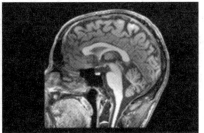

图 2.1　场矫正前后脑部 MR 影像

### 2.1.3　调窗

窗宽（window width）和窗位（window center）是 CT 图像特有的概念，CT 图像必须先转换成 HU 值再进行窗宽和窗位调整。由于各类组织结构或病变具有不同 CT 值，因此欲显示某一组织结构细节时，应选择适合观察该组织或病变的窗宽和窗位，以获得最佳显示。图 2.2 为调窗前后的腹部 CT 影像，窗宽为 400HU，窗位为＋40HU，其 CT 值范围为－160HU～240HU。

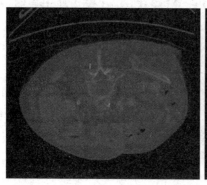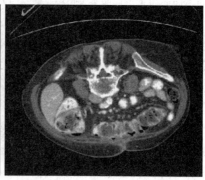

图 2.2　调窗前后腹部 CT 影像

## 2.1.4　归一化和标准化

在使用人工智能方法的医学影像解译过程中，需要对图像进行归一化和标准化处理。数据的标准化(normalization)是将数据按比例缩放，使之落入一个小的特定区间。在某些比较和评价的指标处理中经常会用到数据的标准化，即去除数据的单位限制，将其转化为无量纲的纯数值，便于不同单位或量级的指标进行比较和加权。目前数据标准化方法有多种，归结起来可以分为直线型方法(如极值法、标准差法)、折线型方法(如三折线法)、曲线型方法(如半正态性分布)。不同的标准化方法，对系统的评价结果会产生不同的影响，然而目前为止，在数据标准化方法的选择上，还没有通用的法则可以遵循。其中最典型的就是数据的归一化处理，即将数据统一映射到[0，1]区间上。如 min-max 标准化是对原始数据进行线性变换，使结果落到[0，1]区间。Z-score 标准化是 SPSS 中最为常用的标准化方法，也叫标准差标准化，这种方法对原始数据的均值(mean)和标准差(standard deviation)进行数据的标准化。经过处理的数据符合标准正态分布，即均值为 0，标准差为 1。一般来说 Z-score 不是归一化，而是标准化，归一化只是标准化的一种。

## 2.1.5　插值

在预处理过程中原始图像尺寸可能并不统一，因此通常需要对原始图像进行插值操作，将输入图像尺寸插值到统一尺度下，便于批量输入网络训练，在插值过程中常用的插值方法有最邻近插值、双线性插值、三线性插值等。如最邻近插值是根据目标图像中每个像素点位置相对于原始图像中的位置索引,即目标图像中每个像素点的值在原图对应的位置索引＝目标图像中像素位置索引×缩放系数,然后将索引进行四舍五入,在原图中找到对应位置的值作为目标图像中当前所计算的像素点值。图 2.3 为采用缩放系数为 0.5,对 2×2 的矩阵进行最邻近插值后得到 4×4 的矩阵。

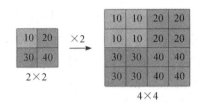

图 2.3 最邻近插值前后矩阵变化图

数据准备就绪后,我们希望机器学会识别和解开潜在规律,发现人类难以察觉的隐藏在数据背后的规律,即自动解译医学影像大数据。然而学习方法的性能很大程度上取决于应用数据表征方法的选择情况,一般的特征工程耗费大量时间和精力,尤其是医学数据相比其他应用场景的数据具有一定的敏感性、专业性和挑战性,同时医学诊疗要求医务人员和理论技术人员之间持续交流,这些导致了人工智能在医疗保健领域尤其是医学影像方面的发展速度较为缓慢。因此,医学影像表征学习作为提升现代医疗诊疗水平的重要一环,使实施风险低、创伤性小的手术方案成为可能,在医学信息研究领域发挥更大的作用。

## 2.2 医学影像表征学习

表征学习是意义学习的一种形式[1]。学习者认识一个词、标志或者是符号,并把它作为一个具体的或者一类对象或事件的记号,其专有名词是通过表征学习获得的。表征学习可能会先于概念学习,在这种情况下,符号学习先于这个符号所代表的对象或事件的属性或者规律。它不同于预测学习,医学影像表征学习的目的不是通过学习原始影像数据预测某个观察结果,而是将影像数据分级表示,学习影像数据的底层结构,分析原始影像数据特征。本章从稀疏字典学习、自编码器、卷积神经网络、深度置信网络、生成对抗网络、递归神经网络六个方面介绍医学影像表征学习。

## 2.2.1 稀疏字典学习

大多数医学影像包含了多个器官的复杂信息，当人们进行疾病诊疗时，主要是对某个器官及其周边组织感兴趣，因此可以把这些少量感兴趣区域的描述看作一个稀疏表示学习问题。其中稀疏表示领域中字典学习源于压缩感知，旨在从原始数据中找到一组特殊的稀疏信号，足以线性表示所有的原始信号，其本质就是提取事物最本质的特征，而稀疏模型的作用是将大量冗余的变量去除，只保留和响应变量最相关的解释变量，简化模型的同时保留了数据集最重要的信息，从而有效解决高维数据集建模中的诸多问题。字典学习和稀疏表示共称为稀疏字典学习。接下来将对稀疏字典学习简要介绍。

### 1. 稀疏表示

字典学习也可简称为稀疏编码。"字典"称为字典矩阵，用 $D$ 表示，"字典"中的词条称为原子(atom)，用列向量 $d_k$ 表示。"查字典的方法"称为稀疏矩阵，用 $X$ 表示。从矩阵分解角度来看，字典学习过程是给定样本数据集 $Y$，$Y$ 的每一列表示一个样本；字典学习的目标是把 $Y$ 矩阵分解成 $D$、$X$ 矩阵：

$$Y \approx D * X \tag{2-1}$$

同时满足约束条件：$X$ 尽可能稀疏；$D$ 的每一列是一个归一化向量。

$D$ 称为字典，$D$ 的每一列称为原子；$X$ 称为编码矢量、特征、系数矩阵。字典学习有三种目标函数形式：

（1）第一种形式：

$$\min_{D,X} \| Y - DX \|_F^2 + \lambda \| x_i \|_0 \tag{2-2}$$

这种形式因为 L0 难以求解，所以很多时候用 L1 正则项替代近似。

（2）第二种形式：

$$\begin{cases} \min_{D,X} \{ \| x_i \|_0 \} \\ \text{s.t.} \quad \| Y - DX \|^2 \leqslant \varepsilon \end{cases} \tag{2-3}$$

式中 $\varepsilon$ 是重构误差所允许的最大值。

（3）第三种形式：

$$\begin{cases} \min_{D,X} \| Y - DX \|_F^2, \\ \text{s.t.} \quad \forall i, \| x_i \|_0 \leqslant L \end{cases} \tag{2-4}$$

式中 $L$ 是一个常数，即稀疏度约束参数。

上面三种形式相互等价。

因为目标函数中存在两个未知变量 $\boldsymbol{D}$、$\boldsymbol{X}$，K-SVD 是字典学习的一种经典算法，其求解方法跟 Lasso 差不多，固定其中一个，然后更新另一个变量，交替迭代更新。

如果 $\boldsymbol{D}$ 列数少于 $\boldsymbol{Y}$ 行数，就相当于欠完备字典，类似于 PCA 降维；如果 $\boldsymbol{D}$ 列数大于 $\boldsymbol{Y}$ 行数，称为超完备字典；如果刚好相等，则称为完备字典。

**2. K-SVD 算法**

字典学习方法是 Elad 等人提出的 $K$ 次奇异值分解算法，也就是 K-SVD 算法，该算法可有效减少字典中原子数目，并且训练后原子仍然可以线性表示初始字典的所有信息。其具体原理如下：

对于大量的训练图像，定义训练图像矩阵为 $\boldsymbol{Y}=[y_1, y_2, \cdots, y_p]$，大小为 $n \times P$，其中，$n$ 为训练图像小块的长度，$P$ 为训练图像小块的个数。如果取 $4 \times 4$ 的小块，则 $n$ 为 16。

首先考虑 $\boldsymbol{Y}=[y_1, y_2, \cdots, y_p]$ 中的任意一个训练图像块 $y_i$，初始化一个随机字典 $\boldsymbol{D}'$，$\boldsymbol{D}'$ 的大小为 $n \times K$，$P \gg K$ 并且 $K > n$。解下面的优化问题来对图像小块 $y_i$ 进行稀疏表示：

$$\begin{cases} \min\{\|y_i - \boldsymbol{D}'\alpha\|_2^2\} \\ \text{s.t. } \|\alpha\|_0 \leqslant L \end{cases} \tag{2-5}$$

其中，$\alpha$ 为稀疏编码系数，$L$ 为稀疏度。首先，假定字典 $\boldsymbol{D}'$ 是固定的，求解稀疏系数 $\alpha$。对于整幅输入图像 $\boldsymbol{Y}$ 的 M 个图像小块则有

$$\begin{cases} \min\{\|y_i - \boldsymbol{D}'\alpha\|_2^2\} \\ \text{s.t. } \forall i, \|\alpha_i\|_0 \leqslant L, i = 1, 2, \cdots, M \end{cases} \tag{2-6}$$

对上面的公式进一步变形得到

$$\begin{cases} \min\|\boldsymbol{Y} - \boldsymbol{D}'\alpha_i\|_2^2 = \sum_{i=1}^{M}\|y_i - \boldsymbol{D}'\alpha_i\|_2^2 \\ \text{s.t. } \forall i, \|\alpha_i\|_0 \leqslant L, i = 1, 2, \cdots, M \end{cases} \tag{2-7}$$

此时，已经输入图像 $\boldsymbol{Y}$ 以及初始字典 $\boldsymbol{D}'$，下面需要对 $\boldsymbol{D}'$ 进行求解直到满足以上公式。步骤如下：

令 $d_i$ 为 $\boldsymbol{D}'$ 的第 $i$ 列，$\alpha_T^i$ 为 $\boldsymbol{A}$ 的第 $i$ 行，若更新其 $k$ 个原子，则变形为

$$\begin{aligned} \|\boldsymbol{Y} - \boldsymbol{D}'\boldsymbol{A}\|_2^2 &= \|\boldsymbol{Y} - \sum_{j=1}^{K} d_i'\alpha_T^i\|_2^2 \\ &= \|(\boldsymbol{Y} - \sum_{j \neq k} d'\alpha_T^i) - d_k'\alpha_T^i\|_2^2 \\ &= \|E_k - d_k'\alpha_T^i\|_2^2 \end{aligned} \tag{2-8}$$

其中 $k$ 为要更新的第 $k$ 个原子，$K$ 为字典 $\boldsymbol{D}'$ 中原子的个数。用 $\omega_i$ 来表示 $\{y_i\}$ 中使用原子 $d'_i$ 的图像块，则：

$$\omega_k = \{i \mid 1 \leqslant i \leqslant K\}, \; \alpha_T^i(i) \neq 0 \tag{2-9}$$

定义矩阵 $\boldsymbol{\Omega}_k$ 大小为 $P * |\omega_i|$，其在 $(\omega_i(i), i)$ 处为 1，剩余全为 0。并令 $\alpha_R^k = \alpha_T^k \boldsymbol{\Omega}_k$，$E_k^R = E_k \boldsymbol{\Omega}_k$，可得

$$\parallel E_k \boldsymbol{\Omega}_k - d_k x_T^k \boldsymbol{\Omega}_k \parallel_F^2 = \parallel E_k^R - d_k x_R^k \parallel_F^2 \tag{2-10}$$

对 $E_k^R$ 进行奇异矩阵分解得到 $E_k^R = U \Delta VT$，利用矩阵 $\boldsymbol{U}$ 的第一列去更新原子 $d_i$。按照这种方法，依次对所有原子都进行更新，最终便可得到目标字典。

### 3. OMP 算法

基于稀疏表示模型，可以采用正交匹配追踪算法（Orthogonal Matching Pursuit，OMP）对式（2-4）求解，OMP 具体算法步骤如下：

$$\begin{cases} \min\limits_{\boldsymbol{D}, \boldsymbol{X}} \parallel \boldsymbol{Y} - \boldsymbol{DX} \parallel_F^2, \\ \text{s.t.} \quad \forall i, \; \parallel x_i \parallel_0 \leqslant L \end{cases} \tag{2-11}$$

输入：$E \times N$ 的字典 $\boldsymbol{D} = [d_1, d_2, \cdots, d_N]$，信号 $x$，稀疏度 $K$。

初始化：残差冗余 $R_0 = x$，支撑索引集 $\Pi_0 = \varphi$，迭代初始值 $k = 1$。

（1）首先寻找一个支撑索引 $\lambda_k$ 解决一个优化问题。

$$\lambda_k = \arg \max_{i=1, 2, \cdots, N} \parallel R_{k-1}^T d_i \parallel_p, \; p \geqslant 1 \tag{2-12}$$

（2）更新支撑索引集 $\Pi_0 = \Pi_{k-1} \bigcup \{\lambda_k\}$。

（3）计算残差 $R_k = x - (\boldsymbol{D}_\Pi^T \boldsymbol{D}_\Pi)^{-1} \boldsymbol{D}_\Pi^T x$。

（4）$k = k + 1$，返回步骤（1），直到冗余残差足够小或者达到迭代次数。

输出：稀疏系数 $\alpha = (\boldsymbol{D}_\Pi^T \boldsymbol{D}_\Pi)^{-1} \boldsymbol{D}_\Pi^T x$。

### 4. 联合稀疏表示

联合稀疏表示模型是在稀疏表示的基础上基于上下文关系引入相似信息提出来的一种模型，假设相邻空间的像素具有相似性，相似的像素是可以基于共同的一个稀疏模型表示的，即相邻的像素可以由比重不相同的原子线性组合，即稀疏系数值的大小是不相同的。

在联合稀疏模型中，假设相邻的像素 $x_i$ 和 $x_j$ 具有相似性，且 $x_i$ 由构建的字典 $\boldsymbol{D}$ 表示为

$$x_i = D_{\alpha_i} = d_{\lambda_1} \alpha_{i, \lambda_1} + d_{\lambda_2} \alpha_{i, \lambda_2} + d_{\lambda_3} \alpha_{i, \lambda_3} + \cdots + d_{\lambda_k} \alpha_{i, \lambda_k} \tag{2-13}$$

其中，稀疏系数 $\alpha_i$ 的底标 $\Pi_k = \{\lambda_1, \lambda_2, \cdots, \lambda_k\}$。那么，$x_j$ 可以用字典中权重不同的原子线性表示：

$$x_j = D_{a_j} = d_{\lambda_1}\alpha_{j,\lambda_1} + d_{\lambda_2}\alpha_{j,\lambda_2} + d_{\lambda_3}\alpha_{j,\lambda_3} + \cdots + d_{\lambda_k}\alpha_{j,\lambda_k} \tag{2-14}$$

假设有 $T$ 个相邻相似的像元，则可以用若干字典中相同的原子进行线性表示。假设 $\boldsymbol{X} = [x_1, x_2, x_3, \cdots, x_T]$ 为 $E \times T$ 矩阵，字典 $\boldsymbol{D}$ 大小为 $E \times N$ 矩阵，此时可以表示为

$$\begin{aligned}\boldsymbol{X} &= [x_1, x_2, x_3 \cdots x_T] = [D_{a_1}, D_{a_2}, D_{a_3}, \cdots, D_{a_T}] \\ &= \boldsymbol{D}[\alpha_1, \alpha_2, \alpha_3, \cdots, \alpha_T] = \boldsymbol{DS}\end{aligned} \tag{2-15}$$

其中，稀疏向量 $\{\alpha_i\}i = 1, 2, \cdots, 3T$ 具有相同的支持向量集 $\Pi_k$，因此稀疏矩阵 $\boldsymbol{S}$ 仅有少量的非零行。

已知字典 $\boldsymbol{D}$，联合稀疏重构问题可以表示为

$$\begin{cases}\min \| \boldsymbol{S} \|_{\text{row},0} \\ \text{s. t.} \quad \boldsymbol{DS} = \boldsymbol{X}\end{cases} \tag{2-16}$$

其中，$\| \boldsymbol{S} \|_{\text{row},0}$ 表示稀疏系数矩阵的非零行个数，若考虑误差，式(2-16)又可以写成

$$\begin{cases}\hat{S} = \arg\min \| \boldsymbol{DS} - \boldsymbol{X} \|_F \\ \text{s. t.} \quad \| \boldsymbol{S} \|_{\text{row},0} \leqslant K_0\end{cases} \tag{2-17}$$

其中 $\| \cdot \|_F$ 为 Frobenius 范数，稀疏度为 $K_0$。

## 2.2.2　自编码器

自编码器(Auto Encoder，AE)是一种能够通过无监督学习，学到输入数据高效表示的人工神经网络。输入数据的高效表示称为编码，其维度一般远小于输入数据，使得自编码器可用于降维。更重要的是，自编码器可作为强大的特征检测器，应用于深度神经网络的预训练。此外，自编码器还可以随机生成与训练数据类似的数据，被称作生成模型。

深度自编码器是一类特殊的无分类标签的深度神经网络。其输出向量与输入向量同维，常按照输入向量的某种形式，通过隐层学习一个数据的表示或对原始数据进行有效编码。值得注意的是，这种自编码器是一种不利用类标签的非线性特征提取方法。就方法本身而言，这种特征提取的目的在于保留和获得更好的信息表示，而不是执行分类任务，尽管有时这两个目标是相关的。

### 1. 典型自编码器

一个典型的自编码器拥有一个表示原始数据或者输入特征向量的输入层；一个或多个表示特征转换的隐层；一个跟输入层匹配、用于信息重构的输出

层。当隐层数目大于 1 时，这个自编码器就被视为深层结构。隐层的维度可以小于(当目标是特征压缩)或大于(当目标是映射特征匹配更高维的空间)输入层的维度。

如果在自动编码器的基础上加上 L1 规则限制，可得到稀疏自动编码方法，也就是上面提到的特征压缩。如果隐藏节点比可视节点(输入、输出)少的话，被迫降维，自编码器会自动学习得到训练样本的特征(变化最大、信息量最多的维度)。所谓稀疏性，就是对一对输入图像，隐藏节点中被激活的节点数(输出接近 1)远远小于被抑制的节点数(输出接近 0)。稀疏性使得神经元大部分的时间都是被抑制的，这称作稀疏性限制。

### 2. 去噪自编码器

自动编码器除了原始架构外，还有其他改进的版本，例如去噪自编码器。这种强制自编码器学习有用特征的方式是输入增加噪声，通过训练之后得到无噪声输出，这可以防止自编码器简单地将输入复制到输出，从而提取出数据中有用的模式，如图 2.4(a)所示。噪声可以是添加到输入的纯高斯噪声，也可以是随机丢弃输入层的某个特征，类似于 Dropout，如图 2.4(b)所示。

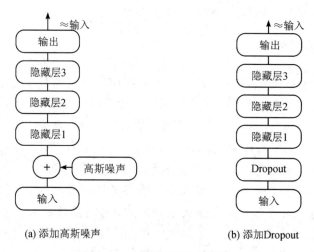

(a) 添加高斯噪声　　　　　　　(b) 添加Dropout

图 2.4　去噪自编码器示意图

降噪自动编码器旨在提高自动编码器提取特征的鲁棒性。如图 2.5 所示，其基本思想是对输入数据加入噪声，随机地将一些元素置零，得到含噪数据 $\hat{X} \in R^{n*1}$，然后通过编解码步骤得到重建的结果 $y$。如果 $y$ 还能和原始的 $x$ 足够一致，那么隐层学到的特征 $h$ 将有很好的抗噪能力，鲁棒性更高。

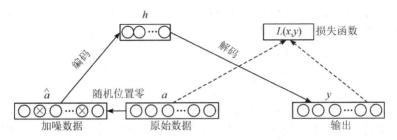

图 2.5　降噪自动编码器结构图

### 3. 栈式自编码器

栈式自编码器是一个由多层稀疏自编码器组成的神经网络，由于其隐层数目大于 1，所以可被认定为一种深度自编码器。栈式自编码器架构一般是关于中间隐层对称的，如图 2.6 所示。

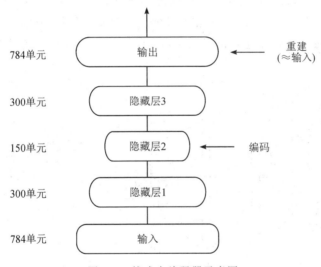

图 2.6　栈式自编码器示意图

在栈式自编码器中，前一层自编码器的输出作为其后一层自编码器的输入。一个 $n$ 层栈式自编码器的编码过程是按照从前向后的顺序执行每一层自编码器的编码步骤。

### 4. 变分自编码器

变分自编码器（Variational Auto-Encoder，VAE）是一种自编码器，在训练时将数据编码成正则化的隐层分布，该隐层分布可以生成新的数据，用来训练学习一组潜在表示的数据的无监督神经网络。这些神经网络由编码器（将输入

信号 $x$ 投射到潜在空间)和解码器(将潜在向量 $z$ 转换回输入空间)组成。VAE算法的主要目标是利用潜变量模型逼近数据分布,并在给定的一组实例中利用变分逼近优化其参数,模型为

$$p(|x|) = \int p(|x|, z) \, \mathrm{d}z = \int p(|x|z) p(z) \, \mathrm{d}z \qquad (2-18)$$

其中 $z \in R^L$, $p(z)$ 表示潜在变量, $p(z)$ 优于 $z$, $L \ll p$。

训练时加入正则化有助于防止过拟合,保证隐层空间能够进行数据生成过程,就像自编码器一样,因此,对自编码器编码过程进行了一些修改:将输入数据编码成分布,而非一些点。

### 2.2.3　卷积神经网络

卷积神经网络(CNN)是最常见的用于图像分析的深层神经网络模型。CNN已成功地应用于图像分类、目标检测和分割等领域。一个标准CNN由一个输入层、一个输出层和一组功能层组成,这些功能层将一个输入转换成一个特定形式的输出,通常包含卷积层、池化层、激活层和全连接层等,如图2.7所示。

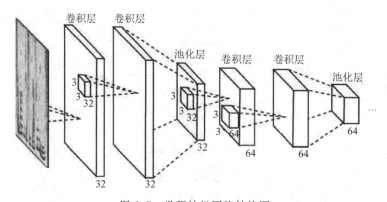

图 2.7　卷积神经网络结构图

用于图像分类的CNN也可用于图像分割的任务,网络结构不需要进行重大调整。但这需要将每个图像分割成块,然后训练CNN预测每个图像块中心像素的类标签。这种基于图像块方法的主要缺点是,在推断时必须为每个图像块单独部署网络。由于图像块之间存在大量冗余,所以这种方法效率低。为了实现高效的端到端像素分割,全卷积神经网络模型及其变体先后被提出,在图像分割任务中发挥着重要作用。

## 1. 卷积层

卷积层是卷积神经网络中最基础和最核心的组成部分，它使用卷积核提取图像特征，通过堆积可以进行特征的不断抽象表示，从而获取更加高级的特征。如图 2.8 所示，3×3 大小的卷积核作用于输入图像得到特征图，通常会在卷积之后增加一个偏置项提高拟合能力。

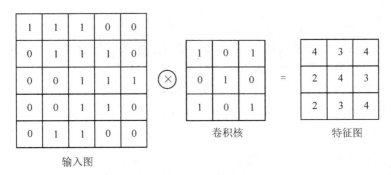

图 2.8　卷积层特征提取示意图

在泛函理论中，卷积代表一个算子，该算子能够作用于两个数学函数，其物理意义是表示函数 $f$ 和 $g$ 经过平移和翻转以后重叠的面积。假设 $f(x)$ 和 $g(x)$ 是在定义域 $R$ 上的两个可进行积分计算的函数，则卷积定义式如下（其中积分的上下限为正负无穷）：

$$\int f(x)g(x-\tau)\mathrm{d}\tau \tag{2-19}$$

卷积层是卷积神经网络极为重要的组成部分，卷积核与图像的卷积操作和传统图像处理中图像滤波是类似的，卷积核在图像中以给定步长进行滑窗处理，对图像的特征不断进行组合抽象，从像素级特征抽象到边缘轮廓特征，再到高级的形状特征。通常每个卷积操作中都会包含 $n$ 个特征提取器，对于本卷积操作则会输出提取的 $n$ 个特征图，对于同一个特征图，其中每个像素都是通过同一个卷积核运算得到，这是卷积核权值共享。卷积操作具体定义式如下：

$$y=\sum_{i=1}^{n}x_i k_i + b \tag{2-20}$$

其中，$y$ 表示特征图中的某个像素值，$x_i$ 是该卷积层输入特征图中滑窗区域的第 $i$ 个像素值，$k_i$ 表示卷积核中第 $i$ 个参数值，$b$ 表示该卷积层的偏置参数。卷积神经网络的优化求解目标就是获取 $k_i$ 和 $b$ 的最优值，使得上述等式成立。

卷积层的输入输出尺寸公式为

$$o = \frac{in - f + 2p}{s} + 1 \qquad (2-21)$$

其中，$o$ 代表卷积操作后输出图像的尺寸，$in$ 为卷积操作前的特征图尺寸，$f$ 为卷积核的尺寸，通常设定卷积核的形状为正方形，$p$ 表示在输入图像外围扩充像素点的尺寸，$s$ 表示卷积核在特征图上每次移动的步长。

**2. 激活层**

激活层的作用是通过设定的非线性函数把卷积层或者其他功能层提取的特征图映射到另一个空间，通过非线性函数模拟神经系统的复杂假设空间，给网络增加非线性映射能力，能够拟合更复杂的函数空间。目前在卷积神经网络中应用较为频繁的激活函数有 sigmoid 函数、tanh 函数、softmax 函数、ReLU 函数等。

1）sigmoid 函数

sigmoid 函数是比较常见的非线性激活函数，又被称为 logistic 函数，其优越性在于在整个定义域空间连续可导，其导数值在零点处取得最大值 0.25，它将一个实数映射到 0 到 1 之间。其数学公式为

$$f(x) = \frac{1}{1 + e^{-x}} \qquad (2-22)$$

其导数公式为

$$f(x) = \frac{e^{-x}}{(1 + e^{-x})^2} \qquad (2-23)$$

sigmoid 函数及其导函数在标准正交坐标系中的曲线图如图 2.9 所示。

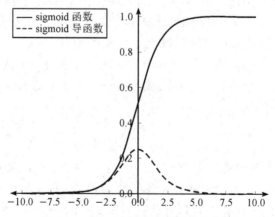

图 2.9　sigmoid 函数及导函数曲线图

2）tanh 函数

tanh 函数的取值范围为 $[-1，1]$，tanh 函数在迭代优化过程中不断扩大特征效果，其函数公式为

$$\tanh(x)=2\operatorname{sigmoid}(2x)-1=\frac{e^x-e^{-x}}{e^x+e^{-x}} \qquad (2-24)$$

其函数曲线图如图 2.10 所示。

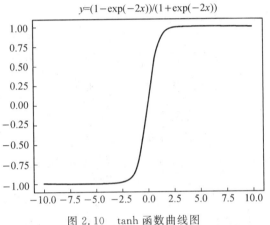

图 2.10　tanh 函数曲线图

从图 2.10 中可以看到，该函数的函数值从左到右逐渐增大，函数曲线光滑无角点，在整个定义域区间内连续可导。

3）softmax 函数

softmax 函数相当于基于多个 sigmoid 函数的输出结果进行概率值归一化操作，主要应用于多分类问题中。

4）ReLU 函数

ReLU 即 Rectified Linear Unit，实验表明 ReLU 函数算法收敛速度比 sigmoid 函数、tanh 函数快，并且计算简单，能减小网络模型对计算机资源的需求，可以通过阈值在反向传播过程中获取导数值，其函数表达式为

$$f(x)=\begin{cases}0，x<0\\x，x\geqslant0\end{cases} \qquad (2-25)$$

其函数曲线图如图 2.11 所示。由图 2.11 可见，ReLU 函数在自变量为负值时，其导数值为零，使得在反向传播中，部分神经元处于静默状态，网络参数变得稀疏，这样能够防止过拟合，但是也存在着信息丢失的弊端。

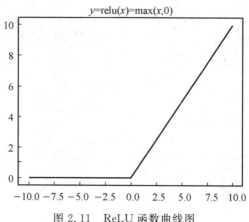

图 2.11　ReLU 函数曲线图

对于 ReLU 函数存在的信息丢失的弊端，又出现了基于 ReLU 函数的改进激活函数，比如 Leaky-ReLU 函数，该激活函数在 $[-\infty, 0]$ 范围内修改了 ReLU 函数的斜率。Leaky-ReLU 函数的表达式为

$$f(x)=\begin{cases}\lambda x, & x<0 \\ x, & x\geqslant0\end{cases} \qquad (2-26)$$

其中 $\lambda$ 表示一个较小的数值，这样既采用了 ReLU 函数的稀疏特性，也防止了负半轴的全部信息被直接丢弃，其函数曲线图如图 2.12 所示。

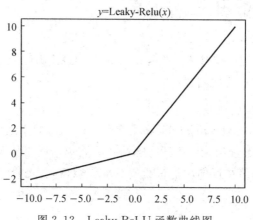

图 2.12　Leaky-ReLU 函数曲线图

**3. Batch Normal 层**

深度学习中卷积神经网络在迭代优化过程中，训练数据和测试数据分布变化会使训练收敛速度变慢，因为浅层的结果会传递到深层，并且层越深，前面

的细微变化就越会引起后面的巨大变化,使得网络优化过程中很难调整好参数,并很难得到好的收敛效果。针对数据的细微变化,常规对数据进行去均值操作,使得数据集在各个特征维度的均值变为 0,方差变为 1。但是后面的层在训练过程中的输入很难保证数据分布的一致性,这时候就需要使用 Batch Normal 策略来校正每个功能层的输入数据分布,以使网络迅速收敛到一个较好的结果。

Batch Normal 的优势是可以加速网络收敛,不需要像在以往训练中那样慢慢调整学习率,其数学原理在于将数据标准化后,在优化过程中消除梯度锯齿状现象。对数据标准化后,还能够增强网络模型的适应性和鲁棒性。除此,Batch Normal 能够取代局部响应归一化层,因其本身就是一个归一化功能的网络。

### 4. 池化层

激活层后通常会接一层池化层,池化层的目的是对特征进行聚合,降低特征图维度并扩大感受野,实现特征的尺度不变性,同时减少计算量。如果进行分类等任务,通常会在模型的最后接入全连接层。如果卷积神经网络中不包含全连接层,那么该网络可以称作全卷积神经网络,其可以接受任意大小的输入图像并得到任意大小的输出图像,通常用于图像增强和图像分割领域。

池化层又称作下采样层,其主要功能是实现特征降维,使网络具有对不同尺度的适应能力,使用池化操作能够减小特征图的尺寸,从而减小对计算机容量的要求,同时能够降低后续卷积层的参数数量,提高模型的容错性。目前存在的池化类型为最大值池化和平均值池化。其操作示意图与卷积层的示意图相似,池化前后的特征图尺寸与卷积层卷积操作前后特征图尺寸的计算公式类似,只是公式中的 $p$ 参数为 0。图 2.13(a)、(b)分别为最大值池化和平均值池化的结果示意图。

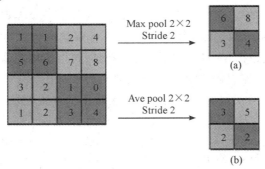

图 2.13 最大值池化和平均值池化示意图

### 5. Dropout 层

Dropout 层的作用是按照一定概率将神经网络中的特征值设置为 0，以阻断该神经元的连接。以 TensorFlow 中的 tf. nn. dropout 函数为例说明，该函数需要设置一个名为 keep_prob 的参数值，该值范围为(0，1)。Dropout 层通常连接到池化层之后，把由池化操作得到的特征图中的值以 1－keep_prob 的概率随机设置为 0，其他值都乘以 1/keep_prob，表明其他值在反向传播过程中起到 1/keep_prob 倍的影响，在反向传播的参数更新中，其对应的上一层神经元的权重参数被放大 1/keep_prob 倍，能够起到抽取重要特征的作用。对于被设置为 0 的节点，它们对应的前一层网络权重参数在该次权重更新中就不会改变。

每一轮迭代中 Dropout 层都会给特征图中不同位置的值置 0，所以每一次迭代模型的表达能力也会有所变化，被更新的卷积核参数也都不同。然而在每次迭代中有一部分值被置 0，所以采用 Dropout 层的神经网络比不采用 Dropout 层的网络需要更多的优化训练才能达到相同的性能。Dropout 层也会给网络带来一些优势，含有 Dropout 层的神经网络模型具备更强的鲁棒性和推广性。

### 6. 全连接层

全连接层中每个网络节点都与上一层的每个节点进行连接，用以把前边提取的特征综合起来，形成一个特征向量，根据特征向量之间距离的大小比较可以对数据进行分类等操作。由于具有全连接特性，所以全连接层参数也是最多的，一个网络结构中全连接层越多，训练起来越难。全连接层把图像特征图转换成一维的特征向量，破坏了图像特征空间分布结构。

如果卷积神经网络最后不接全连接层，那么此网络可以称为全卷积神经网络(Fully Convolutional Neural Network，FCN)，它可以接受任意大小的输入图像，不要求所有的输入图像都具有相同的尺寸。而且全卷积结构的参数量更少，计算更加高效。因此，FCN 常常用来进行图像增强和语义分割。相比于 AE 等使用矢量化数据作为输入，卷积神经网络直接使用图像块作为网络的输入，考虑了图像空间结构，更加适用于图像处理和分析。

目前，卷积神经网络研究发展迅速，在计算机视觉领域取得了优异成绩，如图像分类中的 VGG、ResNet、Inception 等经典模型，图像分割方面的 SegNet、Mask-RCNN、U-Net 等，目标检测领域有 R-CNN 系列、YOLO 系列 SSD 等。此外，卷积神经网络已经应用于移动端，如 Mobile Net、shuffle Net 等成功应用于手机端的人脸识别中帮助手机进行解锁付款等。

## 2.2.4　深度置信网络

不同于受限玻尔兹曼机（Restricted Boltzmann Machine，RBM）的判别模型，深度置信（信念）网络是一种概率生成模型。所谓的判别模型就是指仅仅估算 $P(y|x)$，而概率生成模型对 $P(x|y)$ 和 $P(y|x)$ 都作了估算，学习到了一个原始输入数据和其标签之间的联合概率分布。深度信念网络是用多个受限玻尔兹曼机堆叠在一起再加上一层有监督的后向散射网络组成的深度神经网络，如图 2.14 所示。

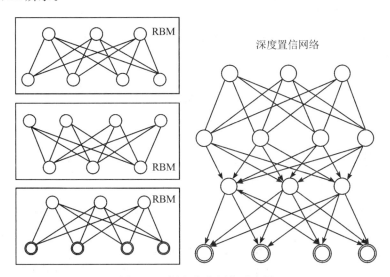

图 2.14　深度信念网络示意图

不同于受限玻尔兹曼机，深度信念网络有一个输入层、一个输出层和多个隐藏层。同层之间的神经元没有连接，只有层间的神经元才会相连。可以通过训练深度信念网络来提取输入数据的不同层次的特征，从而用这些特征来达到分类的目的。还可以在深度信念网络的输出层上添加一个分类器如 Softmax 分类等，可以将最上输出层输出的特征和输入数据标签一起作为训练数据训练一个分类器，从而达到分类的目的。

深度信念网络训练结果的好坏直接决定输出特征的好坏。为了解决传统后向散射训练深度神经网络的这些问题，2006 年，加拿大多伦多大学教授 Hinton 提出了一种使用无标签数据训练多层深度神经网络的有效办法。该算法采用分层贪婪算法来学习和训练深度信念网络。算法原理简单来说就是，第一步，逐层训练受限玻尔兹曼机，使得训练时间大大减少；第二步，使用 BP

(Back Propagation)算法进行微调。如果一个深度信念网络有 $n$ 个隐藏层，则可视层 $v$ 和 $n$ 个隐藏层之间的联合概率分布为

$$P(v, h^1, h^2, \cdots, h^n) = \left( \prod_{k=0}^{n-1} P(h^k \mid h^{k+1}) \right) P(h^{l-1}, h^l) \quad (2-27)$$

可见层 $v$ 可看成是 $h^0$，$P(h^k \mid h^{k+1})$ 是通过 $k+1$ 层的输出重构第 $k$ 层的输出也就是 $k+1$ 的输入，是反向过程，$P(h^{l-1}, h^l)$ 是网络最顶层的联合概率分布。

深度信念网络中相邻两层可以看成是一个受限玻尔兹曼机，深度信念网络中有多个受限玻尔兹曼机，采用 Hinton 提出的无监督训练方法从下到上逐层训练每个受限玻尔兹曼机，直到最顶层训练完成。这种无监督逐层训练方法有很高的实用价值。克服了以前深度网络存在的诸多不足。算法时间和空间复杂度都是线性的，所以在拥有海量序列图的医疗图像分割中，这种方法是很有效的。深度信念网络不仅仅能用在图像特征提取中，还可以应用到文本、音频的特征提取上。

## 2.2.5　生成对抗网络

生成对抗网络(Generative Adversarial Network，GAN)是由 Goodfellow 等人引入的，并已被用于各种医学成像应用，包括分割、检测、重建、域自适应。GAN 框架可以被视为一个两名玩家参与的最小—最大博弈，其中第一个玩家生成器的任务是将一个随机输入转换为一个特定的分布，这样第二个玩家鉴别器就不能区分真实分布和合成分布。GAN 具有生成和美化的能力，可以将随机噪声映射到真实的分布。然而，对于医学成像任务，限制这种美化能力是至关重要的，因此条件 GAN(cGANs)更适用。

生成对抗学习在仅有少量强标注样本下的深度分割模型上表现出巨大潜能。在训练过程中将未标记的样本加入对抗网络模型，由这个模型决定分割网络的输出是有标签还是没有标签的图像，这样做使得分割网络对于有标签或者没有标签的输出图像具有相同的分布，增加模型的泛化能力，但是这样做的弊端是生成对抗网络可能会产生反向效应，有标签的图像的输出结果可能会越来越接近于无标签图像得到的不准确的分割结果。针对这个问题，判别器被用于预测分割结果的置信图，强制将有标签的图像的输出最大化；而对于没有标签的图像，高置信度的地方被用于在自我学习方法中更新分割网络。这种方法的主要限制是必须提供一个置信度阈值，而且这个值的大小对模型影响巨大。如图 2.15 所示，生成对抗网络由两个网络组成，一个是生成器(Generator)，另

一个是判别器(Discriminator)。

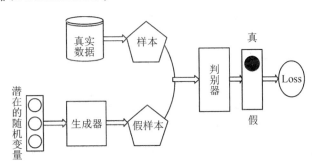

图 2.15　生成对抗网络结构图

在生成对抗网络训练过程中，生成器将噪声生成特定的数据，而判别器则对生成数据进行真假鉴定，生成器与判别器不断博弈直至生成器生成符合真实数据分布的数据，判别器的输出始终为 0.5。生成对抗网络的目标函数可以用下式表示：

$$\min_{G} \max_{D} V(D,G) = E_{x \sim P_{\mathrm{data}}(x)}\big[\log(D(x))\big] + $$
$$E_{z \sim P_z(z)}\big[\log(1 - D(G(z))\big] \qquad (2-28)$$

其中 $E$ 是概率期望值的经验估计，$G$ 基于样本分布 $P_z$ 将输入噪声变成 $G(z)$，理想分布 $P_z$ 应该收敛到 $P_{\mathrm{data}}$。由上式可以看出，最小化 $\log(1 - D(G(z))$ 等价于最大化 $\log(D(G(z))$。

生成对抗网络主要用于样本数据概率分布的建模，并生成与训练数据相同分布的新数据，例如生成图像、语音、文字等。目前，GAN 主要应用于图像与视觉领域，以及自然语言处理领域，例如提升图像分辨率、还原遮挡或破损图像、基于文本描述生成图像等。生成对抗网络为创造无监督学习模型提供了强有力的算法框架，未来将会更多地应用于无监督学习领域。

## 2.2.6　递归神经网络

卷积神经网络就是假设输入是一个独立的没有上下文联系的单位，比如输入是一张图片，网络识别是狗还是猫。但是对于一些有明显的上下文特征的系列化输入，比如预测视频中下一帧的播放内容，那么很明显这样的输出必须依赖以前的输入，依旧是说网络必须拥有一定的"记忆能力"。为了赋予网络这样的记忆力，递归神经网络便应运而生了。

递归神经网络是两种人工神经网络的总称，一种是时间递归神经网络(Recurrent Neural Network)，另一种是结构递归神经网络(Recursive Neural

Network)。时间递归神经网络的神经元间连接构成有向图，而结构递归神经网络利用相似的神经网络结构递归构造更为复杂的深度网络。两者训练的算法不同，但属于同一算法变体。

**1. 时间递归神经网络——循环神经网络**

卷积神经网络（CNN）可完成对图像分类的任务，但对序列任务却无能为力，因为一个序列问题当前时刻的输出不仅和当前时刻的输入有关系，而且和之前所有时刻的输入也有关系。为了解决这些序列问题，研究人员提出了一种对序列问题建模的神经网络：循环神经网络（RNN）。它不仅接收前一层神经元的输出作为输入，且把上一时刻的输出也作为输入，这样就可以将之前的所有信息都记忆下来，从而拥有处理序列问题的能力。

RNN 是 1982 年由 Hopfiled 提出的，其内部结构如图 2.16 所示，处理过程如下式所示。

$$h_t = \sigma(\boldsymbol{W}h_{t-1} + \boldsymbol{U}x_t + b_h) \tag{2-29}$$

$$o_t = \tanh(\boldsymbol{V}h_{t-1} + b_o) \tag{2-30}$$

其中 $\boldsymbol{U}$、$\boldsymbol{V}$、$\boldsymbol{W}$ 是权重矩阵，$x_t$ 是 RNN 单元 $t$ 时刻的输入，$h_{t-1}$ 是 RNN 单元 $t-1$ 时刻的隐状态，$\sigma(\cdot)$ 代表 sigmoid 函数，$o_t$ 是 RNN 单元 $t$ 时刻的输出，$b_o$ 和 $b_h$ 是偏置。

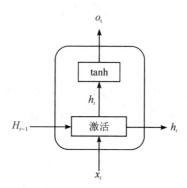

图 2.16　循环神经网络结构图

虽然传统 RNN 的提出初步解决了序列问题，但是在实践中发现，随着时间长度的增加，梯度在反向传播的过程中指数衰减，进而导致了传统 RNN 不能实现长时间的记忆。于是 Sepp Hochreiter 等人在 1997 年提出了长短期记忆（Long Short-Term Memory，LSTM）网络，LSTM 是一种门控 RNN，其内部结构如图 2.17 所示，它通过细胞状态来记忆之前所有时刻的信息，通过遗忘门和输入门对细胞状态进行更新，通过输出门对细胞状态进行处理得到输出。

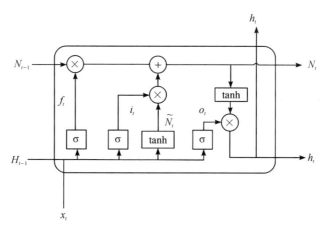

图 2.17　LSTM 结构图

2014 年，GRU(Gated Recurrent Unit)首次被提出并应用于机器翻译，受 LSTM 的影响，GRU 在解决传统 RNN 梯度消失的问题上也使用了门控机制。由于 GRU 结构简单，参数量少，而且在许多任务中的表现与 LSTM 不相上下，因此也成了常用的 RNN 算法之一。GRU 单元一共包括两个门：重置门和更新门，其中重置门决定丢弃多少之前的信息，更新门决定对状态更新的程度，其内部结构如图 2.18 所示。

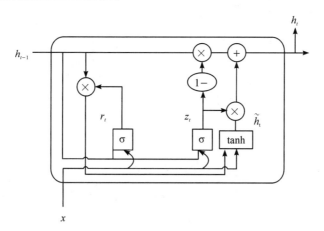

图 2.18　GRU 结构图

**2. 结构递归神经网络——递归神经网络**

结构递归神经网络通过带有树形结构的神经网络来递归复杂的深度网络。本质上，递归神经网络是对循环神经网络的一个有效扩展。

RNN 通常是指循环神经网络,可以将递归神经网络看作循环神经网络的一种泛化。递归神经网络和循环神经网络都可以处理时间序列数据。但是递归神经网络在基于词嵌入和句子的连续表示、自然场景图像和自然语言处理中的学习时序和树结构方面表现突出。

对于时间序列数据,递归神经网络一般按照树形结构展开(递归由此而来),网络参数是跨时刻共享的。共享参数的思想和卷积神经网络(CNN)是相通的,CNN 在二维数据的空间位置之间共享卷积核参数,而 RNN 则是在序列数据的时刻之间共享参数。共享参数使得模型复杂度大大减小,并使 RNN 可适应任意长度的序列,带来更好的可推广性。RNN 网络模型如图 2.19 所示。

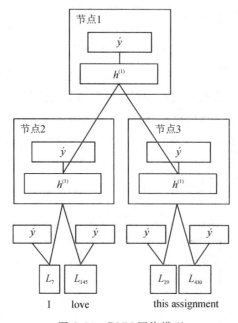

图 2.19 RNN 网络模型

### 3. 循环神经网络和递归神经网络的区别

循环神经网络是在时间维度上的展开,代表信息在时间维度从前往后的传递和积累,可以类比 Markov 假设,后面的信息的概率建立在前面信息的基础上,在神经网络结构上表现为后面的神经网络的隐藏层的输入是前面的神经网络的隐藏层的输出。从结构上来说,循环神经网络是有环的。

递归神经网络是在空间维度上的展开,是一个树结构,比如自然语言处理领域里有句话:用循环神经网络来建模,就是假设句子后面的词的信息和前面的词有关,而用递归神经网络来建模,就是假设句子是一个树形结构,由几个部分(主语、谓语、宾语)组成,而每个部分又可以再分成几个小部分,即某一部分的信息由它的子树的信息组合而来,整句话的信息由组成这句话的几个部分组合而来。从结构上来说,递归神经网络是无环的。

## 2.3　深度学习新模型

上节介绍了医学影像中常用的表征学习方法,接下来将从深度学习新模型角度,介绍深度迁移学习、多任务深度学习、小样本深度学习、联邦机器学习和 Transformer 模型。

### 2.3.1　深度迁移学习

根据以往的学习和生活经验,在面对或者处理一个新问题、任务的时候,往往会不自觉地回顾过去已经获得的大量知识和经验,然后进行新旧问题的对比,将对新任务有用、有利的知识、经验提取出来,利用它来提高处理新任务时的效果和效率。而往往拥有的知识和经验与新任务之间的相关性越大,处理新任务时的效率就越高,效果也就越好。这种利用以往的经验、知识来处理新鲜事物的学习方法,称为迁移学习(Transfer Learning)[2]。迁移过程中将已学习的任务称为"源任务",而将需要学习的新任务称为"目标任务"。对问题进行研究时,往往会遇到数据缺失或者不足的情况,而为了让目标任务的学习能够继续下去,也就是克服数据不足的问题,希望能够利用源任务中的信息知识,来提高目标任务学习的效果和效率。

迁移学习的研究主要分为三大问题:"迁移什么""如何迁移"和"何时迁移"。其中,"迁移什么"主要解决用哪种形式从源域中迁移知识从而用来辅助目标域问题的求解,它包括样本迁移、特征迁移、参数模型迁移以及相关关系迁移;"如何迁移"解决的是设计和使用什么方法将知识从源域迁移到目标域,其实现方法有基于概率分布的方法和基于优化的方法;"何时迁移"即选择在什么时候进行迁移,一般情况下可在源域数据与目标任务数据的分布具有相关性,但又不完全相同的情况下进行迁移。若在源域数据与目标域数据的分布很悬殊或者完全无关时进行迁移就会产生负迁移的问题。负迁移指的是源域中所含的目标任务所需要的知识非常少,即相关度极小,若强制从源域中迁移知识到目标任务中进行学习,则会给目标任务的处理带来更坏的结果。

## 2.3.2　多任务深度学习

多任务学习(Multi-task learning)是迁移学习的一种。迁移学习是指将从源领域(Source domain)学到的知识用于目标领域(Target domain)，提升目标领域学习效果[3]。多任务学习也是希望模型在同时学习多个任务时，能将其他任务学到的知识用于目标任务，从而提升目标任务效果。

多任务学习的学习形式有很多种，如自主学习、联合学习和借助辅助任务学习等。从机器学习视角来看，可以把多任务学习看作一种归纳迁移机制。归纳迁移主要是由辅助任务来提供的，可以使模型学习到能够使多个任务都取得满意结果的解，通过这种方式还可以增加模型的泛化性能。在多任务学习的多个子任务中，一个最直接的任务通常会被设定为主任务，剩余任务会被看作辅助任务，多个任务在网络中共享部分隐藏层的特征。辅助任务的主要目的是降低模型过拟合的风险，提高主任务的性能和模型的泛化能力。在深度学习中，多任务学习模型主要有以下三种学习模式。

**1. 参数硬共享机制**

参数硬共享机制通过多个任务共享隐藏层参数，把多个任务的数据表示嵌入同一个语义空间，再为每个任务保留各自参数来提取任务的特定表示，如图2.20所示。参数硬共享机制减少了网络模型的参数量，避免了模型在小数据集上的过拟合，是基于深度学习进行多任务学习中应用最广泛的机制。

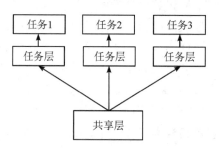

图 2.20　参数硬共享机制示意图

**2. 参数软共享机制**

在参数软共享机制中，每个任务都学习各自的网络模型和参数，但每个任务的网络都可以访问其他任务对应网络中的信息，例如表示、梯度等，如图2.21所示。参数软共享机制形式灵活，无需对任务之间的相关性作任何假设，但是由于每个任务都需要学习各自的模型和参数，增加了网络模型的参数量。

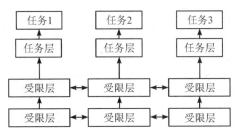

图 2.21　参数软共享机制示意图

**3. 分层共享机制**

分层共享是在网络低层做较简单任务，在高层做较困难任务。分层共享比硬共享灵活，同时所需的参数又比软共享少，但为多个任务设计高效的分层结构依赖专家经验。

R.Caruana 关于多任务学习能提高模型泛化性能原因的解释如下：

（1）隐式数据增加机制。深度学习可以理解为从大量数据中提取对特定任务有用的信息的学习方式。对同一个数据集来说，完成任务的目的不同，从数据中提取的特征也是不同的。针对特定任务从数据集中进行特征提取时，数据中噪声会对特征提取造成干扰，模型可能会学习到数据集中噪声的模式，造成模型的过拟合。对于不同的任务，数据集中噪声的模式也是不同的。当使用多任务学习方法进行学习时，相当于对不同任务对应噪声作平均，减弱噪声影响，能够使模型学习到更好的特征表示。

（2）注意力集中机制。如果数据中噪声严重，数据规模较小，而且维度又很高的话，使用深度学习模型很难从其中学习到对任务最有用的特征。使用多任务学习时，不同任务提取的特征是不同的，但是不同任务提取的特征可以作为相互补充的证据，这样做可以使模型学习到对任务最有用的特征。

（3）窃听机制。对于任务 A 来说，很容易从数据中挖掘到对其有用的特征 T，但是特征 T 在任务 B 中却很难被学习到。使用多任务学习时不同任务的模型可以相互窃听，即任务 A 学到的特征也可以被任务 B 使用。

（4）表示偏置机制。表示偏置机制是指多任务学习模型能够学习到对不同任务都有用的表示。相比单任务学习，多任务学习模型会有更好的泛化能力。

## 2.3.3　小样本深度学习

小样本学习（Few-Shot）属于深度学习，是一种机器学习技术，其目的是用几个例子快速概括出一个未知语义类[4]。小样本学习的基本概念是在人类学习过程中激发的，在人类学习过程中，通过少量观察，利用从过去经验中获得的强大的先验知识，快速地学习新语义。用于图像分类和目标检测的小样本学习是一个很好的研究课题。

小样本分割框架如图 2.22 所示（读者可用手机扫描图旁二维码获取彩色原图，以弥补黑白印刷不能体现彩色细节的缺憾）。支撑集由图像切片 $I_S$ 与语义类 $L_S(\alpha)$ 对应注释组成（这里 $\alpha$ 是肝类），通过调节臂传递支撑集，调节臂的信息通过交互块传递给分割臂。分割臂使用这个信息并分割查询输入图像 $I_S$ 用于 $\alpha$ 类生成映射标签 $M_q(\alpha)$。除支撑集外，肝部其他信息在小样本分割中未被申明。

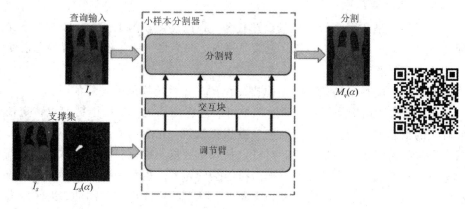

图 2.22　小样本分割框架

使用神经网络进行语义图像分割的学习直到最近才被提出。在如此低的数据环境下进行密度像素级高维预测是一项极具挑战性的任务。但与此同时，由于医学图像依赖医学专家手工标注，小样本学习解决了在几乎没有注释的数据中的学习问题。

小样本学习方法大致可以分为三组。第一组方法适应一个基分类器到新类，这些方法往往倾向于过度拟合，因为该方法试图在几个新样本上拟合一个复杂的模型。第二组方法是使用双分支网络，其中第一个分支预测一组动态参数，第二个分支使用这些动态参数生成预测，其目的是预测接近基分类器的分类器，以防止过拟合。第三组是使用度量学习算法，试图将数据映射到一个嵌入空间，在这个空间中，不同样本被映射到相距很远的位置，而相似样本被映射到彼此接近的地方，形成集群。标准方法依赖于暹罗结构。

小样本学习训练样本数量对于深度学习来说少之又少，容易过拟合。一般有两种解决方法：

（1）数据增强和正则化。增加训练数据，例如将数据集中的图片旋转 90° 的倍数来增加数据集中训练样本数量，以及增加一个正则化项来缓解过拟合问题。

（2）Meta-learning（元学习）。该方法基于人类学习机制，利用已学到的知识来解决新问题。元学习都是基于已有知识的，而不像深度学习是从 0 开始学习。如果已有的先验知识可以帮助解决新的问题，那么新的问题可以减少样本数，从而解决 Few-Shot 问题。但是元学习需用一些其他数据来学习先验知识。

### 2.3.4　联邦机器学习

联邦机器学习（Federated Machine Learning/Federated Learning）又名联邦学习、联合学习或联盟学习[5]。联邦机器学习是一个机器学习框架，能有效帮助多个机构在保护用户隐私、保证数据安全和符合政府法规要求的前提下，进行数据使用和机器学习建模。联邦学习作为分布式的机器学习范式，可以让参与方在不共享数据的基础上联合建模，能从技术上打破数据孤岛，实现 AI 协作。联邦学习定义了一种机器学习框架，在此框架下通过设计虚拟模型解决不同数据拥有方在不交换数据的情况下进行协作的问题。虚拟模型是各方将数据聚合在一起的最优模型，各自区域依据模型为本地目标服务。联邦学习要求此建模结果应当无限接近传统模式，即将多个数据拥有方的数据汇聚到一处进行建模的结果。在联邦机制下，各参与者的身份和地位相同，可建立共享数据策略。由于数据不发生转移，因此不会泄露用户隐私或影响数据规范。

联邦学习有三大构成要素：数据源、联邦学习系统、用户。三者间关系如图 2.23 所示，在联邦学习系统下，各数据源方进行数据预处理，共同建立学习模型，并将输出结果反馈给用户。

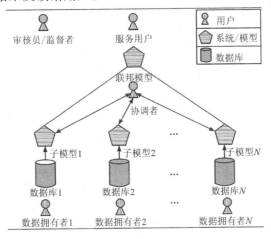

图 2.23　联邦学习三大构成要素关系图

根据参与各方数据源分布的情况不同，联邦学习可以分为三类：横向联邦学习、纵向联邦学习、联邦迁移学习。

**1. 横向联邦学习**

在两个数据集的用户特征重叠较多而用户重叠较少的情况下，把数据集按照横向（即用户维度）切分，并取出双方用户特征相同而用户不完全相同的数据进行训练，这种方法叫横向联邦学习，如图 2.24 所示。

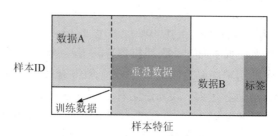

图 2.24　横向联邦学习

横向联邦学习工作节点代表的是模型训练的数据拥有方，其对本地的数据具有完全的自治权限，可以自主决定何时加入联邦学习进行建模，相对地在参数服务器中，中心节点始终占据着主导地位，因此联邦学习面对的是一个更复杂的学习环境；其次，联邦学习强调模型训练过程中对数据拥有方数据隐私的保护，是一种实现数据隐私保护的有效措施，能够更好地应对未来愈加严格的数据隐私和数据安全监管环境。

**2. 纵向联邦学习**

在两个数据集的用户重叠较多而用户特征重叠较少的情况下，把数据集按照纵向（即特征维度）切分，并取出双方用户相同而用户特征不完全相同的那部分数据进行训练，这种方法叫作纵向联邦学习，如图 2.25 所示。

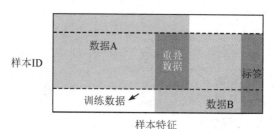

图 2.25　纵向联邦学习

**3. 联邦迁移学习**

在两个数据集用户与用户特征重叠都较少的情况下，不对数据进行切分，而利用迁移学习来克服数据或标签不足的情况，这种方法叫作联邦迁移学习，如图 2.26 所示。

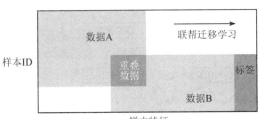

图 2.26　联邦迁移学习

1）联邦元学习模型

元学习（Meta-Learning）也叫 Learning to Learn，是增强学习之后的又一分支，其目的在于通过以往的经验来学习，也就是让机器自己学习如何训练。

在推荐领域广泛使用协同过滤（Collaborative Filtering，CF），但要实现 CF，服务器需要收集大量用户数据和物品数据来集中训练。应用联邦学习后解决了数据隐私问题，但联邦学习框架中，服务器与用户设备传输的模型太大且通用，于是引入了元学习，升级成联邦元学习（Federated Meta-learning），让服务器与设备间只传输能够训练模型的算法，既精简了传输内容，又可使每个客户端模型与众不同。在这个新框架中，任务从联合训练模型升级到了联合优化训练模型算法。具体实现分为两个阶段：

第一阶段：模型训练，在各个用户设备上进行。首先在当前算法的支持集上训练模型，然后在单独的查询集上评估模型，反馈测试结果，用以提高算法训练模型的能力。

第二阶段：算法更新，在服务器上进行。根据反馈的测试结果更新算法，进行元训练。

联邦元学习过程如图 2.27 所示。

服务器先分发带有参数的算法给各个客户端，每个用户收到算法后用本地数据生成、训练并评估模型，最后，服务器从用户处收集损失梯度更新算法参数。在整个过程中，用户只上传算法和损失梯度，而不是模型或原始数据。

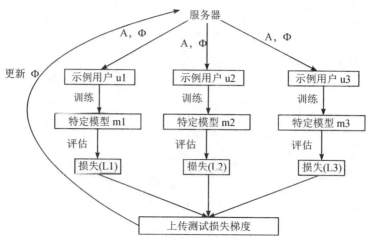

图 2.27　联邦元学习过程

2) 联邦半监督学习

联邦学习是一种先进的分布式学习概念，它利用了跨多个机构的数据集，而不需要任何明确的训练数据集中或共享。尽管联邦学习最初是为移动边缘设备设计的，但由于其对患者信息的保护特性，在医疗保健领域引起了越来越多的关注。最近，联邦学习已经成功地应用于多机构脑 MRI 中，利用深度神经网络和改进的患者信息隐私保护进行肿瘤分割。

半监督学习利用未标记数据的可用信息，以及来自标记数据的监督，以提高机器学习模型的有效性和泛化性。在计算机视觉中，半监督学习已从不同的角度对各种应用(如图像识别)进行研究。为利用未标记数据而研究了一致性约束，以缓解标记数据和未标记数据域内和域之间的差距。同时，基于一致性的模型正则化可以通过数据增强或预处理对未标记数据设计辅助监督任务。另外，联邦训练已经被运用到半监督图像识别中，在不同的"视图"上训练不同的模型，以便从数据中学习互补的信息。

联邦半监督学习提出了如何在分布式学习设置下利用未标记数据的挑战和复杂性。无监督联邦学习已经被用于分布式环境下的表示学习。联邦自学习被证明能够在没有任何数据标签的情况下检测异常。此外引入了一次性联邦学习，无论是监督学习还是半监督学习，在客户端和服务器之间都能进行单轮通信。

值得注意的是，在联邦学习的背景下，"半监督学习"有一个超越集中培训场景的新维度，这个新的维度是由多客户端设置引入的，不同的客户端可以有完全不同的可用性注释，称之为"全局半监督"，而"局部半监督"对每个客户都是可行的。实际上，客户端级网络与其他半监督技术是兼容的。

## 2.3.5　Transformer 模型

深度自注意力网络(Transformer)最早由 *Attention Is All You Need* 一文提出，原应用在自然语言处理领域，并已成为该领域最具影响力的模型[6]。Google 于 2017 年 6 月提出了解决 Sequence to Sequence 问题的 Transformer 模型，该文章使用全 Attention 结构代替 LSTM，抛弃了之前传统的 Encoder-Decoder 模型必须结合 CNN 或者 RNN 的固有模式。在减少计算量和提高并行效率的同时取得了更好的结果，被评为 2017 年 NLP 领域的年度最佳论文。Transformer 是第一个完全依靠 Self-Attention 而不使用序列对齐的 RNN 或卷积的方式来计算输入输出表示的转换模型。Transformer 模型的架构如图 2.28 所示，总共包括四个部分，分别是输入、编码、解码和输出。

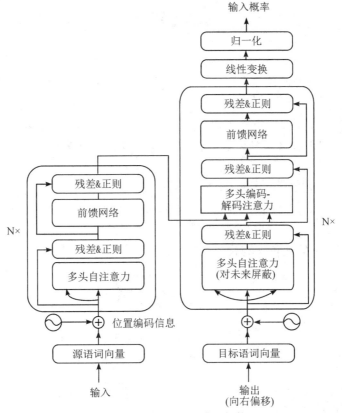

图 2.28　Transformer 模型架构图

左边为编码部分，编码部分有两个子层，一个是多头自注意力层，利用自注意力学习源句内部的关系。另一个是前馈网络层，对每个 Position 的向量分别进行相同的操作，包括两个线性变换和一个 ReLU 激活函数，之后产生编码部分的输出传给解码部分。这里编码过程是并行计算的，相比于原来的编码-解码模型，极大地提高了效率。

右边为解码部分，解码部分中有三个子层，其中两个是多头自注意力层。注意力层是利用自注意力学习目标句内部的关系，之后该层输出与编码部分传过来的结果一起输入到注意力层，这个注意力层并不是自注意力，而是编码-解码注意力，用来学习源句与目标句之间的关系。这里的多头注意力模块共包含 Query、Key 与 Value 三个输入，其中，Query 代表编码部分的输出，Key 和 Value 是来自编码部分的输出。这里值得一提的是，解码过程是像 RNN 一样一步步生成的，因为要用上一位置的输出当作这一位置注意力模块的 Query。最后再经过一个与编码部分类似的前馈网络层，可得到解码部分输出。

## 本 章 小 结

本章首先介绍了医学影像表征学习的基本概念，并引入稀疏字典学习、自编码器、卷积神经网络、深度置信网络、生成对抗网络、递归神经网络介绍医学影像表征学习的应用，之后针对深度学习，详细介绍了深度迁移学习、多任务深度学习、小样本深度学习、联邦机器学习和 Transformer 模型，让读者对医学影像表征学习有新的认识与了解，为后续章节内容的理解打下一定基础。

本章介绍的深层表征学习比传统和浅层学习更加有效，但深度学习算法并不是万能的，尽管传统算法依然存在着各种各样的问题，传统算法也不能被放弃，其成熟度、效率、准确度等已经过了多年的验证。因此，在医学影像处理领域，深度学习算法依然有很长的路要走。

## 本 章 参 考 文 献

[1] BENGIO Y, COURVILLE A. Representation learning: A review and new perspectives [J]. IEEE Transactions on Pattern Analysis & Machine Intelligence, 2013, 35(8): 1798 - 1828.

[2] PAN S J, YANG Q. Survey on transfer learning[J]. IEEE Transactions on Knowledge and Data Engineering, 2010. 22(10): 1345 - 1359.

［3］ CARUANA R. Multitask Learning［M］. Springer，US，1998：95-133.

［4］ LI F F，FERGUS R，PERONA P. One-shot learning of object categories［J］. IEEE Transactions on Pattern Analysis and Machine Intelligence，2006，28(4)：594-611.

［5］ 杨强，刘洋，程勇，等. 联邦学习［M］. 北京：电子工业出版社，2020.

［6］ ASHISH V，NOAM S，NIKI P，et al. Attention is all you need［J］. Advances in neural information processing systems，2017，30.

# 第 3 章　智能医学影像质量增强与去噪

医学影像不同于自然图像，医学影像大多数通过放射成像、功能性成像、磁共振成像、超声成像等方式，而自然图像大部分是自然光成像。比如说，自然图像成像中的光谱比较复杂，光谱宽度大，因此自然图像的噪声分布绝大多数情况下认为是均匀的，近似为高斯噪声；而医学影像成像光谱相对单一，伪影大，图像模糊，另外人体厚度影响导致噪声分布不均匀，常见的医学影像如 CT、MRI、超声图像各自的噪声分布模型都是不同的。

目前医生常用医学影像仪器对患者病变区域进行扫描成像，使用医学影像技术获取人体内部器官和病变区域的可视化图像，进而定位器官与病灶，为后续的靶向治疗作准备。医学影像主要有 CT、MRI、PET 等类型，其中，CT 影像利用 X 射线断层扫描，图像清晰，分辨率高，对骨性疾病、早期脑出血诊断效果较好，但 CT 存在量子噪声，重建影像的数值与真实物体吸收系数值之间存在不符和差异，同时患者自身原因会造成伪影现象。MRI 影像利用核磁共振原理，依据所释放的能量在物质内部不同结构环境中不同的衰减，通过电磁波绘制物体内部的结构图像，MRI 对软组织有较好的分辨力，它的噪声主要是热噪声和生理学噪声，对钙化不敏感，骨质结构显示欠佳，伪影相对较多。PET 影像采用正电子放射性核素，需在患者身上注射放射性药物，药物在体内释放信号并接收形成影像，主要测量体内的化学变化即新陈代谢，受到低计数率和各种噪声的影响，其分辨率不高，解剖结构不清晰，因此 PET 经常和 CT 或 MRI 融合，在三维空间里找到病变组织。

不同成像模式功能不同，其图像质量也不一样。低质医学影像就是其中成像质量比较差的一类，往往含有大量的噪声和伪影，分辨率低，严重影响医生对病灶的辨别和诊断。兆伏级 CT（Megavoltage CT，MVCT）图像、低剂量计算机断层扫描（Low-Dose CT，LDCT）图像、超声图像和低场强磁共振图像（MRI）都属于低质医学影像。

采用低质医学影像完成医学辅助诊断的前提是去除伪影和噪声进而提高

分辨率，医学影像解译方法是图像处理过程中关键的一步，能提高影像视觉效果，扩大感兴趣特征和抑制不感兴趣部位，提高病灶的可视性，从而达到提高医学影像质量、丰富内容的目的。本章将从稀疏表示学习和深度学习两个角度，介绍一些低质医学影像的去噪和增强方法，以供读者参考。

# 3.1　基于稀疏表示学习的医学影像去噪与增强

本节首先介绍非局部均值和三维块匹配滤波器方法，然后通过 4DMRI、MVCT 及动态 MRI 三类医学影像数据介绍用不同滤波方法实现医学影像去噪和增强的技术。

## 3.1.1　医学影像去噪的滤波方法

现有的图像去噪方法大致可以分为基于中值的去噪、基于统计模型的去噪、基于模糊理论的去噪以及基于数学形态学的去噪。基于中值的去噪是现代图像处理的基石。

### 1. 非局部均值滤波方法

非局部均值（Non-Local Means，NLM）滤波方法是相对于传统的均值滤波、中值滤波等局部去噪算法而言的，其基本思想是当前像素灰度值可以由图像中与它有相似邻域结构的其他所有像素通过加权平均估计得到，如图 3.1 所示。

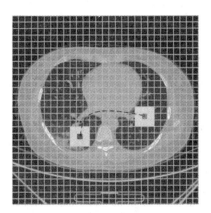

图 3.1　NLM 方法示意图

以红色像素点为例，当使用均值滤波时，其估计值仅由其 8 邻域的像素的均值获得；而使用 NLM 方法时，会在图片中寻找与其相似的图像块，如绿色像素点所示，然后使用这些相似块像素的加权平均值作为其估计值。NLM 方法充分利用了图像在结构上的相似性，这种图像内在的冗余能够在去噪的同时最大程度地保持图像的细节特征。

**2. 三维块匹配滤波方法**

三维块匹配滤波（Block-Matching and 3D Filtering，BM3D）方法是由芬兰 Tampere 工业大学的 Dabov 教授在 2006 年提出来的，是目前图像去噪方面最好的算法之一。它融合了 NLM 方法中的计算相似块的方法和变换域去噪的方法，不仅可以得到较高的信噪比，而且去噪后的视觉效果也很好。算法主要包含基础估计与最终估计两个步骤。

得益于空间域方法和变换域方法的完美融合，BM3D 算法在自然图像处理方面取得了显著的效果，如去噪、去模糊、超分辨、锐化等，其效果也比单一的 NLM 方法或变换域方法好得多。同时，BM3D 方法也在医学影像增强方面取得了不错的成效。

## 3.1.2　三维块匹配滤波器的兆伏级 CT 去噪与软组织对比度增强

**1. 研究背景**

断层放射治疗机是一种专门用于提供图像引导放射治疗（Image Guide Radiotherapy，IGRT）的外部光束 X 射线机。它具有旋转输送平台和复杂的剂量调制能力，可实现显著的适形剂量分布。为了准确地传送剂量，断层治疗配备了在线 CT，利用兆伏量源产生兆伏级 CT（MVCT），采用比 6 兆伏（MV）能量更低的 3.5 兆伏（MV）X 射线图像进行治疗，过滤反投影（Filtered Back Projection，FBP）被用于重建 MVCT 图像以供患者配准。然而，MVCT 含有大量噪声和伪影，分辨率低，软组织对比度缺乏，严重影响医生对病灶的辨别、勾画和自适应放射治疗，阻碍了自适应放疗对治疗过程中软组织形变的量化。

为了在 MVCT 中更好地显示低对比度物体，研究人员研究了新图像重建和后处理方法降低噪声。在图像重建方面，迭代代数重建已用于千伏级 CT（KVCT）重建次优投影数据。成像后处理方法已直接应用于滤波的反投影 MVCT 图像。各向异性扩散（Anisotropic Diffusion，AD）滤波器被用来准备用于可变形配准的 MVCT 图像。本小节介绍了一种非局部均值去噪方法和纹理增强方法以恢复 MVCT 中的软组织信息。该方法出自西安电子科技大学缑水平教授于 2014 年发表在 *Medical Physics* 上的论文"Denoised and Texture Enhanced MVCT to Improve Soft Tissue Conspicuity"[1]，采用块匹配 3D (BM3D)算法在保持 MVCT 图像纹理信息的同时降低噪声。在图像去噪之后，创建了显著图以进一步增强低对比度结构的视觉显著性。在这项研究中，BM3D 和显著图被应用于一个 CT 成像质量模体、一个头颈部和四个前列腺患者的 MVCT 图像。在这些步骤之后，采用对比度噪声比(Contrast to Noise Ratio，CNR)指标量化。通过应用 BM3D 去噪和显著图，后处理的 MVCT 图像在不影响分辨率的情况下显示出显著的成像对比度改善。结果表明，利用非局部均值 3D 块匹配法结合显著图从噪声 MVCT 图像中提取更多的软组织对比度信息是可行的，揭示了人类观察者最初察觉不到的信息。

**2. 算法简介**

研究人员将 BM3D 去噪滤波器和显著图应用于从临床断层治疗机获得的常规 MVCT 图像，以测试是否可以在保留其分辨率和纹理信息用于软组织对比度增强的同时显著降低 MVCT 噪声，相关方法可在 github 网站检索下载。

从原始 MVCT 图像分两步生成去噪和纹理增强的 CT 图像：(1) 使用块匹配 3D 算法去噪；(2) 使用显著图进行纹理增强。其流程图如图 3.2 所示。

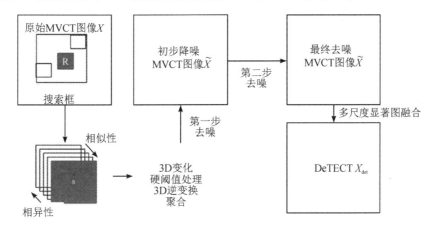

图 3.2　MVCT 图像生成 DeTECT 图像流程图

对输入的 MVCT 图像进行归一化，使其成像强度范围为[0，255]，然后将 2D 成像片构造为 3D 块。通常选择待去噪图像中具有 $k \times k$ 个像素的块作为参考块。对同一图像进行相似度搜索，寻找相似度高的图像块。按照与参考片的相似性顺序创建 3D 堆栈。然后参考片的片集合被表示为

$$S_{x_R} = \{x \in X_i : d(Z_{x_R}, Z_x) \leqslant \tau\} \tag{3-1}$$

其中，$x$ 表示 3D MVCT 图像 $X$ 的第 $i$ 个 2D 切片内的成像片的坐标，$d$ 表示参考片 $Z_{x_R}$ 和匹配片 $Z_x$ 之间的相似性度量，$\tau$ 是硬阈值。

需要着重注意的是，相似性测量是在小波变换域中执行的，该小波变换域为

$$d(Z_{x_R}, Z_x) = \| W_{2D}^{-1} \varGamma_{2D} W_{2D}(Z_{x_R}) - W_{2D}^{-1} \varGamma_{2D} W_{2D}(Z_x) \|_2^2 \qquad (3-2)$$

其中，$\varGamma$ 是在初步计算面片距离之前抑制成像噪声的另一个硬阈值。$\varGamma_{2D} = \lambda_{2D}\sigma$，其中 $\sigma$ 是估计的成像噪声。当噪声水平普遍存在时（对于归一化在 $0\sim255$ 之间的图像，$\sigma > 40$），使用该硬阈值。应用这种 2D 硬阈值并不能改善去噪性能，对于在 MVCT 中看到的中等成像噪声（$\sigma < 10$），将其设置为 0。由于能量守恒，采用 2 范数在小波域中计算距离，而不需要逆变换。

$$d(Z_{x_R}, Z_x) = \| \varGamma_{2D} W_{2D}(Z_{x_R}) - \varGamma_{2D} W_{2D}(Z_x) \|_2^2 \qquad (3-3)$$

为了降低计算成本，并假设彼此相邻的面片之间具有更大的相似性，在参考面附近应用了一个搜索窗口来限制相似面片的比较范围。

**第一步去噪**：构造噪声面片集后，在三维空间中执行组去噪，如下所示：

$$\hat{Y}_{S_{x_R}} = W_{3D}^{-1} \varGamma_{3D} W_{3D}(Z_{S_{x_R}}) \qquad (3-4)$$

其中，$\hat{Y}_{S_{x_R}}$ 是去噪组，$Z$ 是参考面片 $R$ 的噪声组，$W_{3D}$ 是三维小波变换算子，$\varGamma_{3D}$ 是三维去噪阈值，其值等于 $\lambda_{3D}\sigma$。

$\hat{Y}_{S_{x_R}}$ 组的成员表示为

$$\hat{Y}_{S_{x_R}} = \{ \hat{Y}_{x_m}^{x_R} \mid x \in S_{x_R} \} \qquad (3-5)$$

**聚合**：由于参考成像图像块集合也可以是另一参考图像块集合，因此有必要聚集所得到的去噪成像图像块。聚合步骤可表示为

$$\hat{X}_i = \frac{\displaystyle\sum_{x_R \in X} \sum_{x_m \in S_{x_R}} \hat{Y}_{x_m}^{x_R}(x) w_{x_R}}{\displaystyle\sum_{x_R \in X} \sum_{x_m \in S_{x_R}} I w_{x_R}} \qquad (3-6)$$

其中，$w_{x_R}$ 是组 $R$ 的逆噪声估计器，$I$ 将所有权重归一化为 1。有效地，此步骤赋予来自噪声较少组的去噪图像块更大的权重。

**第二步去噪**：在 BM3D 实现中，通常会执行第二步去噪，以恢复更多细节并提高整体 BM3D 性能。此步骤与第一步类似，只是有两个图像要处理，即去噪图像 $\hat{X}_i$ 和原始噪声 MCVT 图像 $X_i$。分别为 $\hat{X}_i$ 和 $X_i$ 构造了两个 3D 集。在协同去噪步骤中，不使用硬阈值，而是从去噪组 $\hat{X}_i$ 中获得经验维纳系数，并将其应用于噪声组 $X_i$。然后执行聚集以重建去噪图像，从而产生最终的去

噪 MVCT 图像 $\widetilde{X}_i$。

**影像归一化**：从去噪图像中提取灰度和邻域平均偏差等三个空间尺度的低层视觉特征。具体而言，对去噪后的多层螺旋 CT 图像 $\widetilde{X}$ 进行归一化处理，得到灰度值特征，归一化函数如下：

$$X_0 = \frac{\widetilde{X} - \min(\widetilde{X})}{\max(\widetilde{X}) - \min(\widetilde{X})} \tag{3-7}$$

邻域平均偏差值 $X_{\text{dev}}$ 定义为每个像素在 $3\times3$ 邻域内的平均偏差。它是按以下公式计算的：

$$X_{\text{dev}} = |X_0 - \bar{X}| \tag{3-8}$$

其中 $\bar{X}$ 表示 $3\times3$ 滑动窗口中像素的平均灰度值。

邻域平均偏差反映了当前像素与其邻域之间的亮度差异。利用该算子对 $3\times3$ 邻域内平均偏差较大的像素进行增强。

**中心环绕操作**：中心环绕操作是基于人眼对中心锥体细胞层识别的精细特征和周围水平细胞层识别的粗特征之间的区分操作敏感的。为了模拟中心环绕操作并增强微弱成像特征，通过对归一化去噪的 MVCT 图像 $X_0$ 进行 2、4 和 8 倍的下采样来创建高斯金字塔的三层图，以强调细尺度和粗尺度的特征。高斯金字塔中的每一层都由两种不同大小的高斯核卷积而成：

$$\begin{cases} X_{\text{D1}}(c) = X_0(c) - X_0(c) \otimes G(\delta_1) \\ X_{\text{D2}}(c) = X_0(c) - X_0(c) \otimes G(\delta_2), \quad c=1,2,3 \end{cases} \tag{3-9}$$

其中 $X_0(c)$ 表示高斯金字塔的一层，$\otimes$ 是卷积算子，$G$ 是高斯核。

$$G(x,y) = \frac{1}{2\pi\delta} \exp\left(-\frac{x^2 + y^2}{2\delta^2}\right) \tag{3-10}$$

其中 $\delta$ 是高斯标准偏差，其值分别设置为 64 和 128。

最后，将两层按局部最大值加权的不同高斯核合并，得到单尺度显著图。

$$\begin{cases} X_{\text{ori}}(c) = w_1 X_{\text{D1}}(c) + w_2 X_{\text{D2}}(c), \quad c=1,2,3 \\ w = (1 - (\max(X_{\text{D}}(c))))^2 \end{cases} \tag{3-11}$$

**多尺度显著图融合**：归一化算子 $N(\cdot)$ 用于结合不同尺度的显著性特征图。该运算符将所有像素值归一化到 $[0, 1, \cdots, M]$，求出图的全局最大值 $M$ 和局部最大值 $m$（0.00005），将图乘以 $(M-m)^2$ 得到显著图。考虑到局部最优值的存在，算子 $N(\cdot)$ 可以抑制不期望的高对比度特征，例如牙种植体和前列腺基准标记。

首先利用算子 $N(\cdot)$ 合并同一尺度下的特征图和显著图。对于同一特征，该算子 $N(\cdot)$ 合并了三种不同尺度的显著图。由于三个显著图的尺度不同，选

择使用跨尺度加法 ⊗ 来归一化它们的权重，从而获得图。

$$
\begin{cases}
\overline{X_{\text{ori}}} = \overset{3}{\underset{c=1}{\bigoplus}} N(X_{\text{ori}}(c)) \\
\overline{X_{\text{dev}}} = \overset{3}{\underset{c=1}{\bigoplus}} N(X_{\text{dev}}(c))
\end{cases}
\tag{3-12}
$$

使用以下方法计算最终显著图：

$$
X_{\text{det}} = \frac{1}{2}(N(\overline{X_{\text{ori}}}) + N(\overline{X_{\text{dev}}}))
\tag{3-13}
$$

### 3. 结果分析与总结

各向异性扩散（AD）已被用于 MVCT 图像的边缘保持去噪，相关方法可在 github 网站检索下载。这是通过在经典扩散方程中添加边缘停止函数来实现的，使得：

$$
\frac{\partial X(\vec{x}, t)}{\partial t} = \text{div}(g(\|\nabla X\|)\nabla X)
\tag{3-14}
$$

$$
g\|\nabla X\| = \exp\left(-\frac{\|\nabla X\|^2}{2t^2}\right)
\tag{3-15}
$$

其中，$g\|\nabla X\|$ 是边缘停止函数，当存在陡峭的渐变时，其扩散会减慢或停止，从而保留边缘。

在模拟实验中，$t$ 设为 100。AD 被迭代地执行，随着迭代次数增多，去噪效果越好，细节损失越大。研究中共使用了三次迭代。

**图像质量评价**：对比度噪声比（CNR）用于确定成像质量，定义如下：

$$
\text{CNR} = \frac{|X_{\text{FG}} - X_{\text{BG}}|}{\sigma}
\tag{3-16}
$$

其中，$X_{\text{FG}}$ 和 $X_{\text{BG}}$ 是定义的前景和背景区域中的平均像素值，$\sigma$ 是插入物和背景中像素值的平均标准偏差。

使用患者的 KVCT 计划图像进行定性验证。这些图像是在 MVCT 前 1~3 周获得的，由于患者位置的改变，这些图像可能与 MVCT 略有不同。

1）体模结果

图 3.3 和图 3.4 显示了 CIRS 体模的 FBP 重建和后处理的 MVCT 图像。在原始 MVCT 图像中，第 8 组能识别的最大线对数为 0.5 lp/mm。

对比体模结果显示 BM3D 和 DeTECT 扩散能在保持边缘的同时抑制噪声，但 DeTECT 显示更清晰的低对比度插入。AD 导致残余噪声水平升高，从而导致低对比度小插入的显著性降低。进一步抑制 AD 中的噪声会导致分辨率降低。

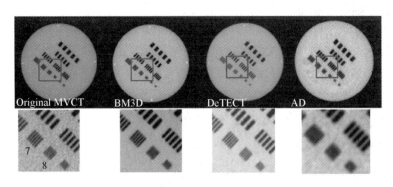

图 3.3　原始 MVCT、BM3D、DeTECT、AD 的体模分辨率测试结果

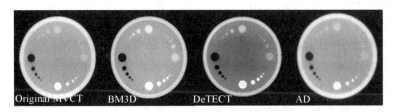

图 3.4　原始 MVCT、BM3D、DeTECT、AD 的对比体模测试结果

BM3D 和显著图在体模 MVCT 上的应用没有影响其分辨线对的能力，同时产生了几乎无噪声的图像。AD 导致分辨率明显下降，但并没有完全抑制噪声。与原始 MVCT 相比，DeTECT 滤波在对比度方面有显著改善。其中，低对比度颅脑和骨内插入物更容易显示，CNR 分别从 1.48 提高到 13.67 和从 3.8 提高到 16.2。在这两种情况下，BM3D 对大部分 CNR 的改善都有贡献，如表 3.1 所示。DeTECT 的 CNR 改善大于 AD 的结果。

表 3.1　体模和患者的 CNR 结果

| | 体模 | | 头部和膝盖 | | 前列腺 1 | 前列腺 2 | 前列腺 3 | 前列腺 4 |
|---|---|---|---|---|---|---|---|---|
| | ROI3 | ROI4 | Slice1(Sup) | Slice2 (Inf) | | | | |
| 原始 MVCT | 1.48 | 3.8 | 1.5 | 3.17 | 0.02 | 0.07 | 0.12 | 0.3 |
| AD | 3.76 | 6.09 | 1.85 | 6.84 | 0.19 | 0.51 | 0.43 | 1.3 |
| BM3D | 11.64 | 11.28 | 2.48 | 7.54 | 0.37 | 1.03 | 0.34 | 0.9 |
| DeTECT | 13.67 | 16.17 | 3.14 | 15.76 | 1 | 1.93 | 1.6 | 1.31 |

表 3.1 显示了感兴趣区域的模型和患者的 CNR 的比较结果。对于头部与膝盖患者，感兴趣区域的 CNR 分别从 1.5 和 3.17（在原始 MVCT 中）增加到 3.14 和 15.76（在 DeTECT 中）。两值都大于 AD 结果。在原始 MVCT 中，前

列腺患者的前列腺和膀胱之间的 CNR 从基本为零提高到平均 1.46，除了前列腺患者 4 之外，也优于 AD 方法。对于前列腺患者 3 和 4，在应用显著图显示其有效抑制噪声的能力之前，AD 的 CNR 略优于 BM3D。然而，AD 会显著降低体模测试中所示的分辨率，并模糊未被 CNR 测量反映的成像纹理，导致器官边界不清晰。相比之下，BM3D 保留了更多的纹理，这些纹理在 CNR 分析中看起来是噪声，但对于显著图来说是必不可少的。

2) 部分患者结果

图 3.5 和图 3.6 显示了头颈部患者在两个不同 sup/inf 切片上的 MVCT 图像。原始 MVCT 图像显示了特征噪声，该噪声淹没了血管、淋巴结、肌肉和脂肪之间的软组织对比。BM3D 显著降低了噪声，而没有模糊这些微妙的结构，这些结构被显著图进一步增强，导致软组织结构的出现，在图 3.6 的插图中突出显示了颈动脉空间的血管和淋巴结。同样值得注意的是，经过显著性处理后，DeTECT 不再保持其 CT 值，在这种情况下，尽管使用了相同的窗口水平，但它看起来更亮。与 DeTECT 相比，AD 能够提高软组织的显著性，但代价是大量的模糊和更高的残余噪声。通过同一患者的 KVCT 图像定性验证了相应的解剖结构。

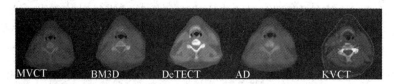

图 3.5　将原始和后处理的 MVCT 图像与 10 天前获得的
同一患者的 KVCT 图像进行比较

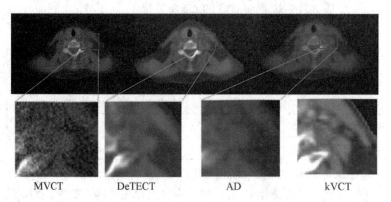

图 3.6　原始和后处理 MVCT 图像与 10 天前同一患者 KVCT 图像细节比较

在医学成像处理中使用 BM3D 和显著图有几个潜在的缺陷。首先,使用非局部方法进行成像去噪可能会引入不存在的物体,或者产生幻觉。虽然在该体模和患者研究中,研究人员在将结果与参考的 KVCT 图像进行比较时没有观察到这样的伪影,但这在诊断成像中可能是潜在问题,因为在诊断成像中,缺少基本事实,并期待有新发现。另一方面,这个问题可以通过使用更严格的相似性阈值来缓解,且可在 IGRT 中检测到,在 IGRT 中通常可获得参考高质量的 KVCT 图像。其次,BM3D 和显著图中成像处理参数选择都是经验性的。没有为特定图像集优化这些参数的有效方法。在这项研究中研究人员根据对 CT 体模进行的敏感性研究确定了 BM3D 参数,但对于特定患者成像设备,最优值可能会有所不同。根据研究人员的经验,结果对大多数参数相对不敏感,但可能需要更全面的定量分析,以了解是否可以通过单独优化参数来进一步改善结果。

另一个问题是,DeTECT 图像强度与组织的物理密度没有严格的关系,因此,不能直接对此类图像进行剂量计算。一种简单的解决方案是在使用原始 MVCT 图像进行剂量计算的同时,在 DeTECT 上执行轮廓绘制和配准。

使用非局部均值三维块匹配算法和纹理增强显著图对 CT 体模和患者 MVCT 图像进行后处理,以创建 DeTECT。在不使用先验成像信息的情况下,研究人员表明该方法能够改善先前隐藏在成像噪声中的细微软组织对比度。显著提高的对比度噪声比将允许更精确的患者配准和基于软组织的适应性放射治疗。

### 3.1.3 基于低秩分解和字典学习动态心脏 MRI 图像去噪

#### 1. 研究背景

心脏磁共振成像(MRI)从短轴和长轴两个正交方向,通过层析成像方法,获得在一个心动周期内的图像序列。对图像序列进行分析可以帮助了解左心室的表面和其形状的变化,但因为心跳、血液流动以及呼吸运动会严重影响心脏 MRI 图像和肺部 MRI 图像的质量,使 MRI 图像出现弱边界、振铃效应以及局部梯度最大的区域,所以有必要对 MRI 序列图像的模糊情况进行了解并作相应的处理以求有助于血管配准和便于找到小病灶。针对上述难点和需求,2014 年西安电子科技大学王越越在硕士毕业论文《基于低秩分解和字典学习的医学影像复原方法》[2]中提出将低质分解和字典学习用于动态 MRI 图像增强。

据研究,MRI 图像可被分解为稀疏和低秩两部分,图像噪声和模糊信息存在于图像的稀疏部分,大量的原始信息存在于图像的低秩部分,因此,本方法尝试采用图像稀疏表示估计模糊核得到理想复原结果。

稀疏表示已经成为信号处理及其应用领域中处于第一位的概念。近来,研究人员又致力于过完备信号表示的研究,最近的研究表明可以用冗余字典中原子的线性组合来表示图像小块,这种表示基于的理论思想是:用过完备原子库中的冗余函数代替传统的正交基,其中,原子库的构成可以没有任何限制,原子库中的元素称为原子。把从原子库中找出的 $m$ 项原子进行最佳线性用以表示一个信号,称作信号的稀疏表示。已经知道图像可以看作一种二维信号,所以有关信号稀疏分解和表示的概念与方法,一般情况下可以直接应用到图像的稀疏分解和表示。KSVD(K-Singular Value Decomposition)是一种常见的通过学习生成冗余字典的方法,目前在稀疏表示方面得到了广泛的应用,其主要思想是通过选择图像块并进行训练,得到一组由原子构成的字典,然后选择该字典中较少数目的原子对原始图像进行稀疏表示,其中,与每个原子相应的系数就是原始图像的稀疏表示系数,相关方法可在 github 网站检索下载。

### 2. 算法简介

针对大量的训练图像小块,定义大小为 $n \times P$ 的训练图像矩阵 $\boldsymbol{Y} = [y_1, y_2, \cdots, y_p]$,其中,$n$ 表示训练图像小块的长度,$P$ 表示训练图像小块的个数。在低分辨率训练图像小块中,首先考虑 $\boldsymbol{Y} = [y_1, y_2, \cdots, y_p]$ 中任意一个训练图像小块 $y_i$ 以及一个大小为 $n \times K$ 的随机初始化字典 $\widetilde{\boldsymbol{D}}$,其中,$P \gg K$ 且 $K \gg n$,对 $y_i$ 的稀疏表示问题可以转化为求解下列优化问题:

$$\begin{cases} \min\{\| y_i - \widetilde{\boldsymbol{D}}\alpha \|_2^2\} \\ \text{s. t. } \| \alpha \|_0 \leqslant T_0 \end{cases} \quad (3-17)$$

其中,$\alpha$ 为稀疏表示系数,$T_0$ 表示稀疏度。假定式(3-17)中字典 $\widetilde{\boldsymbol{D}}$ 是固定的,则上述优化问题可以转化为求解稀疏表示系数 $\alpha$。那么输入图像 $\boldsymbol{Y}$ 的 $M$ 个图像小块可以表示为

$$\begin{cases} \min_{\alpha_i}\{\| y_i - \widetilde{\boldsymbol{D}}\alpha_i \|_2^2\} \\ \text{s. t. } \| \alpha_i \|_0 \leqslant T_0, i = 1, 2, \cdots, M \end{cases} \quad (3-18)$$

进一步变形可得

$$\begin{cases} \min \| \boldsymbol{Y} - \widetilde{\boldsymbol{D}}\boldsymbol{A} \|_2^2 = \sum_{i=1}^{M} \| y_i - \widetilde{\boldsymbol{D}}\alpha_i \|_2^2 \\ \text{s. t. } \| \alpha_i \|_0 \leqslant T_0, i = 1, 2, \cdots, M \end{cases} \quad (3-19)$$

这时,问题转化为已知输入图像 $\boldsymbol{Y}$ 和初始字典 $\widetilde{\boldsymbol{D}}$,怎么更新 $\widetilde{\boldsymbol{D}}$ 以能够满足式(3-19),并获得最终的字典,使之能够稀疏表示输入图像 $\boldsymbol{Y}$。针对这一问

题，Elad 等人提出了 KSVD 算法，其主要步骤为利用 SVD 分解不断更新字典里的原子，求得目标字典。具体操作步骤为：令 $\widetilde{d}_i$ 表示字典 $\widetilde{\boldsymbol{D}}$ 的第 $i$ 列，$\alpha_T^i$ 表示稀疏系数矩阵 $\boldsymbol{A}$ 的第 $i$ 行，若更新字典 $\widetilde{\boldsymbol{D}}$ 的第 $k$ 个原子，则式(3-19)变形为

$$\| \boldsymbol{Y} - \widetilde{\boldsymbol{D}}\boldsymbol{A} \|_2^2 = \left\| \boldsymbol{Y} - \sum_{j=1}^{K} \widetilde{d}_j \alpha_T^j \right\|_2^2$$

$$= \left\| \left( \boldsymbol{Y} - \sum_{j \neq k} \widetilde{d}_i \alpha_T^j \right) - \widetilde{d}_k \alpha_T^k \right\|_2^2$$

$$= \| E_k - \widetilde{d}_k \alpha_T^k \|_2^2 \qquad (3-20)$$

其中，$K$ 表示字典 $\widetilde{\boldsymbol{D}}$ 中原子的总数。令 $\omega_i$ 记录 $\{y_i\}$ 中用原子 $\widetilde{d}_i$ 表示的那些图像小块，即

$$\omega_k = \{i \,|\, 1 \leqslant i \leqslant K, \quad \alpha_T^k(i) \neq 0\} \qquad (3-21)$$

定义矩阵 $\boldsymbol{\Omega}_k$ 的大小为 $P \times |\omega_k|$，在矩阵 $\boldsymbol{\Omega}_k$ 中，$(\omega_k(i), i)$ 位置处的值为 1，其他位置的值为 0，令 $\alpha_R^k = \alpha_T^k \boldsymbol{\Omega}_k$，$E_k^R = E_k \boldsymbol{\Omega}_k$。式(3-20)右边表达式乘以 $\boldsymbol{\Omega}_k$ 得到

$$\| E_k \boldsymbol{\Omega}_k - d_k x_T^k \boldsymbol{\Omega}_k \|_F^2 = \| E_k^R - d_k x_R^k \|_F^2 \qquad (3-22)$$

对 $E_k^R$ 进行 SVD 分解得 $E_k^R = \boldsymbol{U} \Delta \boldsymbol{V}^T$，用矩阵 $\boldsymbol{U}$ 的第一列去更新原子 $\hat{d}_k$，如此循环对所有的原子都进行相应的更新，便可得到最终的目标训练字典。

目前已有多种算法可以求解稀疏表示系数，其中大家比较熟悉的有匹配追踪算法、基追踪算法、正交匹配追踪算法等。匹配追踪算法是通过逐步近似求得信号的稀疏表示，是一种贪婪算法，这种算法原理简单，易于实现，是最常用的信号稀疏表示方法，因此这里采用匹配追踪算法对图像进行稀疏表示。

众所周知，自然图像可以用一个过完备字典进行稀疏表示，而医学影像也具有这一特性，一个图像块 $I'_0$ 可以用一个过完备字典 $\boldsymbol{D} \in R^{n \times m}$ 进行线性稀疏表示，$n, m \in R$ 且 $n < m$ 并且满足如下条件：

$$\begin{cases} \min \| \alpha \|_0 \\ \text{s. t.} \quad I'_0 = \boldsymbol{D}\alpha \end{cases} \qquad (3-23)$$

其中，$I'_0$ 是与字典基维数相同的图像块，$\| \|_k$ 表示 $k$ 范数。将图像去模糊看成是模糊核 $K$ 与稀疏系数 $\alpha$ 的联合优化问题，表达式如下：

$$\min_{U, \alpha} \| \boldsymbol{I} - \boldsymbol{U} * \boldsymbol{D}\boldsymbol{A} \|_2^2 + \lambda \sum \Theta(\alpha) \qquad (3-24)$$

其中，$\boldsymbol{I}$ 的列是模糊图像块的向量表示，$\boldsymbol{A}$ 的列表示清晰图像块的稀疏系数 $\alpha$。另外，$\Theta(\alpha)$ 是稀疏系数的 $l_1$ 正则项，在特定条件下，它等于稀疏系数 $\alpha$ 的 $l_0$ 范数。在式(3-24)中，有三个未知变量：模糊核 $\boldsymbol{U}$、系数向量 $\alpha$、潜在的字典 $\boldsymbol{D}$。

解该优化问题的一种方法是交替估计每个未知变量，每次迭代都将优化问题分成几个简单子问题，即通过固定 $U$、$D$、$\alpha$ 中的两个来迭代优化第三个，最终获得模糊核。需要指出的是，整个模糊核估计过程都在输入图像的稀疏部分进行的。

每次迭代起始，都固定 $U$ 和 $D$ 以估计每个图像块的系数 $\alpha$，矩阵 $A$ 的列表示为

$$\begin{cases} \alpha^{(n+1)} = \arg\min \| \alpha \|_1 \\ \text{s.t.} \quad I' = (U^{(n)} * D^{(n)})\alpha \end{cases} \tag{3-25}$$

其中，$I'$ 表示模糊图像的块。需要在初次迭代时对 $U_0$ 进行初始化，并用基本追踪算法解决优化问题。

当用模糊图像更新清晰图像的字典原子时，固定模糊核 $U$ 和系数 $\alpha$。但是从模糊图像 $I$ 中提取的块不能直接用于更新清晰图像的字典，在更新字典 $D$ 之前，必须用当前估计的模糊核 $U^{(n)}$ 通过非盲去卷积算法对模糊图像去卷积，进而重建图像 $\hat{I}^{(n)}$，而后用重建图像 $\hat{I}^{(n)}$ 的块通过 KSVD 算法更新字典 $D$。给出字典 $D$ 和稀疏系数 $\alpha$，模糊核 $U$ 可以估计为

$$U^{(n+1)} \approx (B^{\mathrm{T}}B + \varGamma^{\mathrm{T}}\varGamma)^{-1}B^{\mathrm{T}}I \tag{3-26}$$

其中，矩阵 $B$ 的列表示重建图像 $\hat{I}^{(n)}$，$\varGamma$ 是吉洪诺夫矩阵。

### 3. 结果分析与总结

1）不同模糊核估计方法对比

为了说明采用图像稀疏部分估计模糊核的原因，研究人员用人工合成图像实验。该实验中研究人员使用 TIFF 格式的二维脑部人工合成图像，其占用内存空间大小为 5.24 kbit，图像大小为 $256 \times 256$。实验中，研究人员用强度为 10、大小为 $5 \times 5$ 的高斯模糊核对人工合成图像进行退化，再给经过模糊退化的图像加标准差 $s = 28.8$、均值为 0 的复合高斯白噪声，得到最终模拟低质量模糊图像。将模拟低质量图像复制到 20 幅以获得合成的序列图像。

为了客观比较用四种不同的模糊核进行复原的效果，研究人员进行相关实验并进行指标评价，结果如表 3.2 所示。本方法评价指标均为常规图像质量评价指标，即 PSNR、SSIM、MSSIM。从表 3.2 中可以看出，用图像稀疏部分估计的模糊核对人工合成图像进行复原在评价指标 PSNR、SSIM 和 MSSIM 上较其他三种复原结果均有显著的提高。综上两种不同的比较，可以得出用图像稀疏部分估计模糊核得到的复原效果更理想。

表 3.2　不同模糊核复原合成图像的评价指标比较

|  | PSNR | SSIM | MSSIM |
|---|---|---|---|
| 模糊的合成图像 | 21.859 5 | 0.9172 | 0.9361 |
| 低秩部分估计模糊核结果图 | 21.615 1 | 0.9238 | 0.9329 |
| 双模糊核复原结果图 | 21.774 6 | 0.9263 | 0.9364 |
| 整幅图像估计模糊核结果图 | 21.781 2 | 0.9264 | 0.9363 |
| 稀疏部分估计模糊核结果图 | **26.798 8** | **0.9769** | **0.9693** |

2）不同的复原方法对比

实验中，研究人员首先选用两组肺部 MRI 序列，其中一组是正常人的肺部 MRI 序列图像，另一组是患者的肺部 MRI 序列图像。实验中取每组 MRI 序列图像前 300 幅以节省运行时间和占用的空间内存。为了检验和验证算法有效性，在图像稀疏部分用自适应字典学习的方法估计模糊核，进而对模糊图像进行复原，研究人员对几种不同的复原方法进行对比，结果如图 3.7 所示。

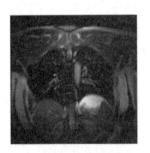

(a) 正常人肺部MRI图像

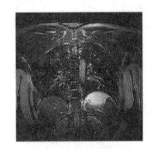

(b) Hu 复原结果

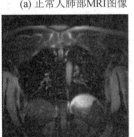

(c) Fergus复原结果

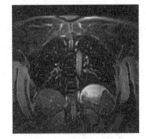

(d) 研究人员复原结果

图 3.7　不同复原方法对比图像结果

从图 3.7 看出，本方法相比于其他两种方法取得了更好的视觉效果，复原后图像对比度明显增强，血管边缘清晰，更多细节信息显露出来，达到了复原目的。

研究人员对利用低秩部分估计模糊核、同时用稀疏部分和低秩部分估计模糊核以及用原图像估计模糊核在人工合成图像上得到的不同的复原结果做了对比实验，实验结果表明在图像的稀疏部分估计模糊核可以得到更好的复原效果，因此，可以推出结论：医学 MRI 图像的运动模糊主要体现在图像的稀疏部分，用模糊图像的稀疏部分估计模糊核更为准确，效果更为理想。通过对几种不同的复原方法进行对比发现，本小节介绍的方法具有明显的优越性和实用性，能复原图像血管边缘，细节信息突出，图像质量和视觉效果均有显著提高。

### 3.1.4 局部变换域滤波器的 4DMRI 去噪

#### 1. 研究背景

呼吸诱发的肿瘤和器官运动给放射治疗带来了巨大挑战。在常规的放射治疗中，4D-CT 已被确定为评估运动的当前临床标准，然而 4D-CT 存在固有局限性，包括软组织对比度差、缝合伪影和辐射剂量增加，当治疗腹部肿瘤时，这些问题尤其突出。磁共振成像（MRI）提供了优越的软组织对比度和多功能成像序列，它使用快速成像序列，可获得用于运动评估的实时二维图像。与 CT 不同，MRI 图像基于 3D 径向采集的 4DMRI 序列，具有更高的各向同性高分辨率，无缝合伪影。

本小节介绍一种用于磁共振图像去噪的四维变换域方法——修正非局部张量奇异值分解（Modified Nonlocal Tensor-SVD，MNL t-SVD）。该方法出自杨晓伟 2018 年发表在 *IEEE TRANSACTIONS ON MEDICAL IMAGING* 上的论文"A New 4-D Nonlocal Transform-Domain Filter for 3-D Magnetic Resonance Images Denoising"[3]。MNL t-SVD 方法通过保持磁共振图像的自然三维形式，并协同过滤相似的斑块，利用磁共振图像自相似性和三维结构来保持更真实的细节并最小化引入模糊行为。研究人员通过将 MNL t-SVD 结合到两阶段去噪策略中并进行调整来展示适应性。此外，文章分析了 MNL t-SVD 与当前最先进的四维变换之间关系。在不同莱斯噪声水平下对模拟和真实脑数据集的实验比较表明，与相关方法相比，MNL t-SVD 很容易适应两阶段去噪策略。验证结果和与相关磁共振图像去噪方法的定量比较表明了该方法的竞争性能。

**2. 算法简介**

首先介绍 t-SVD 方法以及下文中将会使用的符号。张量是多维数组,也称为多路数组。下文用书法字母表示张量,如 $\mathcal{A}$,用黑体大写字母表示矩阵,如 $\boldsymbol{A}$。$\hat{\mathcal{A}}$ 作为沿三维方向对 $\boldsymbol{A}$ 进行快速傅里叶变换的结果。三阶张量的切片是通过固定除两个指数之外的所有指数定义的二维截面。对于三阶张量 $\mathcal{A}$,将使用 Matlab 符号 $\mathcal{A}(:,:,k)$ 来表示第 $k$ 个正面切片。

为了去噪 4D 群中的 3D MRI 立方体,4D HOSVD 将 4D 群视为 4D 张量,并沿 4D 群的所有模式学习四个正交因子矩阵,如下所示:

$$\mathcal{G}_k = \mathcal{S}_k \times_1 \boldsymbol{U}_k \times_2 \boldsymbol{V}_k \times_3 \boldsymbol{W}_k \times_4 \boldsymbol{Q}_k \tag{3-27}$$

其中,$\mathcal{S}_k$ 是 4D 群的核心张量,$\boldsymbol{U}_k$、$\boldsymbol{V}_k$、$\boldsymbol{W}_k$、$\boldsymbol{Q}_k$ 是每个模式对应的正交因子矩阵。4D HOSVD 的优点是它不仅利用了三维立方体所有模式的信息,而且通过沿 4D 群的 4 维学习一个 2D 因子矩阵来利用立方体之间的关系。然而,它在一组 2D 因子矩阵上投影三维立方体,这可能导致原始立方体的结构信息的一定损失。

为了直接表征三维立方体并同时利用同一组中立方体之间的相关性,研究人员建议将 t-SVD 和 4D HOSVD 变换相结合。具体来说,对于一个给定的 4D 群 $\mathcal{G}_k$,首先学习一个 4 阶模式(分组维数)下的因子矩阵 $\boldsymbol{Q}_k$,然后将 $\mathcal{G}_k$ 投影到这个因子矩阵上,得到一个新的 4D 群 $\mathcal{G}_k' = \mathcal{G}_k \times_4 \boldsymbol{Q}_K^{\mathrm{T}}$,通过最小化以下能量进一步用于训练 3D 操作数。

$$E(\mathcal{U}_k, \{\mathcal{G}'_k\}, \mathcal{V}_k) = \sum_{i=1}^{K} \| \mathcal{P}'_i - \mathcal{U}_k * \mathcal{S}_i^{(k)} * \mathcal{V}_k^{\mathrm{T}} \|^2 \tag{3-28}$$

其中,$\mathcal{P}'_i$ 是一个在由一组相似的三维立方体组成的 4D 群中的 3D 立方体。$\mathcal{U}_k$ 和 $\mathcal{V}_k$ 是两个三维正交因子张量。沿着式(3-28)的每个立方体的第三维进行快速傅里叶变换,得到

$$E(\mathcal{U}_k, \{\mathcal{G}'_k\}, \mathcal{V}_k) = \frac{1}{n_3} \sum_{i=1}^{K} \sum_{j=1}^{n_3} \| \hat{\mathcal{P}}'_i(:,:,j) - \hat{\mathcal{U}}_k(:,:,j) \cdot$$
$$\hat{\mathcal{S}}_i^{(k)}(:,:,j) \hat{\mathcal{V}}_k^{\mathrm{T}}(:,:,j) \|^2 \tag{3-29}$$

其中,$n_3$ 表示 $P_i$ 的第三模的维数。由于 t-乘积的良好性质,于固定的 $j \in \{1, 2, \cdots, n_3\}$ 的解可以简化为 $n_3$ 个独立的问题,使下面的能量最小:

$$E(\mathcal{U}_k(:,:,j), S_k, \mathcal{V}_k(:,:,j)) = \sum_{i=1}^{K} \| \hat{\boldsymbol{P}}_i - \hat{\boldsymbol{U}}_k \hat{\boldsymbol{S}}_i^{(k)} \hat{\boldsymbol{V}}_k^{\mathrm{T}} \|^2 \tag{3-30}$$

式（3-30）在傅里叶域的解可以通过求解两个完全奇异值分解问题得到，而核心张量 $\hat{\mathcal{S}}_k(:,:,j,:)$ 在傅里叶域可以通过下式得到：

$$\hat{\mathcal{S}}_k(:,:,j,:) = \hat{\mathcal{G}}'_k(:,:,j,:) \times_1 \hat{U}_k(:,:,j)^{\mathrm{T}} \times_2 \hat{\mathcal{V}}_k(:,:,j)^{\mathrm{T}}$$

$$(3-31)$$

因为对于任何 $j$ 的解在傅里叶域中是独立的，因此称这种方法为"ModifiedNL-tSVD（MNL t-SVD）"。研究人员详细分析了所提出的 MNL t-SVD 与当前最先进的两种 4D 变换阈值逆方法（BM4D 和 4D HOSVD）之间的关系。总的来说，不同的变换方法去噪步骤是相同的。

具体来说，这三种 4D 非局部变换域方法都遵循相同的步骤。首先，将许多相似的三维立方体堆叠成一个 4D 组。然后对于每个 4D 组应用不同的 4D 变换方法来获得相应的系数，再通过硬阈值技术来收缩这些系数。最后，通过逆变换产生滤波后的 4D 群。可以看出，主要区别在于 4D 变换方法的选择。因此，研究人员在小组层面进行分析和比较。对于 BM4D，4D 变换由立方体维度的三维双正交样条小波和分组维度的 1D Harr 小波组成。为了利用 Harr 变换，相似立方体的最大数量被限制为 2 的幂。此外，如果立方体尺寸很小，那么三维双正交样条小波相当于三维 Harr 可分变换。对于 4D HOSVD，它也由 4D 群的每个维度的四个可分离变换组成，但不同于使用预定义变换的 BM4D，它将 4D 群视为 4D 张量，并沿着每个模式学习相应的变换基。实际上，这个 4D 变换可以等效地看作每个立方体的三维变换和分组维度中的 2D 投影。对于建议的 MNL t-SVD，还受益于分组维度中的 2D 投影，并且引入了 3D 正交张量-奇异值分解变换来避免显式地重新排列 3D 数据，而不是将立方体展平为 2D 形式。因此，这些不同的 4D 变换都为每个立方体定义了一个三维变换，并在分组维度中定义了一个附加变换。

### 3. 结果分析与总结

研究人员比较了无噪声 T1 加权数据集（T1w）、T2 加权数据集（T2w）和来自 Brainweb 数据库的质子加权数据集（PDw）上的去噪方法的性能。原始数据大小为 $181 \times 217 \times 181$，$1\ \mathrm{mm}^3 \times 1\ \mathrm{mm}^3 \times 1\ \mathrm{mm}^3$。这些原始数据集被添加了不同级别的噪声。为了评估去噪方法的性能，主要使用两种定量的度量：均方根误差（Root Mean Square Error，RMSE）和结构相似性指数（Structural Similarity Index，SSIM）。

研究人员主要将 MNL t-SVD 方法与 OBNLM 以及 BM4D 和 4D HOSVD 的第一阶段（硬阈值估计）进行了比较。此外，为了评估该方法的噪声抑制能力，还将其与 PRI-NLM 算法进行了比较。PRI-NLM 方法包含两个单独的实现，分别针对高斯噪声和 Rician Distributed 噪声，用下标"N"和"R"来修饰它们的名称，以表示特定算法实现所处理的噪声分布。与其他单阶段方法相比，PRI-NLM 是一种结合了两种非局部去噪技术的两阶段方法。

1）莱斯噪声消除

磁共振图像中噪声主要遵循莱斯分布噪声。Rician 分布的噪声是不可加的，因此为了利用所提出的方法（以及 BM4D 和 4D HOSVD），使用最优正向和反向方差稳定变换（VST）将所提出的方法整合到 Rician 数据中，如下所示：

$$\hat{Y} = \mathrm{VST}^{-1}(t_{\mathrm{MNL\text{-}SVD}}(\mathrm{VST}(\mathcal{Z}, \sigma), \sigma_{\mathrm{VST}}), \sigma) \tag{3-32}$$

其中，$\mathcal{Z}$ 是被 Rician 噪声破坏的噪声观测值，$\sigma$ 代表 Rician 噪声水平，$\sigma_{\mathrm{VST}}$ 是 VST 后噪声的标准差。

2）方法适应性

为了证明所提出方法的适应性，将 MNL t-SVD 与其他文献中提出的两阶段 4D HOSVD 方法（4D HOSVD2）相结合。第一阶段（硬阈值估计）去噪实验表明，MNL t-SVD 可以在各种噪声水平下产生良好的结果，因此首先用 MNL t-SVD 过滤噪声观测，然后将 4D HOSVD2 的维纳滤波步骤应用于去噪图像。将这两种 4D 张量变换的组合称为"MNL t-SVD-H"，并将其与 MNL t-SVD、基于 PRI-NLM 的方法、两阶段 BM4D 和 4D HOSVD2 进行比较。研究结果表明，当 $\sigma \leqslant 5\%$ 时，第一阶段 MNL t-SVD 可以产生可以与所有参与比较的两阶段方法相竞争的性能。此外，尽管当 $\sigma > 11\%$ 时，MNL t-SVD 在 RMSE 值方面优于 4D HOSVD，但 MNL t-SVD-H 在所有测试图像上（尤其是在 T2w 上）显示出与 4D HOSVD2 相当的性能，这表明 MNL t-SVD 变换可以在高噪声水平下产生具有 4D HOSVD 的性能的引导图像。

3）实际数据比较

研究人员进一步研究了在两个真实截面数据集（OAS1_0112 和 OAS1_0092）上空间域和变换逆阈值方法的差异，这两个数据集来自公开的开放存取成像研究系列（OASIS）数据库。两个选定数据集的噪声水平约为最大强度的 3% 和 4%。当 $\sigma < 5\%$ 时，MNL t-SVD 能够产生与基准两级 BM4D 相当的去噪性能，因此两级 BM4D 变换的结果也包括在评估中。MNL t-SVD 方法的去噪结果如图 3.8 所示。从顶部到底部分别表示原始观测、去噪图像和相应残差。

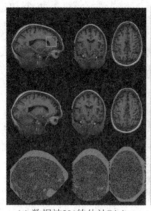
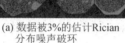
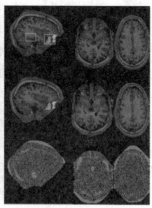
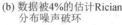

(a) 数据被3%的估计Rician
　　分布噪声破环

(b) 数据被4%的估计Rician
　　分布噪声破环

图 3.8　MNL t-SVD 滤波器在两组真实大脑数据上的示例结果

　　由于实际真实图像未知，无法客观评估，因此分别放大去噪后的结果进行视觉比较。得出结论：所有参与比较的方法都可以有效去除噪声，然而，OB NLM 和 PRI NLM 都呈现轻微的过度平滑效果，而 BM4D 变换遭受更多细节损失。基于张量的两种变换 4D HOSVD 和 MNL t-SVD 显示出相似的视觉效果。但值得注意的是，MNL t-SVD 与 4D HOSVD 相比可以产生更平滑的边缘。得益于 t-SVD 的共轭特性，MNL t-SVD 的 MATLAB 实现比 4D HOSVD 快约 8%，其次，MNL t-SVD 大约 40% 的计算负担位于分组阶段，且基于工作站的多核实现将总体计算时间减少了一半。此外，还应注意，可以独立地计算逐片变换，因此可以通过并行地执行 SVD 和矩阵乘法进一步提高效率。

　　在研究过程中，扩展了 t-SVD，提出了一种新的变换域方法 MNL t-SVD 用于磁共振图像去噪。为了抑制噪声，同时保留更多的真实细节，该方法学习 3D 成对算子，利用 3D MRI 图像的自相似性和空间信息。MNL t-SVD 和相关方法的比较实验表明了其有效性和适应性。

## 3.2　基于深度学习的医学影像去噪

　　本节通过梯度正则卷积神经网络、3D 卷积编码-解码网络、自动编码机、生成式对抗网络等四种不同类型的深度网络模型完成对低剂量 CT 影像、兆伏级 CT 影像、千伏级 CT 影像的去噪。

## 3.2.1　梯度正则卷积神经网络的低剂量 CT 影像去噪

### 1. 研究背景

针对医学影像恢复的特殊要求，本小节介绍了一种梯度正则化方法，用于在恢复的过程中保留图像的细节。研究人员借鉴自然图像恢复的经验，结合最新的深度学习模型，提出了用于 LDCT 图像增强的梯度正则卷积神经网络，通过同时考虑图像重建过程中的灰度信息和梯度信息，能够在恢复的同时较好地保持图像的细节信息。该方法出自缑水平在 2019 年发表在 *Physics in Medicine and Biology* 上的论文"Gradient Regularized Convolutional Neural Networks for Low-dose CT Image Denoising"[4]。

虽然深度学习方法已经在自然图像恢复任务中取得了不错的成效，但受限于回归范式，这些方法都存在一个显著的缺陷，就是容易过平滑图像的边缘，造成恢复的图像细节丢失严重。这个缺陷在医学影像去噪任务中是不能接受的，因为医学影像中的纹理和细节对医生进行肿瘤和损块的定位和判别至关重要。由于自然图像去噪任务更关注图像整体去噪效果，对细节兴趣不大，所以造成这一问题，也进一步限制了这些已有的恢复方法在医学影像上的推广。

### 2. 算法简介

为了克服深度学习在图像恢复上的这一缺陷，并将其推广到医学影像增强领域，本小节介绍梯度正则化的方法。

1）图像细节丢失原因

研究人员提出在使用深度学习进行图像恢复时，同时考虑恢复图像的整体灰度损失和局部细节损失，然后优化模型，得到的恢复结果将会大大改善，也会更好地保留图像的细节。

2）图像局部细节的度量

图像细节主要体现在如下几个方面：边缘、纹理和形状等，并且这些细节表现形式可以用一系列图像局部描述子来表示。如果能在增强的同时，将这些细节描述特征也恢复出来，那么增强后的图像细节也将会保持完好。通过比较这些图像细节描述子与深度神经网络结合的可行性，研究人员最终选择了梯度作为图像细节的度量。

3）梯度算子

受到边缘检测问题的启发，研究人员找到了一条切实可行的方案，即利用边缘检测算子作为梯度算子，因为图像边缘其实就是图像的一阶或二阶梯度。

常见的边缘检测算子有 Roberts 算子、Prewitt 算子、Sobel 算子和 Laplace 算子等。使用梯度算子卷积图像，便可获得对应的梯度图，类似于卷积神经网络中的卷积操作。经过比较，最后选择了抗噪能力强且边缘定位精度高的 Sobel 算子作为梯度算子，后续实验也验证了这一做法的有效性。

4）梯度正则化图像恢复范式

为了在恢复的过程中同时考虑恢复图像的整体灰度损失和局部细节损失，研究人员提出了用于保持图像细节的梯度正则化增强方法，其损失函数可以表示为

$$\underset{f}{\mathrm{argmin}} \ \frac{1}{2} \parallel f(X)-Y \parallel^2 + \frac{\lambda}{2} \parallel g \otimes f(X)-g \otimes Y \parallel^2 \qquad (3-33)$$

其中，$g$ 为梯度算子，$\otimes$ 表示卷积操作，$\lambda$ 为平衡因子。初看公式，可能会觉得需要两次卷积操作才能得到梯度损失。其实，由于卷积运算是一个线性运算，上述公式可以进一步化简为

$$\underset{f}{\mathrm{argmin}} \ \frac{1}{2} \parallel f(X)-Y \parallel^2 + \frac{\lambda}{2} \parallel g \otimes (f(X)-Y) \parallel^2 \qquad (3-34)$$

像灰度损失一样，梯度损失可以通过直接卷积恢复图像和高质量图像之间的灰度误差得到，进一步简化了梯度损失的计算，提高了去噪的时效性。

5）梯度正则化全卷积神经网络

研究人员提出适用于 LDCT 图像增强的深度学习模型——梯度正则卷积神经网络（Gradient Regularized Convolutional Neural Network，GRCNN），相关网络结构细节可在 github 网站检索下载。参考去噪卷积神经网络（Denoising Convolution Neural Network，DnCNN）的网络设计经验，整个网络由三种模块搭建而成，如图 3.9 所示。

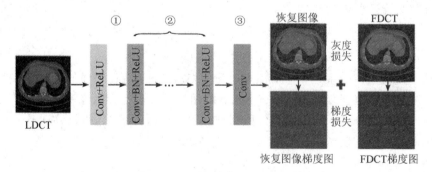

图 3.9　梯度正则化卷积神经网络结构图

首先，图中①是网络的输入，包含一个卷积层（Convolution，Conv）和一个

修正线性单元 ReLU。后面是一系列中间层绿色模块，每个模块按连接顺序依次包含一个卷积层、一个批规范化层(Batch Normalization，BN)和一个 ReLU 层，它们构成整个去噪网络的核心。网络最后的输出层如图中③所示，仅包含一个卷积层。其中，ReLU 层激活函数形式如下：

$$y = \begin{cases} x & x > 0 \\ 0 & x \leqslant 0 \end{cases} \tag{3-35}$$

式中，$x$ 表示输入，$y$ 表示输出。

网络的整体损失包含灰度损失和梯度损失两部分，分别对应于恢复过程中图像的全局信息和局部细节的度量。具体到每一个卷积层的设置，每一个卷积层的卷积核大小均为 3×3，除最后一个卷积层仅含 1 个卷积核外，其余的卷积层均含有 64 个卷积核。在进行卷积时，输入图像或特征图都进行了填充操作，在图像四周用数字 0 填充一圈，以保持图像在卷积前后大小保持不变，同时也克服了边缘效应。和用于图像分类和识别的深度网络不同，GRCNN 是一个全卷积网络结构，抛弃了池化层，因为池化操作会损害图像的细节。因此，其对输入图像的大小是没有限制的，输入图像是多大，输出图像也是同样的尺寸。除此之外，GRCNN 还采用 End-to-End 设计思路，无需其他额外的操作，网络输出即是增强后图像。

**3. 结果分析与总结**

1）对比方法

为了进一步客观地验证 GRCNN 模型的增强性能，将 GRCNN 模型和三个目前较先进的图像恢复模型进行了对比。第一个是传统的图像域的去噪算法 BM3D，其已经在 LDCT 图像去噪上进行了成功的实践。第二个是在自然图像恢复任务上取得了不错成效的深度学习模型 DnCNN，其和 GRCNN 模型具有相同的网络结构，但是没有加入梯度正则化，相关网络实现细节可在 github 网站检索下载。最后一个是最近刚刚发表的用于 LDCT 图像增强任务的深度学习模型 RED-CNN，和梯度正则方法不同，其通过在高层特征和低层特征之间添加快捷连接的方式来保持图像的细节，因为低级的图像特征对于图像恢复是有帮助的，相关网络实现细节可在 github 网站检索下载。这些比较方法的参数都按原论文中的建议设置，并在 LDCT 图像数据集上进行训练和优化。

2）评价指标与实验结果

本方法使用 PSNR 和 SSIM 指标来量化模型的去噪效果。研究人员计算了在测试数据集上的评价指标，如表 3.3 所示。从结果来看，GRCNN 方法在多张测试图像上取得了比其他方法更高的得分。从平均结果来看，GRCNN 的

PSNR 分别比 BM3D、DnCNN 和 RED-CNN 高出 0.62、1.01 和 0.58，其 SSIM 也分别比另外三个高出 0.0085、0.0149 和 0.0034。尽管 DnCNN 和 GRCNN 模型拥有相同的网络结构，但没有了梯度正则化，其恢复表现最差，这也验证了研究人员之前的想法，即用于自然图像恢复的深度学习模型不完全适用于医学图像去噪任务。而且，这些评价指标也进一步验证了梯度正则化方法在医学影像增强任务上的有效性。

表 3.3    各方法 LDCT 图像增强结果评价指标

| # case | LDCT | | BM3D | | DnCNN | | RED-CNN | | GRCNN | |
|---|---|---|---|---|---|---|---|---|---|---|
| | PSNR | SSIM | PSNR | SSIM | PSNR | SSIM | PSNR | SSIM | PSNR | SSIM |
| 1 | 35.53 | 0.8665 | 38.08 | 0.9328 | 38.56 | 0.9324 | 38.75 | 0.9386 | **39.64** | **0.9442** |
| 2 | 35.92 | 0.8749 | 38.00 | 0.9341 | 38.52 | 0.9346 | 38.66 | 0.9433 | **39.76** | **0.9470** |
| 3 | 33.71 | 0.8708 | **34.86** | 0.9255 | 34.34 | 0.914 | 34.69 | 0.926 | **34.82** | **0.9310** |
| 4 | 30.15 | 0.7167 | 32.85 | 0.8726 | 33.09 | 0.8507 | 32.95 | 0.8682 | **33.36** | **0.8701** |
| 5 | 37.23 | 0.8924 | **40.06** | 0.9475 | 37.57 | 0.9455 | 38.94 | 0.9522 | 38.96 | 0.9566 |
| 6 | 34.16 | 0.8128 | 37.85 | 0.9109 | 37.34 | 0.905 | 37.76 | 0.9154 | **38.5** | **0.9185** |
| 7 | 32.07 | 0.73 | **36.91** | 0.8726 | 35.66 | 0.8628 | 36.2 | 0.8745 | 36.57 | 0.8758 |
| 8 | 34.56 | 0.818 | 38.66 | 0.9195 | 37.54 | 0.9124 | 38.09 | 0.9229 | **38.89** | **0.9264** |
| 9 | 37.43 | 0.8926 | 39.62 | 0.9383 | 39.1 | 0.9372 | 39.95 | 0.9539 | **41.16** | **0.9574** |
| 10 | 31.61 | 0.7878 | 33.83 | 0.8888 | 35.04 | 0.8847 | 35.06_ | 0.899 | **35.22** | **0.9006** |
| 均值 | 34.24 | 0.8263 | 37.07 | 0.9143 | 36.68 | 0.9079 | 37.11 | 0.9194 | **37.69** | **0.9228** |

通过对视觉效果和评价指标进行比较，可以得出结论：GRCNN 模型对 LDCT 图像的增强性能要优于这些目前最先进的方法，梯度正则化方法在图像恢复过程中可以有效地保留图像细节。

## 3.2.2    基于生成式对抗网络重建损失约束的千伏级 CT 影像去噪

### 1. 研究背景

千伏级 CT(KVCT)和 MVCT 是 X 射线 CT 中常见的两种形式。相比于 KVCT，MVCT 设备成像管电压较高，可发现组织器官中的癌变区域，广泛用于肿瘤和癌症的术前放射治疗中。MVCT 可穿透人体器官，广泛用于癌症的放射治疗。但是 MVCT 图像中含有大量噪声，软组织对比度低，存在一定内容缺失，影响医生对病变区域和重要器官的阅片、诊断和分析，不适合跟踪治疗。传统的 MVCT 图像增强方法主要是对图像进行去噪，但去噪之后的 MVCT 图像对比度仍然比较低，内容缺失严重，仍然对诊断造成了一定的影响。

目前主流做法是治疗前使用 MVCT 成像，与放疗计划中的 KVCT 图像配准，修正病灶位置误差从而保证放疗的准确性。本小节介绍基于重建损失约束的 GAN 模型，该方法出自顾裕 2019 年发表的硕士毕业论文《腹部图像分割与增强的自步深度学习研究》[5]。结合图像风格转化和图像超分辨率思想，在图像的重构空间引入重建损失，使得增强后的 MVCT 图像在内容上可以逼近 KVCT 图像。同时使用循环一致性损失（Cycle Consistency Loss）解决了训练数据不配对的问题，并提出了梯度项约束，使得增强后 MVCT 图像在边缘轮廓上可以和原来的 MVCT 图像保持一致。在真实 MVCT 图像上的实验结果表明，本小节介绍的方法对提高 MVCT 图像对比度，去除 MVCT 图像噪声与恢复 MVCT 图像纹理细节是有效的。

**2. 算法简介**

本方法利用生成对抗方式学习低质量的兆伏 CT 和高质量的千伏 CT 之间的映射关系提高兆伏 CT 图像质量。但在非配对数据集下的图到图的转换，GAN 会将输入图像随机转换映射输出，但是输出图像仍然符合目标空间分布。为了改善这一缺点，朱俊彦等人提出 Cycle GAN，使用 Cycle Consistency Loss 解决数据非配对问题，如图 3.10 所示。

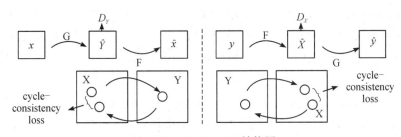

图 3.10　Cycle GAN 结构图

本方法区别于原始的 Cycle GAN，研究人员事先对 MVCT 和 KVCT 进行一个弱配对，将原始 Cycle GAN 中的生成器改成双输入模型，采用模型当前的输入进行损失计算，略去 Cycle GAN 中图片池（Image Pool）这一设计。由于 Cycle GAN 并未对图像特征空间进行约束，因此会造成生成图像边缘模糊、目标区域移位等情况，针对这两个问题，该方法提出梯度项约束提高生成图像边缘信息，重建损失约束提高生成图像的对比度，来保证生成内容的准确度。

GAN 网络的判别模型使用 Cycle GAN 部分，重建损失约束 Cycle GAN 生成器结构如图 3.11 所示。

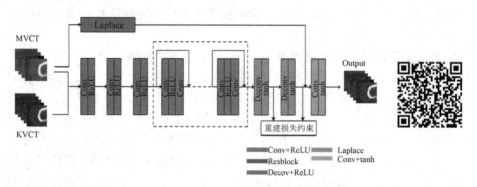

图 3.11   重建损失约束 Cycle GAN 生成器结构

在训练部分，研究人员将事先经过弱配对的 MVCT 和 KVCT 图像对输入到模型中，共同经过 7×7、3×3、3×3 这三层卷积操作后通过 6 层残差块，其中，两层 3×3 卷积操作的步长为 2；之后 MVCT 和 KVCT 图像对经过两次步长为 2 的反卷积操作，该方法分别计算每一次反卷积之后 MVCT 和 KVCT 对应特征图之间的差值，构成自重建正则项；此外，MVCT 图像经过 Laplace 算子卷积之后的特征图与两次反卷积之后的 MVCT 图像特征图进行融合，再经过一次 3×3、步长为 1 的卷积操作得到最终的输出结果。

根据已有数据集的特性，研究人员提出了重建损失，将生成网络改成双输入模型，输入图像为数据集中人为选取的最相似的 KVCT 和 MVCT 图像对，它们共享生成网络的卷积部分，在网络的两层反卷积之后，计算 KVCT 和 MVCT 图像特征图之间的差异，构建重建损失，加入模型的损失中，具体计算公式如下：

$$l_{\text{constnction}} = E_{\substack{y \sim p(y) \\ x \sim p(x)}} \left[ (\psi_1(x) - \psi_1(y)) + (\psi_2(x) - \psi_2(y)) \right] \qquad (3-36)$$

其中，$x$ 表示符合 MVCT 分布规律 $p(x)$ 的图像，$y$ 表示符合 KVCT 分布规律 $p(y)$ 的图像，$\psi_1$ 和 $\psi_2$ 分别表示图 3.11 所示的模型中第一层上采样层和第二层上采样层，$\{\psi_i(x), \psi_i(y); i=1, 2\}$ 分别表示 $x$ 和 $y$ 对应的输出特征图。

通过重建损失约束了 MVCT 图像在重构空间逼近 KVCT 图像的重构特征空间，使得生成的 MVCT 图像可以更好地逼近 KVCT，并恢复一定的纹理信息。为了避免生成图像的模糊，对重建损失进行了 1 范数的计算。

为了有效缓解使用 Cycle Consistency Loss 带来的边缘模糊，同时保证生成的图像在形状上能够与 KVCT 保持一致，算法引入了梯度作为图像细节的度量，梯度应用于图像处理神经网络中能够描述更具有物理意义的信息。研究人员选用了 Laplace 算子计算 KVCT 图像的梯度图，与 KVCT 图像经过第二次反卷积之后得到的特征图进行融合，再经过一次卷积操作得到生成图像，这样生成图像兼顾了 KVCT 图像的边缘形状信息与 MVCT 图像的纹理信息。

基于 Cycle GAN 模型损失和提出的重建损失约束以及梯度项，模型中生成网络 $G$ 的损失如下：

$$L_G = l_{\text{gan}} + l_{\text{cycle}} + l_{\text{construction}} \tag{3-37}$$

其中，$l_{\text{construction}}$ 公式如式(3-36)所示，$l_{\text{gan}}$ 和 $l_{\text{cycle}}$ 表达式如下：

$$l_{\text{gan}} = E_{x \sim p(x)} [(D\_Y(G(x,y)) - 1)^2] \tag{3-38}$$

$$l_{\text{cycle}} = E_{x \sim p(x)} [\| F(G(x,y),x) - x \|_1] +$$
$$E_{y \sim p(y)} [\| G(F(y,x),y) - y \|_1] \tag{3-39}$$

通过最小化优化目标函数(3-37)训练 MVCT 到 KVCT 图像的一个映射关系，达到 MVCT 图像增强的效果。算法使用最小二乘 GAN 中的损失表达式代替原始 GAN 网络中的对数损失，这样可以进一步提高模型的稳定性。生成网络 $F$ 的损失和 $G$ 的损失一样，不同在于输入数据对的位置进行了交换。实验中，设置这三部分损失的权重分别为 1、10 和 0.1。

判别网络 $D\_Y$ 的优化目标函数如下：

$$L_{D\_Y} = E_{x \sim p(x)} [D\_Y(G(x,y))^2] + E_{y \sim p(y)} [(D\_Y(y) - 1)^2] \tag{3-40}$$

判别网络 $D\_Y$ 用来判别图像是否是真实的 KVCT 图像，通过生成网络 $G$ 和判别网络 $D\_Y$ 不断博弈，$G$ 的生成能力不断提高，最终生成符合条件的 MVCT 图像。判别网络 $D\_X$ 的目标函数与(3-40)类似，将对应的输入和生成网络换成 $y$ 和 $F$ 即可。

### 3. 结果分析与总结

研究人员使用螺旋断层放射治疗仪 TomoTherapy 以 6 MV 的能量采集了 7 位志愿者的 MVCT 图像，图像大小为 512×512，层厚为 4 mm，其中 4 位志愿者也接受了 KVCT 的图像采集，使用 Siemens 生产的螺旋断层扫描仪以 120 kV 的能量采集了这 4 位志愿者的前列腺 KVCT 图像，图像大小为 512×512，层厚为 3 mm。研究人员将拥有 MVCT 和 KVCT 图像对的 4 个人的序列用于训练，剩下 3 个人的图像用于测试。

为了客观地验证所提出的重建损失约束 GAN 模型在对比度提升和去噪方面的性能，将结果与传统的图像域去噪算法 BM3D 和 Cycle GAN 进行比较。区别于传统的图像超分辨率和去噪。实验通过对比度噪声比(CNR)定量分析图像增强后的效果。

网络训练完成后，在测试集上验证研究人员提出的方法和对比方法在去噪和提升对比度上的性能，选取了 10 张具有代表性的图层进行了图像去噪测试。对所有实验得到的结果使用 Image J 中 Window/level 功能进行调节，具体操作过程中保持 Window 不变，调节 level 只显示某一区间的灰度值，这样可以进一步增强视觉效果，符合实际阅片需求。BM3D 在去噪的同时模糊了图像，存在一定的伪影，对比度不够强，在经过 level 调节后，可以看出 BM3D 边缘部分存在毛刺，部分伪影没法去除，局部放大可以看出边缘部分不够清晰，仍然存在部分噪声。

Cycle GAN 生成的图像在对比度视觉效果上有一定的提升，但边缘模糊，可以看到整体人体成像轮廓存在毛刺等现象，边缘细节生成不到位；经调节后，Cycle GAN 生成的图像存在一定噪点，而 GAN_RL 生成的图像噪点相对较弱，整图放大后仍然较为清晰；从局部放大图中看出，Cycle GAN 生成的内容相比 BM3D 在轮廓清晰度、图像噪声方面有了一定提升，实验结果图详见原论文。

表 3.4 为 CNR 评价指标对比。

表 3.4　CNR 评价指标对比

| 图号 | 不同算法的 CNR 评价指标 | | | |
| :---: | :---: | :---: | :---: | :---: |
| | MVCT | BM3D | Cycle GAN | GAN_RL |
| 1 | 1.4865 | 1.9188 | 1.9126 | **1.9415** |
| 2 | 1.1363 | 1.3235 | 1.5999 | **1.6817** |
| 3 | 1.0382 | 1.7756 | 1.7956 | **1.8497** |
| 4 | 1.2471 | 1.8371 | 1.8598 | **1.8601** |
| 5 | 1.119 | 1.7348 | 1.7705 | **1.8047** |
| 6 | 1.2844 | 1.9016 | 1.9109 | **1.9283** |
| 7 | 0.6357 | 1.1837 | 1.2805 | **1.3512** |
| 8 | 1.2672 | 1.6934 | **1.8759** | 1.8618 |
| 9 | 1.3687 | 1.8752 | 1.8352 | **1.9016** |
| 10 | 0.9462 | 1.4317 | 1.6154 | **1.6328** |
| 均值 | 1.0388 | 1.668 | 1.7456 | **1.7813** |

从表 3.4 中可以看出，GAN_RL 在 CNR 评价指标上高于其余两个对比模

型的指标，与 BM3D 相比，GAN_RL 指标相对较高，这说明研究人员提出的模型在去噪效果上要优于 BM3D，取得了一定的效果。与 Cycle GAN 相比，GAN_RL 的指标也有提升。虽然 GAN_RL 模型并不是专门的去噪网络，但是通过 CNR 的比较也能看出使用 GAN_RL 进行图像增强时，可以达到一定的去噪作用。Cycle GAN 通过 GAN 网络的学习能力，学习了两种模态转换之间的关系，这说明 GAN_RL 生成的模型在理论上符合 KVCT 图像的分布规律。

对比生成式对抗网络重建损失约束的方法和 Cycle GAN 与 BM3D 可以看出，生成式对抗网络重建损失约束的方法生成的图像在软组织的边上更加清晰。实验使用边缘算子对 MVCT 图像提取边缘信息加入模型的重构部分，增加了重构部分的边缘，这一高频信息与原始 MVCT 图像保持一致，增强了生成图像的边缘信息。传统的 Cycle GAN 模型构造了一个自编码器，输入和输出图像不需要经过配对就可以进行模态转化，在 GAN_RL 中，采用了弱配对操作，减少了低质量图像和高质量图像在重构空间的差距。为了验证弱配对在实验过程中的重要性，研究人员保持模型的结构不变，分别采用弱配对以及非配对策略进行模型学习。

为了客观地进行图像质量评价，计算了使用和不使用弱配对结果的 CNR，如表 3.5 所示，不使用弱配对策略的 CNR 指标比使用弱配对下降了，但是仍然高于 BM3D 和 Cycle GAN。

表 3.5 使用和不使用弱配对结果影响表

| 配对情况 | CNR |
| --- | --- |
| 不使用弱配对 | 1.626 |
| 使用弱配对 | 1.7813 |

### 3.2.3 基于降噪自动编码器的兆伏级 CT 影像去噪

#### 1. 研究背景

自编码器(AE)是一种无监督的深度学习框架，最早由 Hinton 于 1988 年提出，计算流图包含两个步骤：编码和解码。自编码器除了原始架构外，还有其他改进的版本，如降噪自编码器(Denoising Auto Encoder，DAE)，由 Vincent 于 2008 年提出，旨在提高自编码器提取的特征的鲁棒性。Vincent 将其应用到了图像分类任务上，验证了这一方法的有效性。

借鉴已有的兆伏级 CT(MVCT)图像去噪方法，将原本无监督的去噪任务转化为半监督的方式，降低了去噪难度。并结合最新的深度学习算法，使用

DAE 对 MVCT 图像噪声进行准确建模，取得了不错的去噪效果。然而现实状况下有对应高质量 CT 图像的情形非常少，实验所使用的 CT 图像往往是治疗过程中采集的，质量通常不高，使得 CT 图像去噪通常是一个无监督的盲去噪问题，大大增加了去噪任务的难度。针对这个问题，研究人员提出了一种基于降噪自编码器的 MVCT 图像去噪方法，该方法出自 2018 年西安电子科技大学刘伟的硕士毕业论文《低质医学影像解译的启发式深度学习方法》[6]。

**2. 算法简介**

在本小节的介绍中，研究人员选择了深度学习中的 DAE 作为去噪模型，相关网络结构细节可在 github 网站检索下载。因为 DAE 的基本思想和去噪任务非常契合，要求含噪输入数据的输出结果要尽可能地接近原始无噪的数据。稍有不同的是，原始的降噪自编码器是一个无监督学习模型，而研究人员提出的 MVCT 图像去噪是一个半监督的学习任务。因此，对原始的降噪自编码器进行了修改，如图 3.12 所示。同时，区别于前文介绍的原始 DAE，研究人员假设输入数据全都是含有随机噪声的，而不是随机地将部分数据置零。

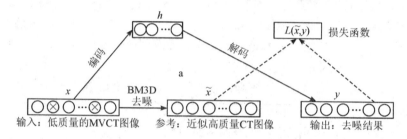

图 3.12　修改后的半监督式 DAE 结构图

图 3.12 中，$x \in R^{n \times 1}$ 表示网络的输入数据（$n$ 表示输入层网络节点数目），即低质量的 MVCT 图像，$\tilde{x} \in R^{n \times 1}$ 表示经过 BM3D 方法去噪后得到的与输入数据相对应的近似高质量 CT 图像。AE 首先在编码步骤，通过特定的映射函数对输入数据编码，得到隐层特征 $h \in R^{m \times 1}$（$m$ 表示隐层网络节点数目），如下：

$$h = f_{w,b}(x) = f(W * x + b) \tag{3-41}$$

其中，$W \in R^{m \times n}$，$b \in R^{m \times 1}$ 表示输入层和隐层之间的连接权值和偏置，$f(\cdot)$ 表示对应的编码函数（也称激活函数），实验中选取的是 Sigmoid 函数，其形式如下：

$$f(x) = \frac{1}{1 + e^{-x}} \tag{3-42}$$

其中，e 表示自然常数。然后在解码步骤，对隐层特征 $h$ 进行解码，重建 CT 图像，得到输出的去噪结果 $y \in R^{n \times 1}$，如下：

$$y = g_{w,b}(x) = g(W' * h + b') \tag{3-43}$$

其中，$W' \in R^{n \times m}$，$b' \in R^{n \times 1}$ 表示隐层和输出层之间的连接权值和偏置，$g$ 表示对应的解码函数。此时，便可计算网络的损失函数 $L(\widetilde{x}, y)$：

$$L(\widetilde{x}, y) = \frac{1}{n} \sum_{i=1}^{n} \frac{1}{2} (\widetilde{x}_i - y_i)^2 \tag{3-44}$$

即计算去噪结果和对应参考高质量 CT 图像的均方误差，要求重建的 CT 图像尽可能地接近参考高质量图像，学习出低质量 MVCT 图像的噪声分布。因此，整个去噪模型可以表示为如下的优化函数形式：

$$(W^*, b^*, W'^*, b'^*) = \underset{W, b, W', b'}{\mathrm{argmin}} L(\widetilde{x}, y) \tag{3-45}$$

一般使用反向传播算法（Back Propagation，BP）来训练网络，优化 $L(\widetilde{x}, y)$，得到网络的最优参数 $W^*$、$b^*$、$W'^*$ 和 $b'^*$。

除此之外，在损失函数中加入了稀疏约束，以期望 DAE 能学到更为本质的数据内在结构，以助于图像恢复和重建。同时，也加入了 L2 正则项，以避免网络训练过拟合。因此得到的整体损失函数如下所示：

$$
\begin{aligned}
J(\theta) &= L(\widetilde{x}, y) + \beta \times KL(\rho \| \widehat{\rho}) + \frac{\lambda}{2} \times \| W \|_2^2 \\
&= \frac{1}{n} \sum_{i=1}^{n} \frac{1}{2} (\widetilde{x}_i - y_i)^2 + \beta \times \sum_{j=1}^{m} KL(\rho \| \widehat{\rho}_j) + \\
&\quad \frac{\lambda}{2} \times \left( \sum_{i=1}^{m} \sum_{j=1}^{m} W_{i,j}^2 + \sum_{i=1}^{n} \sum_{j=1}^{m} W_{i,j}'^2 \right)
\end{aligned} \tag{3-46}
$$

其中，$\| \cdot \|_2$ 表示 L2 范数，$KL(\cdot \| \cdot)$ 表示离散熵（Kullback-Leibler Divergence），用来衡量两个变量分布的差异。稀疏参数 $\rho$ 是人为设定的一个超参数，表示自编码器隐层单元的激活度的期望，$\widehat{\rho}$ 表示自编码器隐层单元的实际平均激活度，两者之间的离散熵表示了 DAE 模型的稀疏性，其计算公式如下：

$$KL(\rho \| \widehat{\rho}_j) = \rho \ln \frac{\rho}{\widehat{\rho}_j} + (1-\rho) \ln \frac{1-\rho}{1-\widehat{\rho}_j} \tag{3-47}$$

$$\widehat{\rho}_j = \frac{1}{n} \sum_{i=1}^{n} h_j(x_i) \tag{3-48}$$

其中，$\beta$ 和 $\lambda$ 是平衡因子，用来平衡不同损失项之间的重要性。

结合启发式信息和半监督式 DAE 模型，研究人员提出了全局去噪和局部增强的协同去噪框架，如图 3.13 所示。分别训练了全局去噪和局部去噪两个模型，最后将两者的去噪结果加权融合，以提升整体去噪性能。同时，为提高 CT 图像的对比度，提升可视效果，在融合结果的基础上加入了图像增强处理。

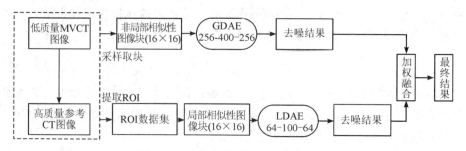

图 3.13　MVCT 图像协同去噪框架图

1) 全局降噪自编码器

全局降噪自编码器(Global Denoising Auto Encoder，GDAE)输入图像块大小为 16×16，矢量化后大小为 256，隐层包含 400 个神经元，网络模型表示为"256-400-256"。训练数据是对所有可用的 MVCT 图像进行随机采样，除了图像周围没有意义的黑边，基本上图像的任意位置均有采集，一共采集了20 000 个图像块，图像块可以看作 CT 图像序列的全局信息。除此之外，相比于 NLM 方法，该方法并不需要对这些采集的图像块计算相似性然后分组，这是因为神经网络具有自组织能力，能在训练过程中自动地将相似性的图像块联系起来，操作更加容易和快速。

2) 局部降噪自编码器

为了解决 GDAE 的过平滑劣势，引入了局部降噪自编码器(Local Denoising Auto Encoder，LDAE)作为补充。模型基本上和 GDAE 类似，借鉴启发式信息，使用了更小尺寸的图像块(8×8)，虽然牺牲了一点去噪效果，但更好地保留了细节信息。隐层包含 100 个神经元，整个网络模型表示为"64-100-64"。而且，图像引导治疗往往更关注 CT 图像中的感兴趣区域(Region of Interest，ROI)，如软组织和器官，在 CT 图像去噪过程中更应该注重 ROI 的细节保持。因此，相对于 GDAE 使用整个 MVCT 图像序列的全局信息，LDAE 的训练数据是从 MVCT 图像中截取出来的感兴趣区域。

3) 加权融合

GDAE 具有较好的去噪效果，但却平滑了细节；LDAE 去噪效果稍差，但细节保留度更高。自然地，将两者进行优势互补，可以得到更好的去噪性能，既实现去噪，也保留住细节。出于对去噪效率的考虑，研究人员使用了最简单的线性加权方法对两者的去噪结果进行融合：

$$R_{\text{Fusion}} = \alpha \times R_{\text{GDAE}} + (1-\alpha) \times R_{\text{LDAE}} \tag{3-49}$$

式中，$\alpha \in [0,1]$ 为权重因子，$R_{\text{GDAE}}$ 表示全局降噪自编码器的去噪结果，$R_{\text{LDAE}}$ 表示局部降噪自编码器的去噪结果，$R_{\text{Fusion}}$ 表示两者融合后的结果。

4）图像增强

Lore 等人在做图像增强的时候发现降噪自编码器会有提升图像整体亮度的作用，导致图像对比度下降，研究人员在实验中也发现了这一情况。为了解决这一问题，在图像融合之后加入了增强后处理，非线性地调节图像的灰度，以增强其对比度，提升可视效果。使用了 Matlab 图像处理工具箱中的 Imadjust 函数来调节融合后的 CT 图像的对比度，其控制参数 Gamma 设定为 1.25。

**3. 结果分析与总结**

研究人员使用 TomoTherapy 以 3.5 MV 的电压采集了 4 位前列腺患者的 MVCT 图像序列，一共 172 张，图像大小为 512×512，扫描层厚为 3～4 mm。实验结果如图 3.14 所示，展示了 1 位前列腺患者 MVCT 图像的去噪结果，包括整图和框选区域放大图。图 3.14(a) 第一行中，图①为原始的低质量 MVCT 图像，图②为 BM3D 去噪得到的参考高质量 CT 图像，图③为基于自编码器模型的去噪结果。第二行为基于自编码器模型的中间结果，图④为 GDAE 的去噪结果，图⑤为 LDAE 的去噪结果，图⑥为两者融合后的结果。从中间结果图可以看出，GDAE 的去噪效果更平滑，而 LDAE 的细节更丰富，两者融合后在去噪效果和细节保留度上做到了很好的平衡，这个结果也验证了研究人员此前的猜想。同时，也可以看出融合后的去噪结果图⑥亮度偏高，整体泛白。经过增强处理后，得到的最终去噪结果③具有更高的对比度，可视效果更好。

为了验证模型的去噪性能，将最终的去噪结果和 BM3D 方法的去噪结果，即近似的参考高质量图像进行了对比。从整图来看，BM3D 的去噪结果含有大量的伪影；从放大图来看，BM3D 的去噪结果还有一些噪声。而研究人员提出的模型的去噪结果不仅没有伪影，而且去噪更彻底。尤其是患者的 MVCT 图像，研究人员提出的模型的去噪结果可以清晰地看出其中的软组织，而 BM3D 的去噪结果仍含有部分噪声。除此以外，基于自编码器的模型在去噪结果对比度上也好于 BM3D 方法，可视性更佳。简言之，从视觉效果上看，基于自编码器的模型要明显好于 BM3D 方法。

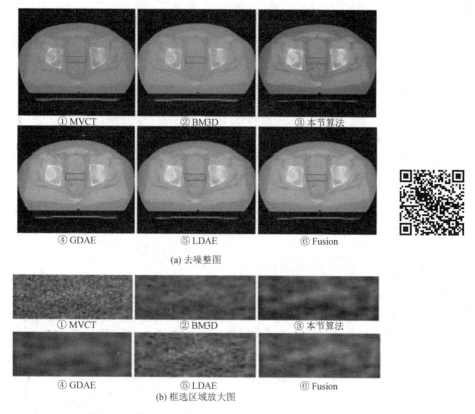

(a) 去噪整图

① MVCT ② BM3D ③ 本节算法

④ GDAE ⑤ LDAE ⑥ Fusion

(b) 框选区域放大图

图 3.14 第 1 个患者 MVCT 图像去噪结果

除了从视觉效果上评价模型的去噪性能，还可以使用评价指标对去噪结果进行量化。由于缺乏真实的无噪或高质量的 MVCT 图像作为参考，故引入了无参照的对比度噪声比(CNR)作为评价指标，指标计算结果如表 3.6 所示。

表 3.6 去噪结果 CNR 评价指标

| #case | 不同方法去噪结果的 CNR 评价指标 | | | | | |
|---|---|---|---|---|---|---|
| | MVCr | GDAE | LDAE | Fusion | 本节算法 | BM3D |
| 1 | 0.657 | 2.2431 | 1.6904 | 2.1441 | **2.149** | 1.6427 |
| 2 | 0.9674 | 5.4965 | 3.2999 | 4.9568 | **4.9531** | 2.5014 |
| 3 | 0.8735 | 3.1031 | 2.3838 | 2.962 | **2.9562** | 2.0284 |
| 4 | 0.6215 | 3.1099 | 2.0189 | 2.841 | **2.8447** | 1.3737 |
| 均值 | 0.7799 | 3.4882 | 2.3483 | 3.226 | **3.2258** | 1.8866 |

从表 3.6 中可以看出,研究人员提出的模型在 CNR 评价指标上,也明显高于 BM3D。从均值上看,BM3D 的结果为 1.8866,而本小节介绍的模型为 3.2258,提高了 1.3392。对于每位前列腺患者的 MVCT 图像去噪结果,本小节介绍的模型的 CNR 指标分别提高了 0.5063、2.4517、0.9278 和 1.4710,进一步验证了该模型对 MVCT 图像去噪的有效性。

通过视觉比较和指标评价,可以发现研究人员提出的模型去噪性能要明显优于 BM3D 方法,这也验证了该模型在 MVCT 图像去噪上的有效性。虽然在训练过程中使用了 BM3D 方法的结果作为参考,但最后的去噪效果仍然要优于 BM3D。

本小节利用了前人在 MVCT 图像去噪上的启发式信息,选择 BM3D 方法作为辅助手段,以得到对应的近似高质量参考图像。实际上,其他在 MVCT 图像去噪上的方法也是可以的。通过辅助手段将 MVCT 图像的盲去噪任务转化为一个半监督学习任务,这种思想也可以推广到其他较为困难的医学图像增强任务上。研究人员尝试过将训练得到的模型迁移到低剂量 KVCT 去噪任务上,也取得了不错的成效。

### 3.2.4　3D 卷积编码–解码网络的低剂量 CT 影像去噪

#### 1. 研究背景

低剂量计算机断层扫描(LDCT)已经引起了医学成像领域的广泛关注。近年来,基于深度学习的算法在 LDCT 去噪方面取得了很好的效果,尤其是卷积神经网络和生成对抗网络。本小节介绍了一种基于传输路径的卷积编码器–解码器(Convolutional Encoder-decoder,CPCE)网络,在用于 LDCT 去噪的 GAN 框架内具有二维和三维配置。该方法出自单洪明 2018 年发表在 *IEEE TRANSACTIONS ON MEDICAL IMAGING* 上的论文 "3-D Convolutional Encoder-Decoder Network for Low-Dose CT via Transfer Learning From a 2-D Trained Network"[7]。

在实践中,放射科医生可以通过循环相邻切片来更准确、更可靠地提取病理信息。本小节介绍的算法在生成对抗网络框架中引入一种新的基于 3D 传输路径的卷积编解码(CPCE)网络,相关网络实现细节可在 github 网站检索下载。这种架构充分利用来自相邻切片的三维空间信息。更具体地说,首先引入一个 2D CPCE 作为去噪模型,在具有对抗性和感知损失的 GAN 框架下训练该模型,然后将训练好的 2D 去噪模型直接扩展到 3D。

### 2. 算法简介

图 3.15 展示了 LDCT 网络架构，被称为基于传送路径的卷积编码器–解码器（CPCE）网络。CPCE 有 4 个卷积层，包含所有 32 个滤波器，4 个去卷积层同样包含所有 32 个滤波器，除了最后一层只有一个滤波器。滤波器步长为 1 的 3×3 滤波器用于所有卷积和去卷积层。最初在 U-Net 中引入用于生物医学影像分割的传送路径，连接来自传送路径两侧的特征图，复制早期特征图，并将它们重新用作特征图大小相同的较后层输入。反过来又保留了高分辨率特征的细节。值得注意的是，密集卷积网络（DenseNet）以块方式接收所有前面层特征图，在 ImageNet 上实现了最先进分类性能。在研究中，去噪 CPCE 网络有三条传输路径，复制早期卷积层输出，并将其重新用作特征图大小相同的后期去卷积层输入。为降低计算成本，在每条传送路径之后使用一个带有 1×1 滤波器的卷积层，将特征映射数量从 64 个减少到 32 个。每个卷积或去卷积层后是一个整流线性单元（ReLU）。该模型中感受野大小为 17×17。

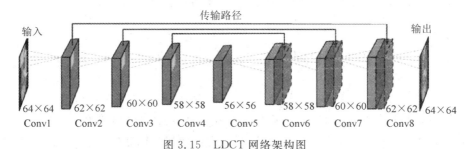

图 3.15 LDCT 网络架构图

由于输入切片与其相邻切片之间的空间相关性很强，研究人员将 2D 去噪网络的单个 2D 切片输入扩展到包括其相邻切片。这里以它相邻的两个切片为例，即包括上和下 LDCT 图像切片。随着三个 LDCT 切片的扩展输入连在一起，原来的 2D 卷积滤波器应该扩展到三维卷积滤波器。受前人工作的启发，在 WGAN 框架中优化了去噪网络，具有如下两个损失函数。

（1）对抗性损失：对抗性损失促使发生器网络产生与 NDCT 图像无法区分的样本，发生器的损失函数如下：

$$\min_{\theta_G} L_a = E_{I_{LD}}\left[D(G(I_{LD}))\right] \tag{3-50}$$

所提出的去噪网络是 GAN 框架中的生成器 $G$。使用的鉴别器 $D$ 有 6 个卷积层，具有 64、64、128、128、256 和 256 个滤波器，后面是 2 个大小为 1024 和 1 的全连接层。每层后面都有一个泄漏的 ReLU，当设备饱和且不活动时，ReLU 的负斜率为 0.2。3×3 滤波器用于所有卷积层。奇数卷积层使用单位滤波器步长，偶数层使用双倍步长。

（2）感知损失：感知相似性度量，通过微分函数 $\varphi$ 计算高水平特征空间中而不是像素空间中的 $G(I_{LD})$ 和 $I_{LD}$ 之间的距离。这种评估允许去噪模型产生去噪图像，该去噪图像可能与像素精度的 NDCT 图像不匹配，但是驱动网络产生具有视觉上期望的特征表示的图像，以最大程度地帮助放射学家。这里选择预先训练的 VGG19 网络作为特征图 $\varphi$。在实验中，特征映射 $\varphi$ 取 VGG 网络中的第 16 个卷积层。感知损失被定义为

$$\min_{\theta_G} L_p = E(I_{LD}, I_{ND}) \| \varphi(G(I_{LD})) - \varphi(I_{LD}) \|_2^2 \qquad (3-51)$$

为优化而提出的去噪网络的最终目标函数定义如下：

$$\min_{\theta_G} L = L_a + \lambda_p L_p \qquad (3-52)$$

**3. 结果分析与总结**

1）具有模拟噪声的低剂量数据集

实验数据集来自一个授权的临床低剂量 CT 数据集。该数据集包括来自 10 位匿名患者的正常剂量腹部 CT 图像和相应的模拟四分之一剂量 CT 图像。该数据集的层厚为 1.0 mm，重建间隔为 0.8 mm。

为了便于训练，从该数据集中随机选择的 5 名患者中随机选择大小为 $64 \times 64$ 的 128 K 图像块。为了验证训练模型的性能，从其余 5 名患者中随机选择 64 K 图像块。对于 CPCE-3D 去噪方法，保留相邻的低剂量图像块用于训练和测试。除此之外，首先将 CT 图像的动态范围标准化为单位区间 [0, 1]，用于神经网络的训练，然后重新调整为区间 [0, 255]，用于 VGG 网络。由于 VGG 网络使用自然图像进行训练，因此每个 CT 图像复制三次，作为 VGG 网络的 RGB 通道。

为了对去噪的全尺寸 CT 切片进行定量比较，研究人员使用测试集中的所有切片来比较去噪性能。表 3.7 给出了去噪性能的定量比较。除了目标函数中使用的峰值信噪比（Peak Signal-to-Noise Ratio，PSNR）、结构相似度（Structural Similarity，SSIM）和感知损失（Perceptual Loss，PL）外，还使用纹理匹配损失（Texture Matching Loss，TML）来度量高层特征空间中的纹理相似度。

通过迁移学习训练的 3D 网络右上角采用"＋"标记。测试集结果以平均值（STD）的形式显示。

由表 3.7 可得出结论如下：

（1）基于 MSE 的目标函数使 RED-CNN 获得最高的峰值信噪比（PSNR）。

表 3.7　不同方法对 Mayo 数据集的影响

| 度量标准 | 不同方法的去噪性能 | | | | | | | | | | | |
|---|---|---|---|---|---|---|---|---|---|---|---|---|
| | LDCT | RED-CNN | WGAN-VCG | CPCE-2D | CPCE-3D(3) | CFCE-3D(5) | CPCE-3D(7) | CPCE-3D(9) | CPCE-3D(3)+ | CPCE-3D(5)+ | CTCE-3D(7)+ | CPCE-3D(9)+ |
| PSNR | 26.073 (2.219) | **31.390** (**1.849**) | 28.876 (1.620) | 29.620 (1.857) | 29.838 (1.846) | 29.995 (1.897) | 30.008 (1.878) | 30.045 (1.888) | 30.002 (1.883) | 30.037 (1.929) | 30.136 (1.904) | — |
| SSIM | 0.834 (0.059) | **0.919** (**0.032**) | 0.896 (0.039) | 0.898 (0.039) | 0.900 (0.038) | 0.902 (0.038) | 0.903 (0.038) | 0.903 (0.038) | 0.903 (0.038) | 0.903 (0.038) | — | — |
| PL | 4.81 (1.18) | 4.31 (0.90) | 2.55 (0.74) | 2.37 (0.58) | 2.06 (0.51) | 1.99 (0.50) | 1.96 (0.50) | 1.95 (0.49) | 2.02 (0.51) | 1.90 (0.49) | — | **1.85** **0.47** |
| TML | 258.69 (133.42) | 180.51 (87.99) | 83.07 (39.04) | 82.96 (36.53) | 73.68 (34.01) | 71.61 (33.07) | 70.89 (32.50) | 70.79 (32 58) | 72.11 (33.71) | 69.10 (32.61) | — | **67.63** (**32.05**) |

然而，最高的 PSNR 值并不能保证去噪后的图像与高层特征空间中的 NDCT 图像具有最好的视觉和纹理相似性。RED-CNN 产生了过度平滑的图像和纹理信息的丢失，这是回归到平均值问题的结果。

（2）这四个指标证实 CPCE-2D 比 WGAN-VGG 具有更好的性能，体现了所提出的网络结构的优势。

（3）将 CPCE-3D 模型与 2D 模型进行比较，发现相邻切片的 3D 空间信息有助于提高 CPCE-3D 模型的去噪性能。

（4）对于 CPCE-3D 模型，对于不同的输入切片数，与从头开始训练相比，迁移学习策略具有更好的去噪性能。此外，增加输入切片的数量可以提高 CPCE-3D 网络的去噪性能。

总体而言，在比较使用的所有方法中，基于训练的 2D 模型提出的 CPCE-3D 模型在抑制图像噪声和保留细微结构方面取得了最好的性能。

2）具有真实噪声的低剂量数据集

研究人员还在一个真实的低剂量 CT 数据集——马萨诸塞州综合医院（MGH）数据集上验证了所提出的方法，该数据集包含了 40 个用典型方案采集的身体扫描。表 3.8 给出了测试集中每个全尺寸 CT 图像的所有方法之间的比较。基于这四个度量，结果证实了所提出的 CPCE 方法和上一小节中观察到的迁移学习策略的优势。这四个指标是峰值信噪比（PSNR）、结构相似性（SSIM）、感知损失（PL）和纹理匹配损失（TML）。通过迁移学习训练三维网络，测试集中所有切片结果采用"平均值±标准差"形式展示。

**表 3.8 不同方法对 MGH 数据集的影响**

| 度量标准 | 不同方法的去噪性能 | | | | | | | |
|---|---|---|---|---|---|---|---|---|
| | LDCT | RED-CNN | WGAN-VGG | CPCE-2D | CPCE-3D(3) | CPCE-3D(5) | CPCE-3D(3)$^+$ | CPCE-3D(5)$^+$ |
| PSNR | 25.354± 1.94 | **31.424± 1.82** | 28.393± 1.55 | 29.362± 1.60 | 29.588± 1.68 | 29.594± 1.66 | 29.606± 1.68 | — |
| SSIM | 0.823± 0.06 | **0.9374± 0.03** | 0.905± 0.038 | 0.9054± 0.03 | — | — | — | — |
| PL | 7.29± 1.70 | 6.22± 1.46 | 3.74± 0.75 | 3.67± 0.74 | 3.551± 0.76 | 3.48± 0.76 | — | **3.44± 0.72** |
| TML | 383.2± 160.1 | 182.60± 68.2 | 113.61± 40.5 | 111.76± 38.97 | 109.98± 38.5 | 107.52± 37.0 | — | **105.99± 36.75** |

3）Mayo 和 MGH 数据集的盲读写研究

对于每个数据集，研究人员对从测试患者中随机选择的 10 组图像切片进行盲读研究。每组包含 LDCT 图像、NDCT 图像和去噪 LDCT 图像。每组均提供 LDCT 和 NDCT 图像信息，以供放射科医师对采用不同方法去噪的图像进行分级。最终评价结果如表 3.9 所示。

**表 3.9 不同方法的主观质量得分（均值±标准差）**

| | NDCT | LDCT | RED-CNN | WGAN-VGG | CPCE-2D | CPCE-3D |
|---|---|---|---|---|---|---|
| Mayo dataset | | | | | | |
| 噪声去除 | | | **4.70±0.16** | 3.00±0.22 | 3.15±0.21 | 3.45±0.18 |
| 伪影减少 | | | 3.05±0.17 | 3.35±0.21 | 3.50±0.21 | **3.60±0.13** |
| 结构保存 | | | 2.80±0.28 | 2.95±0.20 | 3.05±0.20 | **3.45±0.12** |
| 整体质量 | 4.00±0.15 | 1.25±0.15 | 3.25±0.17 | 3.55±0.20 | 3.65±0.20 | **3.85±0.17** |
| MGH dataset | | | | | | |
| 噪声去除 | | | **4.50±0.19** | 3.45±0.17 | 3.55±0.17 | 3.75±0.18 |
| 伪影减少 | | | 2.90±0.31 | 3.05±0.16 | 3.20±0.16 | **3.30±0.16** |
| 结构保存 | | | 2.10±0.34 | 3.10±0.19 | 3.20±0.18 | **3.35±0.07** |
| 整体质量 | 4.05±0.20 | 1.40±0.17 | 2.40±0.33 | 3.55±0.20 | 3.60±0.20 | **3.70±0.13** |

表 3.9 显示，基于 MSE 的目标函数提供了最佳噪声去除效果，而在 WGAN 框架下优化的方法在伪影减少、结构保留和总体质量方面取得了更好的分数，并增加了感知损失。参考图像的标准偏差很小，这意味着两位放射科医生对图像的评估非常相似。CPCE-2D 模型得分略高于 WGAN-VGG 模型，这表明基于传输路径的编解码网络结构具有优势。CPCE-3D 模型得分也略高于 CPCE-2D，这意味着结合 3D 空间信息的优势。总之，基于 MSE 的网络在去除噪声方面很好，但代价是丢失图像细节，导致诊断时图像质量下降。更准确地说，与研究的其他方法相比，WGAN 和 3D 结构的结合提供了更好的整体图像质量。

由于最终目标函数具有额外的感知损失项，因此在高级特征空间中，生成的图像和 NDCT 图像之间的相似性得到了极大发挥。除此之外，包含对抗损失增强了去噪图像中的纹理信息。实验证实 CPCE-2D 和 3D 网络在抑制图像噪声而不损害图像纹理方面表现良好。本小节介绍的算法中迁移学习研究相对简单，但其去噪性能显著提高。

## 本 章 小 结

本章从基于稀疏表示学习和深度学习新方法两方面展开对医学影像去噪与增强的论述。稀疏表示学习方法更贴近传统的图像处理，用到了许多常见的图像滤波方法和图像的数学分解。在这部分讲解了医学影像中常用的滤波器方法，如 NLM 方法、BM3D 方法及其他常见的图像频域和时域滤波方法。其中有学者结合 BM3D 方法和显著图分析实现 MVCT 去噪并增强软组织对比度。四维非局部变换域滤波器和低秩分解则是从数学的角度对图像进行变换和分解从而达到去噪与增强的目的。深度学习新方法则是将深度学习与医学影像分析相结合，通过端到端的训练，计算机提取图像特征，实现医学影像去噪与增强。本章阐述的降噪网络有梯度正则卷积神经网络、3D 卷积编码-解码网络、基于自编码器的网络以及生成式对抗网络，这些网络被用于低剂量 CT 影像和MVCT 图像的去噪与增强。

## 本章参考文献

[1]  SHENG K, GOU S P, WU J L, et al. Denoised and texture enhanced MVCT to improve soft tissue conspicuity[J]. Medical physics, 2014, 41(10).

[2]  王越越. 基于低秩分解和字典学习的医学图像复原方法[D]. 西安：西安电子科技大学, 2014.

［3］　KONG Z M，HAN L，LIU X L，et al. A New 4-D nonlocal transform-domain filter for 3-D magnetic resonance images denoising［J］. IEEE transactions on medical imaging，2018，37(4).

［4］　GOU S P，LIU W，JIAO C Z，et al. Gradient regularized convolutional neural vetworks for low-dose CT image ehancement［J］. Physics in medicine and biology，2019，64(16).

［5］　顾裕. 腹部图像分割与增强的自步深度学习研究［D］. 西安：西安电子科技大学，2019.

［6］　刘伟. 低质医学影像解译的启发式深度学习方法［D］. 西安：西安电子科技大学，2018.

［7］　SHAN H M，ZHANG Y，YANG Q S，et al. 3D convolutional encoder-decoder network for low-dose CT via transfer learning from a 2-D trained network［J］. IEEE transactions on medical imaging，2018，37(6).

# 第4章　智能医学影像病变检测与分类

医学影像主要有 X 线、CT 和 MRI 等,传统上是医生人工操作对影像进行分析,为疾病诊断给出依据。随着计算机技术发展日渐成熟以及图像处理的发展应用,出现了计算机辅助诊断。当前,由于人工智能技术的发展,特别是深度学习的应用,人们正试图将其应用于医学影像分析,以实现智能诊断,从而提高诊断速度和诊断准确性,使患者迅速获得正确的治疗,此外还能弥补医生的不足。

检测和分类是计算机辅助诊断系统中两个重要的研究方向。检测的主要目的是识别图像中感兴趣的特定区域,并给出其周围的一个边界,例如核磁共振扫描中的脑肿瘤。定位也是用于检测任务的另一个术语。在医学影像分析中,检测通常被称为计算机辅助检测。计算机辅助检测系统的目的是检测患者早期的异常迹象。肺癌和乳腺癌的检测可以看作是计算机辅助检测的常见应用。图像分类是医学影像分析和计算机视觉等相关领域的重要问题。在医学影像学的背景下,图像分类实际上就是诊断——计算机辅助诊断。当前深度学习在这方面的应用研究正在取得新的进展,本章将结合研究实例阐述人工智能在医学影像检测和分类工作中的作用。

## 4.1　智能医学影像病变检测

医学影像病变检测与自然图像检测存在差异,自然图像检测的目标通常较为明显,且种类较多。医学影像病变检测通常针对某个特定的类别,比如结核、肿瘤等,一般是细粒度类别的组织,网络结构不深,检测的主要难点首先是数据量较小,通常需要上述提到的影像增强和去噪对影像进行预处理;其次,检测目标尺寸、形状、位置变化大;最后,在不同环境下,检测目标与环境灰度值类似，不容易区分。准确地检测病变区域在临床治疗中具有非常重要的意义，直接关系到治疗效果的好坏。本节将详细介绍五种不同类别的检测和识别方法，以供读者参考。

### 4.1.1　基于视觉注意和字典学习的胃部 CT 图像淋巴结检测

#### 1. 研究背景

近年来，随着计算机科学技术的迅速发展，计算机辅助检测在医学影像领域的应用已经成为一种趋势。对于人体胃部 CT 图像而言，胃附近的淋巴结肿大和转移情况是医生进行癌症诊断的重要依据。由于淋巴结在 CT 图像中属于弱小目标且非常容易和血管以及周围的脂肪组织混淆，本小节提出一种基于胃部 CT 序列图像的有监督的淋巴结检测算法。该算法出自王辰娇 2014 年发表于西安电子科技大学的硕士毕业论文《基于稀疏表示的胃部 CT 图像淋巴结检测与识别》[1]。

#### 2. 算法简介

针对胃部 CT 图像中的弱小疑似淋巴结，在使所有可疑目标突出时共用了三次归一化算子，分别为同一尺度的特征图像分别与大小不同的高斯核卷积过的图像经中央周边差分完毕后合并、不同尺度的特征图像层间合并以及不同特征通道的显著图像层间合并。这样重复利用归一化算子可以使 CT 图像中的弱目标更加显著，与背景更好地区分开来。图 4.1 为应用视觉注意模型时的流程图。

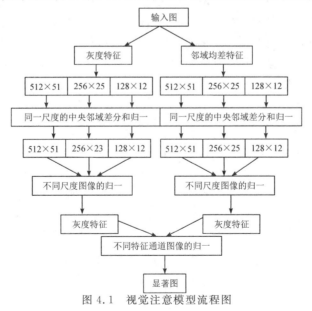

图 4.1　视觉注意模型流程图

生成最终显著图后采用显著图中灰度最大值的 1/3 作为阈值分割显著图，得到所有疑似的备选淋巴结区域。在用视觉注意算法得到所有可疑目标后，采用字典学习中 K-SVD 算法对剩下可疑目标进行分类和去假阳性率。由于视觉注意提取的所有可疑目标中包含有感兴趣区域边缘以及背景较亮部分产生的噪声与杂点，因此在字典学习之前，首先要进行冗余信息的去除，以便后期字典的标记与训练。因为在二值图中，淋巴结区域与噪声和杂点也存在一定的相似性，所以采用形态学特征中的面积、长宽比和重心位置来去除冗余信息。

训练字典之前，对去冗余后的所有可疑目标区域进行特征提取。由于淋巴结与周围组织十分相似，单用亮度或形状很难加以区分，因此我们分别基于去冗余后的二值图像和原图，从不同角度提取淋巴结疑似区域的特征，以疑似区域为单位，构成多维特征样本。

1）灰度梯度特征

首先，由二值图像得到所有疑似淋巴结的位置特性，由此位置特性返回原图，提取原图此位置上疑似淋巴结区域的 11 维灰度梯度特征。这些特征分别是：小梯度优势、大梯度优势、灰度分布的不均匀性、梯度分布的不均匀性、能量、灰度平均、梯度平均、灰度均方差、梯度均方差、相关、惯性。

2）Hu 矩

由二值图像得到所有疑似淋巴结的位置特性，由此位置特性返回原图，提取原图此位置上疑似淋巴结区域的 7 维 Hu 矩特征。矩特征目前在图像分类与识别处理的许多方面得到广泛使用，它是建立在对一个区域内部灰度分布的统计分析基础上的，是一种统计平均的描述，由 7 个不变矩从全局观点描述对象的整体特征。不仅满足不变性等特征，而且计算简单，能够准确反映目标的形状特征。

3）形态学特征

基于分割好的二值图像提取所有可疑目标的 10 维形态学特征，这些特征分别是面积、周长、圆度、区域重心距图像中心的距离、长短轴比、占空比、离心率、区域重心到区域边界点的平均距离和方差。这些形态学特征与 Hu 矩相得益彰，可以更好地描述所有可疑目标区域的形状，为字典的表示和样本的分类奠定基础。

由于可疑目标形态多样，用单独的两个字典分类效果很差，我们将所有待训练的可疑目标划分为 8 类，定义如表 4.1 所示。

**表 4.1　疑似目标分类表**

| 淋巴结 | 圆形 | 椭圆形 | 偏暗区域 | 不规则区域 |
|---|---|---|---|---|
| 非淋巴结 | 小圆亮血管 | 偏暗的不规则组织和边缘 | 偏亮的不规则组织和边缘 | 大圆亮区域 |

淋巴结类别中的圆形和椭圆形是淋巴结的标准属性，偏暗的区域是 CT 本身成像不好所导致的，不规则区域为 CT 成像的容积效应所导致的粘连或者病变恶化所导致的肆意生长；非淋巴结类别中的小圆亮血管由于和淋巴结无论在灰度和亮度上都区别较大因此单独列为一类，偏暗和偏亮区域为感兴趣区域图分割时产生的背景或边缘。

我们将这 8 类区域的训练样本手工标记，用 KSVD 算法训练 8 个字典。KSVD 算法的具体实现过程包括如下步骤：

**稀疏编码：**输入特征样本 $Y = \{y_1, y_2, \cdots, y_i\}$，初始化字典 $D = \{d_1, d_2, \cdots, d_k\}$，采用匹配追踪算法求解以下问题：

$$\begin{cases} \min \parallel Y - Dx_i \parallel^2 \\ \text{s. t. } \forall i, \parallel x_i \parallel_0 \leqslant L \end{cases} \qquad (4-1)$$

其中 $x_i$ 为对某一样本的稀疏表示系数。

**更新字典：**对字典 $D$ 中的每一个原子 $d_i$ 及其稀疏表示系数 $x_i$ 求解以下优化问题，获得误差矩阵 $E_K$：

$$\arg \min_{d_k, x_k} \parallel E_K - d_k x_k \parallel_2 \qquad (4-2)$$

其中 $E_K = x - \sum_{i \neq k} d_i \alpha_i$。通过 SVD 方法分解误差矩阵 $E_K$：

$$\text{SVD}(E_K) = U \Delta V^{\text{T}} \qquad (4-3)$$

更新 $d_i$ 为矩阵 $U$ 的第一列，$x_i$ 为矩阵 $V$ 的第一行乘以矩阵 $\Delta(1,1)$，返回继续更新字典直到满足收敛条件。训练时稀疏度 $L$ 取值为 5，迭代次数为 15 次。训练好后，这 8 个字典中的前 4 个字典代表淋巴结字典，后 4 个字典代表非淋巴结字典。

本项目用到的 8 个字典对所有待测的可疑区域样本特征向量进行重构，得到重构向量和重构误差，重构误差最小的样本所对应的字典若属于淋巴结数据集，则将其标记为目标，否则标记为非目标。

**3. 结果分析与总结**

本方法选用的胃部 CT 图像全部来自北京肿瘤医院影像数据，为测试本方法的有效性，采用两位患者共 165 幅含有淋巴结的图像，其中第一位患者 92 幅图像中共包含 157 个淋巴结，第二位患者 73 幅图像中共包含 159 个淋巴结。

在第一位患者的 92 幅图像上取 46 幅训练，46 幅测试。在视觉注意、去冗余信息后，训练集遗漏 2 个淋巴结，测试集没有遗漏。训练集 549 个可疑样本用 8 个字典重构并分类，84 个淋巴结全部检出，得到 100% 的检出率，5 个假阳性淋巴结。测试集 505 个样本，73 个淋巴结检出 57 个，灵敏度达到 78.08%，平均每幅图像中有 2.34 个假阳性淋巴结。表 4.2 是第一位患者采用字典学习检测结果。

表 4.2    第一位患者采用字典学习检测结果

|  | 使用字典前 | | 使用字典后 | |
|---|---|---|---|---|
|  | 检出率 | 假阳性率 | 检出率 | 假阳性率 |
| 训练集 | 98.74% | 10.11/pic | 98.74% | 0.11/pic |
| 测试集 | 100% | 9.39/pic | 78.08% | 2.34/pic |

在第二位患者的 73 幅图像上取 16 幅训练，57 幅测试。在视觉注意、去冗余信息后，训练集测试集均没有遗漏。训练集 206 个可疑样本用 8 个字典重构并分类，35 个淋巴结全部检出，得到 100% 的检出率，0 个假阳性淋巴结。测试集 700 个样本，124 个淋巴结检出 77 个，灵敏度达到 62.09%，平均每幅图像中有 1.22 个假阳性淋巴结。表 4.3 是第一位患者采用字典学习检测结果。

表 4.3    第二位患者采用字典学习检测结果

|  | 使用字典前 | | 使用字典后 | |
|---|---|---|---|---|
|  | 检出率 | 假阳性率 | 检出率 | 假阳性率 |
| 训练集 | 100% | 10.68/pic | 100% | 0/pic |
| 测试集 | 100% | 10.1/pic | 62.09% | 1.22/pic |

在训练字典时稀疏度取值为 $L=5$，迭代次数 15。用字典对所有待测的可疑区域样本特征向量进行重构时稀疏度取值为 $L=9$ 或 $L=10$，本方法在第一位患者的检测过程中取稀疏度为 $L=9$，第二位患者的检测过程中稀疏度取值为 $L=10$。

由表 4.2 和表 4.3 可以看出，随着人工标记训练样本的数目减少，字典信息的表达力显然不够，在测试集上的分类效果大大降低，由原来的 78.08% 降至 62.09%。因此考虑在人工标记训练样本稀少的情况下，使字典自动进行更新。更新后的字典对两位患者胃部 CT 序列的检测结果如表 4.4 和表 4.5 所示。

表 4.4    第一位患者采用字典学习自动更新的检测结果

|  | 字典更新前 | | 字典更新后 | |
|---|---|---|---|---|
|  | 检出率 | 假阳性率 | 检出率 | 假阳性率 |
| 训练集 | 98.74% | 0.11/pic | 98.74% | 0.11/pic |
| 测试集 | 78.08% | 2.34/pic | 91.78% | 1.43/pic |

表 4.5　第二位患者采用字典学习自动更新的检测结果

|  | 字典更新前 | | 字典更新后 | |
|---|---|---|---|---|
|  | 检出率 | 假阳性率 | 检出率 | 假阳性率 |
| 训练集 | 100% | 0/pic | 100% | 0.06/pic |
| 测试集 | 62.09% | 1.22/pic | 94.35% | 1.58/pic |

由表 4.4 和表 4.5 看出，字典更新对两位患者的淋巴结检测效果均有所改善，检出率得到了大幅度提高。

本小节用视觉注意和字典学习结合的方法实现了胃部 CT 图像淋巴结的检测，从所有疑似目标的提取到利用先验知识学习到的字典进行淋巴结的筛选，整个过程模仿了医生的阅片和诊断。不足之处在于显著图分割时阈值的选取，由于采用显著图最大灰度的 1/3 作为阈值分割显著图，如果图像获取时亮度过大则会使显著图中弱小的部分无法分割出来，致使目标遗漏。利用字典学习的方法虽然可以根据可疑样本的特异性分类表示圆、椭圆、亮、暗等不同类型的样本，但是需要人为标记相当一部分样本才可以达到较好的效果。而且由于疑似样本之间的相似性，在用字典进行重构时那些长相相似的样本还是无法正确区分。然而，本方法的思想可以推广至所有医学影像乃至自然图像的目标检测。这种从视觉注意出发，首先从图像全局角度检测出所有可疑目标，然后再细致地学习可疑目标先验知识的方法值得推崇与深入研究。

## 4.1.2　不确定性迁移学习的新冠病变检测

### 1. 研究背景

传统的病灶任务通常将不同的病灶区域作为一类标签处理，即在数据标注时不考虑病灶的形状、尺寸和图像特征，将所有的病灶区域划分为一类，从数据标注角度上来说能够减少标注所需的时间，但对于临床医生进行分析病灶时造成了一定的困扰。与此同时，医生在对患者进行临床诊断时会结合不同病灶区域的表现进行综合判断。由于病灶的等级标签通常和病灶的表现较为相关，不同的患者等级对应的病灶表现差异较大，因此对于有不同类别的患者的分割任务来说，针对不同的表现使用不同的模型或者有区别性地分割不同的病灶区域能够提升整体的分割效果。由于 COVID-19 患者具有不同的疾病等级，并且轻症患者的病灶占比相对小、影像表现相对较弱，因此在病灶分割任务中，通常轻症患者的病灶区域分割结果相对重症患者较差，且由于轻症患者病灶边界模糊，因此经常发生错分割的现象。将轻症患者和进展期患者以及重症患者的数据进行共同训练会导致网络对易分的数据结果较好，对进展期、重症患者测试结果好，对轻症患者测试结果差。因此为了提升病灶分割的整体性能，需要针对不同的类别数据进行一定的区分。在目前已发表的研究中，很少有将病灶的分割任务和分类任务相结合的工作。

为了提升不同分级的患者的分割结果，采用将分割任务和分类任务结合的方法，主要思路是借助于多任务学习的思想对原始的分割网络进行改造，使得网络能够将不同的学习任务进行整合。该方法出自卢云飞 2021 年发表于西安电子科技大学的硕士毕业论文《基于强化学习多尺度和多任务的病灶分割与 few-shot 自适应多器官分割研究》[2]。

**2. 算法简介**

针对 COVID-19 数据中不同类别患者的病灶区域临床表现差异大导致不同的患者病灶区域分割结果差异大的问题，本算法结合多任务学习机制对原始的病灶分割网络进行改进，提出将患者的类别信息引入分割网络中，以提升总体的网络分割性能。将分割任务和分类任务结合，借助了残差块的思想，通过将原始网络中卷积块替换为残差块，加深网络的深度，使得网络能够提取到更多与两种任务都相关的特征，同时残差思想的使用也能帮助网络充分训练不产生网络退化的现象。

图 4.2 展示了基于多任务学习类别先验的 COVID-19 病灶分割方法算法流程图。

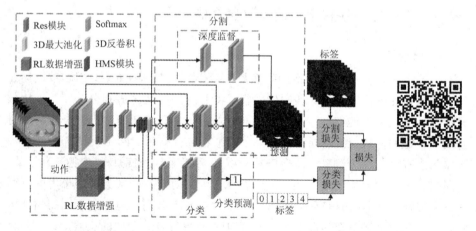

图 4.2  基于多任务学习类别先验的 COVID-19 病灶分割方法算法流程图

本章所使用的编码网络为 U-Net，所设计的多任务分割分类网络设计架构是在原始的分割网络基础上修改的，第一步是将来自卷积神经网络的编码层提取到的特征输入到下一阶段处理。通过实验发现，使用 U-Net 的最后一层下采样层输出的结果作为共享网络的输出能够取得最好的性能结果。通过对结果和网络的结构分析可知，因为 U-Net 上采样和下采样的网络结构中下采样主要用于基础特征和高级特征提取，而上采样结构主要用于任务特定的信息还原，因此若在上采样阶段中间进行特征共享会导致编码特征冗余，且任务特定的特征提取不足，而在下采样阶段中间进行特征共享则会导致基础特征提取不足。

本算法分割网络引入了多任务学习机制，在下采样最后一层引出分类和分割两个子网络分支。同时由于引入了分类网络分支，可以有效地提取病变区域的多尺度信息并提高编码器网络的判别能力。为了提高多尺度卷积（Hybrid Multi-Scale，HMS)网络的训练效率，本模型通过使用深度监督机制将更多的监督信息引入网络，以防止在反向传播过程中可能出现梯度在浅层上消失的现象。深度监督机制通过在网络的解码部分中直接添加其他监督层的信息来促进网络的训练，同时在损失函数上进行相应的补充，这些直接监督层具有与分割网络相同的预测目标，损失函数形式也一致。在网络的不同解码层中引入监督信息，可使深度网络学习多尺度病变特征，并加快对网络中 HMS 模块参数的学习。

本算法研究中结合不同的工作尝试了不同的损失函数加权方式发现，由于分割分类任务复杂度不同，以及两者的损失函数值的差异值较小，使用混合加权方法得到的分割网络结果最佳。

$$L_{seg} = \lambda_1 L_{dice} + \lambda_2 L_{wce} \qquad (4-4)$$

$$L_{class} = L_{ce} \qquad (4-5)$$

$$L_{all} = \beta_1 L_{seg} + \beta_2 L_{class} \qquad (4-6)$$

分割网络的损失函数由 dice 损失函数 $L_{dice}$ 和加权交叉熵损失函数 $L_{wce}$ 构成，其中 $\lambda_1$ 和 $\lambda_2$ 是控制两个损失的权重，由于实验中显示两个损失的值有一定差异，为了使得两个损失均衡，令 $\lambda_1$ 为 1，$\lambda_2$ 为 100。对于分割损失和分类损失，其损失值相差一个数量级，但由于分类任务相较于分割任务更为简单，因此对分割任务的损失函数进行加权，最终得到 $\beta_1$、$\beta_2$ 均为 1，能够保证两个任务均能得到充分的训练。

由于原始的数据为 3D 数据，网络训练时输入数据为 3D 块数据，而医生在对患者进行数据标注时需要观察整个患者的 3D 数据，分析病灶的类型、大小、分布等特性对数据标注，因此为了保证每个数据块能够有效地表示病灶的信息，首先将数据进行下采样，提高输入数据块的尺寸，保证每个数据块能够包含全部的病灶区域，在进行数据取块和数据块的类别确定时考虑病灶区域的信息，以保证能够最大化地还原病灶区域的类别标签。

构造训练数据集：首先对经过预处理的原始数据进行下采样，每个维度进行2倍下采样，W、H维度由原始的512×512下采样到256×256，第三维降为原来的一半；训练数据的生成是进行随机取块，取块时首先计算得到数据病灶区域的空间位置，对于包含病灶的患者数据，在能够包含病灶区域的位置进行随机取块；对于无症状的患者数据，进行整个数据空间的随机取块；将数据的类别信息和分割标签信息取出，构建一个训练样本。

多任务训练结果生成：将取块得到的数据输入编码器中，首先得到数据的特征图，将特征图分别输入分割网络和分类网络中，得到分类结果和分割结果。

训练：将训练样本的类别标签、分割标签和得到的分类结果、分割结果分别计算损失，得到损失进行加权相加，使用反向传播算法对多任务网络训练。

### 3. 结果分析与总结

本方法中首先使用COVID-19患者的数据集进行实验，COVID-19数据集来自不同医院的新冠患者的检测脱敏数据，收集于新冠疫情期间。本数据集所有患者的分级标签均是由多位临床医生结合患者的CT影像数据和患者的临床表现进行判别，再经过讨论确定最终的患者类别。由于数据来自不同的医院，受制于不同医院的治疗水平，收治的患者的病情分布不均匀，并且大部分新冠患者的CT表现较轻，数据集的117例中无症状感染数据3例，早期患者数据56例，进展期患者数据57例，重症患者数据仅1例，且在数据采集时间内无恢复期患者数据。同时由于不同医院的CT设备质量类型不一致，进行实验前首先对所有的数据进行了直方图匹配和重采样，保证所有数据的质量和分布的一致性。直方图匹配时随机选择一个体素值分布均匀、图像质量较高的数据作为模板对其他数据进行匹配。进行重采样时将所有的数据采样到同一空间分辨率$1\ mm×1\ mm×1\ mm$，使得所有数据的空间尺度信息保持一致。

由于要对数据块进行分类，因此首先对原始数据进行下采样减小病灶区域所占比例，保证输入的数据块能够包含完整的病灶区域。对于COVID-19数据集，网络的输入大小为$128×128×32$，Batch Size大小设置为2，对117个数据进行划分，77个数据作为训练集，5个数据作为验证集，35个数据作为测试集。尽管原始数据进行下采样后得到的数据尺寸和原始网络的输入大小相比相差较大，但是由于病灶区域仅占整体数据的小部分区域，因此能够保证在进行取块时数据块将包含所有的病灶区域。同样的，在对AS数据集完成预处理操作后，对AS数据集进行两倍下采样，保证取块的数据集能够完全包含病灶区域。对于该数据集，Batch Size的大小设置为4，网络的输入大小为128×

128×8，数据集划分 51 个数据作为训练数据，10 个数据作为验证数据，40 个数据作为测试数据。实验训练的代数 Epoch 设为 100，每个 Epoch 中进行 1000 次迭代。使用 Adam 优化器用于分割和分类网络反向传播过程中的参数学习。在多任务学习分割网络中，对分割网络使用 Dice 损失和加权交叉熵损失的加权相加作为损失函数，为了平衡两者数值差异权重，按照损失大小差异设置。由于网络中有两个任务分支，为了防止网络的过拟合现象，网络的总体损失函数中添加了正则化损失。初始学习率设置为 0.001。同时为了进行网络参数选择，通过在验证集上的指标变化对网络进行动态调整，即验证集 Dice 指标在 15 个 Epoch 内没有提升，则将学习率除以 10，验证集 Dice 指标在 20 个 Epoch 内没有提升，则停止训练。分类网络的损失函数选择交叉熵损失。

为了更准确地测量模型性能，对模型进行多次实验，得到如下的实验结果。由于 COVID-19 数据集中仅有 1 例重症患者数据，无恢复期患者数据，所以选择早期患者和进展期患者的实验结果进行分析。本小节提出的模型和对比实验的定量分割结果如表 4.6 所示，表 4.6 中 With Class 表示引入了类别信息的模型，从中可知，本小节提出的模型对不同类别的患者的分割 DSC（Dice 相似系数）和 SEN（敏感度）均有一定的提升，在 HD95（95％最大表面距离）和 ASD（平均表面距离）大部分距离指标上也均有一定的提升，表明预测结果和标签的空间距离的减小，证明了引入类别信息的分割网络在不同类别的分割结果上均有提升作用。

**表 4.6　不同方法在 COVID-19 数据集中的分割指标**

|  | Method | DSC | ASD | HD95 | PPV | SEN |
|---|---|---|---|---|---|---|
| All Class | LHR-Net | 0.76±0.13 | 2.01±0.96 | 7.26±5.87 | 0.82±0.09 | 0.78±0.16 |
|  | LHR-Net With Class(ours) | 0.79±0.10 | 3.28±6.67 | 10.4±17.9 | 0.78±0.12 | 0.82±0.13 |
| Class 1 | LHR-Net | 0.74±0.13 | 1.58±0.81 | 5.55±3.83 | 0.74±0.15 | 0.79±0.13 |
|  | LHR-Net With Class(ours) | 0.78±0.10 | 1.52±0.98 | 4.47±3.36 | 0.75±0.13 | 0.82±0.11 |
| Class 2 | LHR-Net | 0.79±0.13 | 5.10±8.95 | 21.5±27.8 | 0.84±0.05 | 0.77±0.18 |
|  | LHR-Net With Class(ours) | 0.80±0.08 | 5.37±9.38 | 17.4±24.4 | 0.82±0.09 | 0.82±0.15 |

综合以上分割结果分析可知，原始模型在训练过程中对严重的病灶样本产生了比较好的分割效果，而对于轻度的病灶区域分割效果较差，导致在进行模型测试时对轻症患者的病灶识别不佳。而本小节所提出的模型通过引入的类别信息，使得模型能够区分不同类别患者，强化了模型对于不同类别患者数据的学习，提升了模型对轻症患者的分割效果，同时对其他类别的患者数据有了更好的分割结果。

### 4.1.3 动态 MRI 的自动胰腺定位与追踪

#### 1. 研究背景

MRI 引导放射治疗对于 CT 对比度低的腹部靶点特别有吸引力。为了充分利用这种方式进行胰腺跟踪，需要自动分割工具。为此，提出了一种基于混合梯度、区域生长和形状约束（Hybrid Gradient，Region Growth and Shape Constraint，hGReS）的二维上腹部动态 MRI（dMRI）分割方法，该方法出自缑水平 2014 年发表在 *British Journal of Radiology* 上的论文"Feasibility of Automated Pancreas Segmentation based on Dynamic MRI"[3]。

胰腺癌患者预后较差，累计 5 年生存率为 5%。许多患者在确诊时存在不能切除的局部晚期病变。虽然单独放射治疗不太可能治愈胰腺癌，但如果剂量足够大，就有可能实现局部控制或可切除性转化，这与显著延长患者生存期有关。然而，胰腺的辐射剂量受到周围对辐射敏感的许多器官的限制。同时，该区域的运动使得肿瘤放疗的复杂性增加。目前，大于运动边界的放疗边框被用于充分覆盖肿瘤目标的运动偏移，这导致高剂量外溢到周围的关键结构。因此，局部肿瘤所需剂量的控制通常是无法实现的。

克服这一挑战并开发胰腺癌治疗的运动管理方法的一个先决条件是定量成像。定量成像已成功用于肺部肿瘤运动管理的四维 CT（4DCT），由于定量成像固有软组织对比度差，且如果使用成像对比剂，则难以同步成像的药代动力学对比和 4DCT 采集，因此在上腹部区域并不经常使用定量成像。动态磁共振成像（Dynamic MRI，dMRI）用来描述肿瘤的运动，并显示出与基于 CT 图像的互补特征。除了软组织对比度，dMRI 还可以灵活地在与运动最相关的方向上成像，并且可以在没有电离辐射的情况下长时间成像。上腹部优越的软组织对比度和非电离特性使 MR 更适合为图像引导胰腺内治疗提供连续的影像指导。

本小节采集两名健康志愿者的 2D 冠状位动态 MR 图像，帧率为 5 帧/s。感兴趣区（ROI）包括肝脏、胰腺和胃。第一帧被用作源，其中 ROI 的中心被手动注释。这些中心位置被传播到下一个 dMRI 帧。在使用形状约束进行细化之前，从这些初始种子执行四邻域转移生长。hGReS 和另外两种分别使用综合边缘检测和区域生长（Integrated Edge Detection and Region Growth，IER）和水平集（Level Set）的自动分割方法的结果与使用 Dice Index（DI）手动轮廓（Monual Contour）进行比较。

**2. 算法简介**

针对这一挑战性问题，相关研究人员提出了一种基于种子转移和器官分割的混合梯度、区域生长和形状约束的图像分割方法。

图 4.3 是基于混合梯度、区域增长和形状约束(hGReS)方法流程图。在源任务中，从源帧(第 0 帧)中提取成像先验，这是 dMRI 图像的第 1 帧，但在 MRI 引导放射治疗与先验 MRI 的情况下，可将其概括为使用同一对象的不同序列的图像以节省时间。种子被手动放置在感兴趣区域中心附近，其中包括胃、左肝叶和胰头。在目标任务中，种子位置及其 ROI 关联被转移到第 2 个 dMRI 帧。使用混合梯度、区域增长和形状约束(hGReS)执行自动分割。新的种子位置即自动轮廓的质心，被转移到下一个成像帧。重复种子传播和 ROI 分割，直到所有成像帧都被分割。

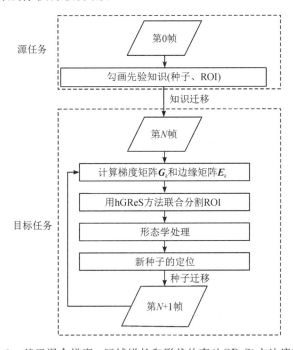

图 4.3  基于混合梯度、区域增长和形状约束(hGReS)方法流程图

人工操作员将初始种子放置在每个感兴趣区域中心附近。肝脏、胃和胰腺三个点的坐标分别用 $(p_i, q_i)$, $i=1, 2, 3$ 表示，如图 4.4 所示，初始种子位置由数字 1(左肝叶)、2(胃)和 3(胰腺)圆圈表示。数字 4 表示高度显眼的肺血管来创建呼吸运动参考。在肺部选择一个标志来建立呼吸痕迹。种子位置通过投影自动转移到目标图像，以启动自动分割。

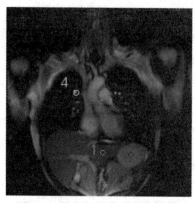

图 4.4　人工选择种子点示意图

首先对目标图像进行预处理以计算其相关的梯度和边缘矩阵。第 $k$ 个 dMRI 帧的梯度矩阵定义为

$$G_k(p,q)=\sqrt{[I(p+1,q)-I(p,q)]^2+[I(p,q+1)-I(p,q)]^2}\quad(4-7)$$

其中 $I(p,q)$ 是图像的像素 $(p,q)$ 的灰度值。

使用 Canny 算子来获得边缘矩阵 $E_k$。从源域获得三个感兴趣区的可能范围，然后构建三个模板矩阵，分别表示为 $Y_1(p_i,q_i)$、$Y_2(p_i,q_i)$ 和 $Y_3(p_i,q_i)$。将初始种子 $I(p_i,q_i)$ 投影到目标图像上，作为新种子位置的粗略估计。对于每粒种子，其 $3\times3$ 个邻域的平均值用"ave"表示。此外，它的 $5\times5$ 个邻域的变化用"var"表示。邻域的大小是在比较较小和较大图像块的性能后根据经验确定的。

ROI 协同分割包括以下三个步骤。

1）四邻域转移增长

种子池最初仅由从源帧投影的种子组成，通过添加种子 $I(p_i,q_i)$ 的四个邻域像素 $U(x_i,y_i)$ 来增长。

$$\text{if}\,|U(x_i,y_i)-\text{ave}|\leqslant\text{var}\quad(4-8)$$

种子库的平均灰度值随后通过以下方式更新：

$$\text{ave}_{\text{new}}=\frac{1}{m+s}\left[\text{ave}\times m+\sum_{i=1}^{s}I(p_i,q_i)\right]\quad(4-9)$$

其中 $m$ 是最大像素数模板矩阵 $Y_i(i=1,2,3)$，$s$ 是种子数。种子池一直增长，直到评估完模板 $Y_i$ 中的所有像素。

2）器官提取

为了在四邻域区域转移生长后正确分配剩余区域，根据三个 ROI 各自的形态和成像特征对其执行特定的分割操作。

由于肝脏边界相对尖锐，因此使用梯度矩阵条件确定点$(p_i,q_i)$是否到达肝脏种子库。梯度矩阵条件定义为

$$|\boldsymbol{G}(p_i,q_i)|\leqslant T,\ T=52 \tag{4-10}$$

3）形状约束

由于胃在 MRI 中呈椭圆形，因此对模糊区域中的所有像素施加形状约束，如果：

$$\sqrt{(p_i-p_j)^2+(q_i-q_j)^2}\leqslant r,\ r=13 \tag{4-11}$$

根据经验选择 $T$ 和 $r$。此外，胃和胰腺都使用了边缘矩阵约束，该约束：

$$\boldsymbol{E}(p_i,q_i)=0 \tag{4-12}$$

图 4.5 表示第一阶段分割结果。图（a）和（b）表示通过以上操作后的初步分割结果。图 4.5（b）表示在区域增长和梯度操作之后可能属于胃或胰腺的合并轮廓和模糊像素，但是通过应用胃形状和大小约束实质上减少了歧义性。

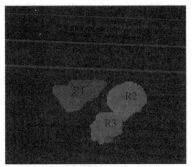

(a) 三个器官的种子转移生长结果

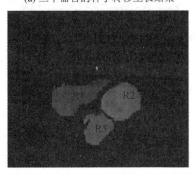

(b) 区域增长和梯度操作后预测属于各器官的结果

图 4.5　第一阶段分割结果示意图

### 3. 结果分析与总结

将研究人员的方法与两种最先进的分割方法进行比较。第一种是综合边缘检测和区域生长(IER)算法,已经证明优于其他单一方法。第二种方法是水平集,它在分割问题中得到了广泛的应用。相关算法细节可在 github 网站检索下载。

在 IER 中,使用 Canny 算了的 Otsu 方法的下限阈值和上限阈值分别为 0.03 和 0.15。在区域生长算法中,原始种子点以与 hGReS 相同的方式手动放置。当不再有灰度值在种子点的方差内的点时,生长终止。将肝脏、胰腺和胃的方差阈值分别设为 20、25 和 28。类似于 hGReS 执行从初始帧到后续时间帧的种子传输。

水平集方法首先由 Osher、Fedki 和 Sethian 开发,用于描述波的传播。该方法随后被应用于医学影像处理,并已发展成为图像分割的最重要工具之一。水平集演化是由梯度流导出的,该梯度流通过距离正则化项和驱动零水平集向所需位置运动的外部能量最小化能量泛函。简单地说,分割是基于距离正则化水平集能量函数完成:

$$\varepsilon(\emptyset) = \mu_p(\emptyset) + \lambda \mathcal{L}_g(\emptyset) + \alpha \mathcal{A}_g(\emptyset) \qquad (4-13)$$

其中,$\mathcal{R}_p(\emptyset)$ 是水平集正则项,$\mathcal{L}_g(\emptyset)$ 计算函数沿零水平轮廓线的线积分,并引入 $\mathcal{A}_g(\emptyset)$ 来加速水平集演化过程中零水平轮廓线的运动。

对分割结果进行了可视化和定量评估。为了定量分析分割性能,首先使用了 Dice 的相似性指数:

$$S = 2 \cdot \frac{|A_1 \bigcap A_2|}{|A_1| + |A_2|} \qquad (4-14)$$

其中 $A_1$ 和 $A_2$ 分别是来自自动分割和手动分割的二进制掩模。

第二个定量验证是计算 ROI 质心运动轨迹,假设 ROI 质心与呼吸运动高度相关。选择肺中明显血管作为参考。使用最大互相关法跟踪血管。

第三个量化是 ROI 之间的接近度,计算为相邻 ROI 中彼此最接近的两个彩色编码线段之间的平均间隙距离,如图 4.6 所示。两个器官彼此最接近的位置用彩色编码线段标记。间隙距离定义为具有匹配颜色的线对之间的平均距离。2 cm 长的线段由彼此最接近的 11 个像素对组成。与基于固定呼吸阶段的门控不同,间隙距离对于基于肿瘤和关键正常器官之间最大间隔的门控是有用的。

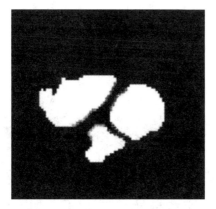

图 4.6　ROI 之间的接近度示意图

　　图 4.7 显示了选定成像帧的分割结果。尽管器官边界清晰度较低，但 hGReS 结果与目视检查结果一致。IER 对生长阈值过于敏感，并倾向于过度或过度生长。水平集在分离胃和胰腺方面效果更好，但边界精确性稍差。

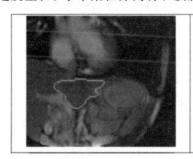
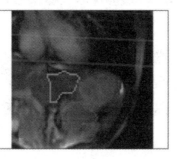

(a) 综合边缘检测和区域生长　　　　　　(b) 水平集

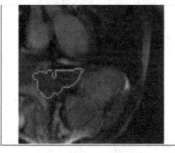
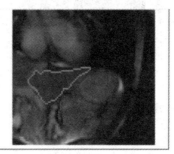

(c) 混合梯度、区域生长和形状约束　　　　(d) 手动轮廓

图 4.7　典型成像帧的自动分割结果

图 4.8 选择了五个成像帧，用二进制掩模显示器官轮廓，依次为原图、IER、水平集、hGReS 和手动轮廓绘制方法的结果。显然，IER 方法在胰腺和胃的分离上并不可靠。与前两种方法相比，水平集方法产生了更为稳健的分割效果，但由于分段不足和过度，未能始终将胃和胰腺分开。

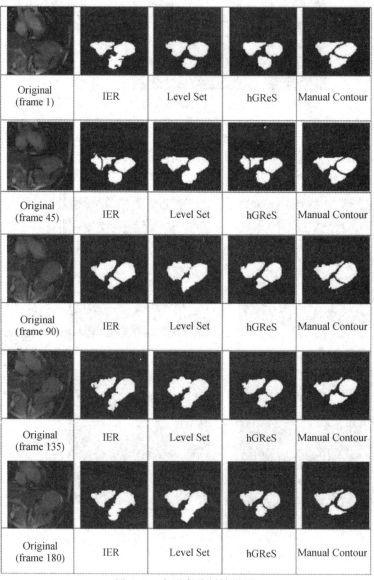

图 4.8　志愿者分割结果图

表 4.7 显示了总计算时间和用于分割每个帧的时间。边缘检测、区域生长和 hGReS 明显快于水平集方法。

**表 4.7　三种分割方法分割时间比较**

| 分割方法 | 总时间/s | 每一帧用时/s |
| --- | --- | --- |
| 集成边缘检测和区域生长 | 533.62 | 1.8 |
| 水平集 | 9944.28 | 33 |
| 混合梯度、区域生长和形状约束 | 483.36 | 1.6 |

研究人员通过施加额外的形状约束来修改 IER 方法,称之为 hGReS 的新分割方法,该方法优于 IER 和最先进的水平集方法。与其他两种方法相比,hGReS 对器官间的间隙距离特别敏感。新方法计算效率高,适用于在线图像分割。这项研究显示了分割完整胰腺的可行性,对术前患者具有潜在的适用性。研究人员展示了用基于 dMRI 的 hGReS 方法分割两名健康志愿者胰腺和周围正常器官的可行性。与边缘检测和区域生长相比,该方法具有更高的分割精度,并且比水平集分割具有更高的鲁棒性和计算效率。

## 4.1.4　三维千伏级 CT 影像前列腺病变区域识别

### 1. 研究背景

目前,前列腺三维图像处理主要是针对前列腺腺体进行分割,以及在 MRI 图像上进行前列腺癌病变区域分割,对于三维前列腺 CT 图像上病变区域识别的研究却几乎是空白的。采用灰度梯度纹理特征可以对正常组织和病变组织进行分类,然而在三维立体数据中由于层间厚度大,两幅相邻图像有较明显差异,所以使用层间插值的方法,增强连续图像中器官组织的连贯性,使纹理特征对组织描述更加准确。而且,三维前列腺图像数据中,有标记点的存在会严重影响图像纹理,在分类过程中要进行样本的选择,去除冗余样本。同时,考虑到分类结果会出现较多假阳性,在得到 SVM 分类结果后,用 Level Set 方法对结果进行约束。进一步,根据器官组织的连续性和整体性,提取 SVM 中训练样本点的位置信息,使用形状约束和梯度约束,搜索其周围点,得到病变组织区域,作为对 SVM 分类结果的补充。

由于三维图像数据中,纹理特征不能很好表征病变组织和正常组织的区别,因此本节提出了一种使用水平集、SVM、图像梯度特征以及三维形态学算子的三维千伏级 CT 影像前列腺病变区域识别方法。实验结果表明,本方法有较好的前列腺病变区域识别效果。该方法出自 2016 年西安电子科技大学金军的硕士毕业论文《基于 KVCT 图像的前列腺内病变组织显著性识别可行性研究》[4]。

## 2. 算法简介

本算法主要使用三维灰度梯度特征与序列图像三维梯度作为特征。三位灰度梯度纹理特征是从二维灰度梯度纹理特征中发展出来的，三维灰度梯度特征首先根据三维梯度公式计算得到三维灰度图像和三维梯度图像，然后统计三维体数据中具有特定灰度值和梯度值的体素点个数，构建三维灰度梯度共生矩阵，使用相应的公式计算 15 维灰度梯度纹理特征值：小梯度优势、大梯度优势、灰度分布的不均匀性、梯度分布的不均匀性、能量、灰度平均、梯度平均、灰度均方差、梯度均方差、相关、灰度熵、梯度熵、混合熵、惯性、逆差矩。

三维灰度梯度 15 维纹理特征的具体计算步骤：首先，对三维前列腺区域内的每个体素点取一定大小的立体窗口得到立体块，窗口一般设置为 $5 \times 5 \times 5$、$7 \times 7 \times 7$、$9 \times 9 \times 9$；然后，统计得到每个立体块的三维灰度梯度共生矩阵，计算三维灰度梯度纹理特征，作为该立体块中心体素点的纹理特征。

使用 SVM 进行训练样本选择、SVM 分类器参数确定，以及输入测试数据得到识别结果。相比二维前列腺数据，三维前列腺区域是立体边缘，层与层之间病变区域连续性较差，每个体素点的纹理特征具有更高的复杂度。而在放射科医生进行前列腺 KVCT 扫描时，往往会对前列腺部位进行标记，因此得到的三维前列腺图像中会带有标记点。

但是训练样本未经过选择处理，直接用于 SVM 分类器的训练，会带来几个问题：（1）训练样本数据中包含大量与分类无关的冗余样本；（2）训练样本数据中含有在医学图像成像过程中的错误样本和噪声。为此，使用一种样本选择的方法去除训练样本中的冗余样本、错误样本，提高分类器性能。其基本思想是：计算每个训练样本点对分类正确率的贡献，有益贡献则认为是有效样本，无益贡献则认为是错误样本或冗余样本，去除冗余样本和错误样本，得到经过筛选后的样本集。判断是否有益贡献的标准是，在训练过程中将该样本点去除，若去除后计算的分类准确率变低，说明该样本点对 SVM 分类有益，是正确样本；如果得到的准确率变高，分类效果变好，说明该样本点对分类无益，是错误样本。样本选择算法步骤如下：

步骤 1：根据上一步得到的感兴趣区域每个像素 15 维纹理特征，选择一定比例作为训练样本。

步骤 2：根据现有训练样本，训练 SVM 分类器，计算分类准确率 $a_1$。

步骤 3：去掉单个样本，训练 SVM 分类器，计算分类准确率 $a_2$，若 $a_2 > a_1$

则在现有训练样本中删除这个样本，反之仍加入该样本中。

步骤 4：判断是否所有训练样本都判别完毕，若是，则输出经过选择后的训练样本；否则，重复步骤 2。

三维前列腺图像中，邻近二维图像之间的病变区域差异大，以及标记点存在，会导致纹理特征不能很好地表征病变组织和正常组织的区别，造成分类结果中假阳性较大。因此，引入交互式 Level Set 分割的方法确定三维图像中前列腺病变大致区域。对序列图像中的一幅图像进行病变区域分割，将其映射到三维空间中，作为对前列腺病变区域检测结果约束。本算法使用交互式 Level Set 的方法对三维前列腺病变区域进行分割，具体步骤如下：

步骤 1：对图像序列中的一幅图人工勾画前列腺病变区域，得到初始轮廓。

步骤 2：设置 Level Set 参数，使用 Level Set 方法对其进行分割，得到该图的分割结果。

步骤 3：将分割结果映射到序列图像中，得到三维病变区域初分割结果，作为后续病变区域的约束条件。

由于 SVM 分类结果具有假阳性和假阴性存在的现象，在前一步骤中，我们使用 Level Set 对序列图其中一幅进行分割病变区域，得到三维病变区域大致范围，对 SVM 分类结果作约束，降低假阳性。而针对假阴性存在的问题，我们根据 SVM 训练样本点提取位置信息，根据形状约束和梯度约束搜索其邻近像素点，将得到的病变区域结果作为对 SVM 分类结果的补充。

三维数据中体素的三维梯度定义为

$$|\nabla f(x,y,z)| = \sqrt{\left(\frac{f(x,y,z)}{x}\right)^2 + \left(\frac{f(x,y,z)}{y}\right)^2 + \left(\frac{f(x,y,z)}{z}\right)^2}$$

$$(4-15)$$

对于离散的三维图像数据，可转化为

$$
\begin{aligned}
|\nabla f(x,y,z)| = {}& |f(x+1,y,z) - f(x-1),y,z)| + \\
& |f(x,y+1,z) - f(x,y-1,z)| + \\
& |f(x,y,z+1) - f(x,y,z-1)|
\end{aligned}
$$

$$(4-16)$$

三维图像数据中体素的搜索主要有两个约束：

（1）梯度约束公式：

$$|G(x_i,y_i,z_i) - G(x_j,y_j,z_j)| < T \qquad (4-17)$$

式中，$G(x_i,y_i,z_i)$ 表示体素点 $(x_i,y_i,z_i)$ 的三位梯度值，$T$ 是梯度差阈值，当搜索点和样本点的梯度差大于 $T$ 时，认为其不是病变组织。

（2）形状约束公式：

$$\sqrt{(x_i-x_j)^2+(y_i-y_j)^2+(z_i-z_j)^2}\leqslant r \qquad (4-18)$$

式中，$\sqrt{(x_i-x_j)^2+(y_i-y_j)^2+(z_i-z_j)^2}$ 表示体素点（$x_i,y_i,z_i$）与体素点（$x_j,y_j,z_j$）的距离，$r$ 是形状阈值，当搜索半径超过 $r$ 时，停止搜索。算法步骤：

步骤 1：计算三维数据中每个体素点的梯度，得到三维梯度矩阵。

步骤 2：根据 SVM 训练样本中病变区域样本点位置信息，搜索其邻近三维区域体素。

步骤 3：判断是否满足梯度约束和形状约束，满足则将该点归为前列腺病变组织，否则归为正常组织。

步骤 4：重复第二步，直至样本点都搜索完毕，得到病变组织区域。

三维医学图像带有更丰富的器官组织信息，可以更加立体、直观地表示感兴趣部位；但同时，对于三维纹理特征而言，它增加了三维病变区域边界点的数目，且三维图像中有标记点存在，会造成 SVM 分类结果中假阳性率的急剧增加。

因此，将交互式 Level Set 方法分割映射得到三维病变区域结果作为约束，去除约束之外的三维病变区域结果，降低假阳性；同时，由于在 Level Set 分割结果约束下的 SVM 分类结果存在欠分割的情况，将 SVM 分类结果与基于形状约束和梯度信息得到的病变区域结果进行融合，降低假阴性。融合结果中会出现边缘毛刺和中间空洞的现象，使用数学形态学去噪的方法对其进行膨胀腐蚀操作，得到最终的前列腺三维病变区域结果。

**3. 结果分析与总结**

本小节一共采用了来自 6 位患者（JMN、JRF、RR、SH、RK 和 MB）的实验数据。对于每一位患者，得到其原始三维 KVCT 图像，以及病理医师所描绘的前列腺轮廓、前列腺癌组织轮廓。将医生描绘的前列腺癌组织轮廓作为标准参考图，后续用来统计算法的性能。

原论文展示了六位患者的算法识别结果、标准参考图以及在同维度中的显示识别结果和标准参考图。从实验结果中可以看出，JMN、JRF、RK 的病变区域识别出较完整的三维前列腺病变组织区域，但是存在一定的假阳性现象。而 SH 和 MB 有一部分病变区域被漏检。总的来说，使用本方法能检测识别出大部分前列腺病变组织区域，但是仍然存在一定的假阳性率，识别出来的前列腺病变区域比标准病变区域要大。

本小节使用医学影像中常用的敏感度、特异度、Dice 系数、MSD 和

MASD 作为评价指标。从表 4.8 中可以看出，3D 前列腺病变区域识别方法能有效识别前列腺正常组织和病变组织，DI 指标都在 90％ 左右，且敏感度较高，说明本方法能检测出大部分病变组织区域。从 MSD，MSAD 指标中可以看出，识别结果和标准病变区域十分接近。实验表明，这种 3D 前列腺病变区域识别方法能有效识别三位前列腺病变区域。

**表 4.8　3D 前列腺病变区域识别结果的 DI、MSD、MASD 评价指标**

|  | 敏感度 | 特异度 | DI | MSD | MASD |
|---|---|---|---|---|---|
| JMN | 1 | 0.9366 | 0.9375 | 7.0669 mm | 1.9757 mm |
| JRF | 0.9608 | 0.9509 | 0.9513 | 4.7500 mm | 0.8594 mm |
| RR | 0.9894 | 0.8983 | 0.9017 | 7.4523 mm | 1.9534 mm |
| SH | 0.7633 | 0.9548 | 0.9589 | 5.6584 mm | 1.3963 mm |
| RK | 0.9961 | 0.8313 | 0.8973 | 10.5838 mm | 0.7370 mm |
| MB | 0.8562 | 0.9482 | 0.9442 | 8.1434 mm | 1.6867 mm |

随着三维甚至更高维成像技术的不断进步，如何利用这些高维的医学影像来立体显示感兴趣的组织器官和辅助医生分析医学影像越来越具有重要的意义，但是关于 CT 图像中前列腺三维分割的研究却几乎是空白的。本小节提出了一种 3D 前列腺病变区域识别方法，首先，输入三维前列腺图像进行层间插值，然后提取三维灰度梯度特征，选取一定比例作为训练样本，同时得到训练样本的三维位置信息；对训练样本进行选择，去除错误样本和冗余样本，训练 SVM，将剩余样本分类，得到基于 SVM 的病变区域；根据梯度特征和形状约束，搜索训练样本点的附近点，得到病变区域；使用 Level Set 交互式方法分割一幅图像，得到病变区域结果将其映射到三维空间中作为约束，将基于梯度特征和形状约束病变区域作为 SVM 分类结果的补充；最后进行数学形态学方法去除噪点，得到最终的三维病变区域。通过对分割结果的视觉观察和指标分析，发现该方法能够对 3D 前列腺病变区域进行较为准确的识别，为该课题的研究提供了有用的思路。

## 4.1.5　基于强化学习的损伤识别与辅助诊断

### 1. 研究背景

本小节主要介绍在 MRI 影像数据中进行强直性脊柱炎病灶区域的自动分割。强直性脊柱炎（Ankylosing Spondylitis，AS）是一种常见的关节疾病，使用传统的影像检查很难发现病灶，临床上目前主要推崇使用 MRI 影像检查该疾病，但由于强直性脊柱炎患者的 MRI 影像中病灶区域较小、分布弥散以及病灶区域模糊，使得医生难以进行界定分析，同时患者的 MRI 数据量大，使得医生需要消耗大量的时间借助相关工具进行定量分析。针对此问题，相关研究人员提出了一种基于强化学习多尺度的强直性脊柱炎病灶自动分割模型(Light-weight Hybrid Multi-scale Segmentation Network with Reinforcement Learning，LHR-Net)，该方法出自 2021 年西安电子科技大学卢云飞的硕士毕业论文《基于强化学习多尺度和多任务的病灶分割与 few-shot 自适应多器官分割研究》[2]，该模型针对强直性脊柱炎的 MRI 数据病灶区域多尺度、边界模糊、分布随机、不规则的特点，提出了多尺度卷积核(HMS)模块、基于强化学习的数据增强策略和基于体素约束的策略解决以上问题。

临床医生通常使用 MRI 图像来对强直性脊柱炎患者进行诊断和分级，而通常不建议使用 X 射线检查关节炎，因为 X 射线的辐射相对较高，对身体的伤害性大。2009 年推出的《国际脊柱炎关节炎评估》(ASAS)指出，从 MRI 图像中能够明显观察到强直性脊柱炎的病变区域，推荐用于该疾病的早期诊断。目前 MRI 已经被用作临床的诊断标准，临床上通过 MRI 上强直性脊柱炎活动性损伤将患者进行分级，包括三个等级：轻度、中度、重度。强直性脊柱炎患者病变区域的量化和分级对医生制订治疗计划至关重要。通过估计病变的体积大小，医生可以确定患者的病情是否得到改善，每个切片的等级可以帮助医生确定患者的严重程度，然后可以制订合理的治疗方案。

研究人员为了解决困难样本学习的问题，提出将强化学习与数据增强相结合引入分割网络。使用强化学习技术进行困难样本挖掘，并选择适当的数据增强操作来加强网络对困难样本的学习，以改善困难样本的分割结果。强化学习网络可以通过损失函数的变化来识别困难样本，并选择适当的数据扩充方法对训练样本进行增强以加强对困难样本的学习，通过这种方式可以有效地提高分割网络处理困难样本的能力。此外，鉴于在实验中病变区域的体素值分布差异较大，从而导致部分病变区域分割效果不佳的现象，提出了一种体素约束策略对病变区域的标签进行加权，以提高病灶区域的分割效果。

**2. 算法简介**

下面介绍 LHR-Net。图 4.9 展示了不同严重程度 AS 患者的一些 MRI 切片，从左到右分别是正常、轻度、中度、重度 AS 患者的切片(病变标记为红色)。从图像中可看出，患者 MRI 病变区域大小和位置变化很大，部分病灶区域分布弥散多发，这使得病变分割成为一项比较困难的任务。同时，这些 MRI 图像质量在临床表现上彼此具有显著差异，这是因为在成像时受到放射线照相操作员和成像仪器的影响，数据的一致性不可避免地受到影响。以上这些问题的存在，使得现有的分割模型对病变进行分割比较困难。

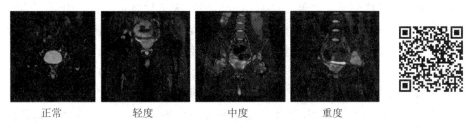

| 正常 | 轻度 | 中度 | 重度 |

图 4.9　数据集中不同严重程度患者的切片

为了应对 AS 病变分割中的挑战，研究人员提出了一种基于强化学习的多尺度全卷积神经网络，能够自动对 AS 中的病变进行分割，并减少了分割网络在不同比例和位置上丢失病变图像信息和对病变作出错误检测的情况，提高了病变定量分析的准确性。如图 4.10 所示，所提出的分割模型的骨干网络是一种 3D U-Net 网络的变体，其中 HMS 模块是 9 个不同时空分离卷积（STSC）核的组合，然后将多尺度特征图拼接并输入到 3D 卷积模块 $1\times1\times1\times m\times n$ 以选择重要的特征图，对 STSC 进行扩展得到 LHR-Net。

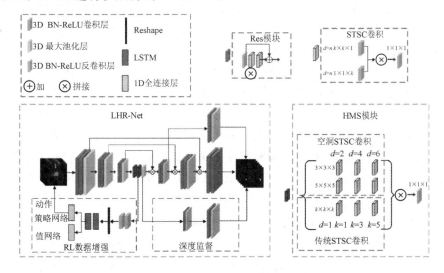

图 4.10　LHR-Net 网络流程图

为了增加网络的深度同时不会导致网络的性能下降，使用 3D 残差卷积模块代替原始的 3D 卷积模块，3D 残差卷积模块的跳跃连接可以保证在网络训练过程中存在连续的梯度流,从而确保了网络的充分训练。具体的解决方案是首先构建基于 HMS 的全卷积神经网络分割模型,其中编码网络的最后两个卷积层用 HMS 模块替代,以更好地利用浅层提取的低层特征。然后引入了强化学习数据增强网络模型,用于困难样本挖掘和数据增强。两个网络进行联合训练以提高分割效果,同时采用体素约束策略来处理病变中体素值的不均匀分布现象。

下面详细介绍 HMS、强化学习数据增强网络模型和体素约束策略。

多尺度卷积模块(HMS)是多尺度卷积和空洞卷积模块的混合体,其灵感来自空洞空间金字塔池化(ASPP)和 Inception 模块。鉴于病变区域的大小相差很大,并且形状和位置是随机的,因此研究人员集成了更多的多尺度模块以更好地检测多尺度病灶。但是更多的模块将必然导致大量的参数,尤其是在 3D 网络中,过多的参数量将损害训练过程甚至导致不收敛。为了减轻分割网络的负担,从时空分离卷积(STSC)模块中得到启发,可以将 3D 卷积分为两个较小的 3D 卷积,这可以在不损害性能的情况下最大限度地减少参数。时空分离卷积模块由 $1 \times Y \times Z$ 空间卷积和 $X \times 1 \times 1$ 时间卷积组成,空间卷积用于捕获空间信息,时间卷积用于时间信息学习。该模块定义为

$$\text{Conv}_{x \times y \times z} = \text{Conv}_{x \times 1 \times 1} \bigcup \text{Conv}_{1 \times y \times z} \qquad (4-19)$$

其中 $\text{Conv}_{x \times y \times z}$ 表示标准 3D 卷积,而 $\text{Conv}_{x \times 1 \times 1}$ 和 $\text{Conv}_{1 \times y \times z}$ 对应空间卷积和时间卷积。在这里将两个卷积模块并行连接而不是串行连接,可以获得更多的通道信息。同时,标准 $3 \times 3 \times 3 \times m \times n$ 卷积的参数为 $27mn$,并且可以使用 STSC 模块将其减少为 $12mn$,使得这种模块可以用于替换模型的所有 3D 卷积。借助 STSC 的思想可以将多尺度模块引入分割模型中,而不必担心参数量受限的问题。

强化学习数据增强网络模型是把每个数据块建模成一个 Agent,在网络设置中,Batch Size 设置为 4,则建模了 4 个 Agent,每个 Agent 控制一个数据块操作,由 Agent 选择该数据块最佳操作。实验中将数据块的数据增强问题定义为马尔科夫序列决策过程,每个时刻的输入数据块为 $x_t$,输出为对数据块 $x_t$ 执行的操作 $a_t$,对 $x_t$ 的决策受到前一时刻策略 $a_{t-1}$ 和结果 $r_{t-1}$ 的影响。数据增强决策网络通过获取 $x_t$ 的特征图 $s_t$ 作为输入来感知当前状态,根据其策略内容采取数据增强方式 $a_t$,该方式作用于 $x_t$,得到 $x_t'$,输入分割网络得到分割 Dice 指标 $d_t$ 以达到与环境交互的效果,将与上一次迭代数据块 $x_{t-1}'$ 分割 Dice 指标 $d_{t-1}$ 的差值作为奖励信号 $r_t$,该奖励信号为网络决策的立即回报。而在对网络进行训练时,使用了累计回报,给定折扣因子 $\gamma$ 和初始状态 $s_t$,累

计回报为 $R_t = \sum_{i=0}^{K-1} \gamma^i r_{t+i}$，数据增强网络的学习目的是最大化该累计回报。

对数据集检查后发现，病灶中的体素点虽然属于同一病变，但彼此之间相差很大，并且分割结果显示某些病变由于体素值较低而缺失。在这种情况下，考虑根据体素值来约束体素，将重点放在具有较低体素值的那些体素点上，从而对其施加更大的权重，以帮助模型更关注这些区域，使其产生更好的学习效果。在实验中，体素 $y_n$ 标签值随着原始体素值发生线性变化，新的标签值 $y'_n$ 定义为

$$y'_n = (1-\sigma) \times \left(1 - \frac{p_n \times y_n}{p_{\max n}}\right) \tag{4-20}$$

其中 $p_n$ 代表体素值，$p_{\max}$ 是体素 $n$ 所在 Patch 中的最大体素值，超参数 $\sigma$ 介于 0 到 1 之间，在此处将其设置为 0.9，由于对数函数对接近 0 的值比较敏感，过小的 $\sigma$ 值会影响交叉熵函数的训练。$\rho$ 为 1e-6，以防止分母为零。

LHR-Net 模型是将以上所设计的 HMS 模块、基于强化学习的数据增强策略和体素约束策略综合得到的，该模型通过以上三个模块分别对多尺度病灶分割、困难样本学习和病灶区域体素分布不均匀的现象进行一定的解决，提升模型对 AS 病灶区域的分割效果。以上对 LHR-Net 的模型构成进行了详细介绍，下文介绍该模型进行分割任务的算法流程。LHR-Net 基于 U-Net 分割模型，对网络进行训练时流程与 U-Net 类似，步骤如下：

（1）构建训练集：由于输入数据为块图像，因此对原始数据裁块得到块数据。

（2）训练网络：将训练数据输入到 LHR-Net 中得到预测结果，将预测结果和标签进行损失计算，利用反向传播算法对网络参数进行更新；同时根据网络训练过程中指标变化对网络学习参数进行调整，若达到终止条件则结束网络训练。

（3）测试网络：将测试数据进行裁块，输入到训练好的模型中得到预测结果，对裁块数据的预测结果进行拼接，得到原始测试数据的预测结果。

**3. 结果分析与总结**

AS 数据集由 101 例 AS 患者病例组成，其中 8 例 MRI 数据无病灶区域。放射科医生平均需要 10 分钟来估计病变区域的大小以进行临床治疗。首先三位专家对 AS 病例的病变进行了标注，然后四位放射科医生检查了标注好的标签。进行分割训练时，61 名 AS 患者数据用于训练（10 名 AS 患者进行验证），40 名 AS 患者用于测试。由于数据是不同的机器和放射医师收集的，质量和空

间分辨率彼此之间有很大差异,因此所有数据都重新采样到相同的空间分辨率1 mm×1 mm×5 mm,处理后的数据平均尺寸为512×512×24,然后随机选择一个样本作为模板,并对其余样本进行直方图匹配,以减轻数据集分布的差异。

由于 CT 和 MRI 数据背景区域的体素值与组织区域之间存在较大差异,因此对所有的数据集都进行了加窗处理,以减少数据标准化时大量背景的干扰,即通过为数据的体素值设置上下阈值来将其限制在一定的区间。通过实验确定了数据的体素值范围,对于 AS 的 MRI 数据集,体素值固定在 0~800 的范围内。

为了帮助医生制订治疗计划,模型需要达到最优的分割精度。表 4.9 列出了不同方法在 AS 数据集上的分割结果,对最好的结果进行了加粗,LHR-Net(U-Net+HMS+RL+VC)得到了更高的病变分割 DSC,为 0.71±0.16。与基础 U-Net 模型相比,LHR-Net 模型的平均分割 DSC 提高了 0.08,可以大大提高基础网络的分割性能。

**表 4.9   不同方法在 AS 数据集的定量分割结果**

| 方法 | DSC | ASD | HD95 | PPV | SEN |
|------|------|------|------|------|------|
| U-Net | 0.63±0.16 | 0.86±1.22 | 4.22±4.74 | 0.67±0.20 | 0.62±0.18 |
| V-Net | 0.63±0.15 | 1.02±1.36 | 5.00±5.36 | 0.64±0.17 | 0.64±0.18 |
| nnUNet | 0.67±0.16 | **0.27±0.15** | 2.87±2.42 | 0.60±0.19 | 0.64±0.06 |
| SASSNet | 0.64±0.18 | 0.32±0.30 | 4.36±6.71 | 0.69±0.20 | 0.63±0.20 |
| Multi-Scale-Attention | 0.64±0.11 | 0.68±0.67 | 2.81±2.85 | **0.83±0.12** | 0.54±0.12 |
| LHR-Net | **0.71±0.16** | 0.52±0.92 | **2.70±2.22** | 0.81±0.14 | **0.65±0.17** |

此外,与其他最新的网络的实验结果相比,LHR-Net 在大多数指标上均取得了最佳或接近最佳的结果,这证明了所提出模型对多尺度病变区域出色的分割能力。通过与不同网络的分割结果进行比较可以发现,LHR-Net 能够得到更准确的病灶边缘,相对于其他对比算法漏分割现象更少。在部分样例中,LHR-Net 对不同病灶的判别性能更好,不同病灶的边界更清晰,同时对于较小病灶区域的分割,大部分对比算法不能完全识别所有病灶,而 LHR-Net 完成了所有病灶的分割。LHR-Net 可以有效区分不同尺度的病变,并保持不同尺度病变之间一致的分割性能。尤其对于较小的病变区域,LHR-Net 表现出了优异的分割性能。

在有限的已发表的关于 AS 的分割工作中，AS 分割的准确性明显低于骨骼或器官的准确性。本小节提出了一种结合多尺度模块 HMS、强化学习数据增强和体素约束策略的模型 LHR-Net，可以实现更准确的病灶分割效果。具体来说，多尺度模块 HMS 用于提取病灶区域丰富的尺度信息，使模型能够识别不同尺度的病变，同时引入基于强化学习的数据增强网络来挖掘训练过程中的困难样本并执行连续的数据增强操作，使用困难样本对网络进行多次训练，因此可以充分利用困难样本进行学习。针对病灶区域中体素值的不均匀分布的现象，提出采用体素约束策略对标签加权来解决。所提出的 LHR-Net 可以实现 0.71 的 AS 病灶分割 DSC，医生可以通过定量分级模型确定患者患病的严重程度并制订治疗计划，然后借助该方法更准确地确定患者的病情定量，这在临床上是有意义的。

## 4.2　智能医学影像病变分类

临床医生借助医学影像辅助诊断，分类识别影像中的病灶区域和正常组织器官，并对病灶轻重程度进行量化分级，这是一项非常重要且基础的任务。医学影像分类处理过程通常是通过预处理方法识别或标记特定区域，再对特定区域进行分类。精准病变分类不仅需要病变组织外表的局部信息，还需要结合其位置的全局上下文信息。本节将通过三个实例介绍医学影像分类的方法和成效。

### 4.2.1　基于自适应核匹配追踪的乳腺 X 射线图像分类诊断

#### 1. 研究背景

近年来，各种医学影像如 X 射线图像、CT 图像、MRI 等，已经成为医学临床诊断、病理跟踪、教育科研的重要依据与线索。医学影像具有个体差异大、图像模糊、灰度不均匀、受噪声影响以及病理类别繁多等特点，导致医学影像的诊断成为一个十分复杂而又迫切需要解决的问题。现在，快速、准确地采用语义信息和内容相结合的多级识别方法确定医学影像类别，检索出相似的病例，已成为当前医学影像数据库研究的关键点之一。其中基于内容的医学影像分类是当前的研究热点，可以用于计算机智能辅助诊断，达到提高诊断效率和准确性的目的。用数字化乳腺 X 射线图像识别的分类器，可快速识别良性或恶性的病变，大大提高检索相似案例的效率。数据挖掘技术在医学影像诊断中的应用是最近开始受到学术界关注的重要研究方向之一，并已取得了一定的成果。本小节针对医学影像数据分布不平衡的弱势样本，结合反馈罚函数机制，提出了自适应核匹配追踪的医学影像辅助诊断识别算法，该方法出自2010 年西安电子科技大学姚瑶的硕士毕业论文《基于核匹配追踪的医学影像辅助诊断》[5]。

**2. 算法简介**

由于在医学诊断问题中标记样本数目有限，寻找适合于识别小样本的学习方法对病理诊断具有重要的研究意义。对于两类样本的个数不平衡问题，尤其是当所采集的特征目标样本远远少于另一类样本时，对弱势样本的识别就变得非常困难。在此基础上提出了自适应核匹配追踪分类算法，预先根据分类的要求对每个训练样本作出了不同的重要性定义，学习机根据这些预先定义的重要性对样本进行程度不同的学习，最终得到基于任务的判决——对具有重要特征的样本保持很高的分类精度，从而扩展了核匹配追踪学习机的应用范围。

**定义 1**($\odot$ 运算)：对于两个向量 $x=(x_1, x_2, \cdots, x_m)$，$y=(y_1, y_2, \cdots, y_m)$，向量之间的 $\odot$ 运算定义为

$$x \odot y = (x_1 \cdot y_1, x_2 \cdot y_2, \cdots, x_m \cdot y_m) \qquad (4-21)$$

同时，

$$\| x \odot y \|^2 = \sum_{i=1}^{m} (x_i y_i)^2 \qquad (4-22)$$

给定样本 $\{(x_1, y_1, s_1), \cdots, (x_l, y_l, s_l)\}$，其中 $x_i \in \mathbf{R}^N$ 为其特征，$y_i \in \mathbf{R}$ 为观测值，$s_i \in \mathbf{R}$ 为其相应的自适应因子，采用核函数 $K: \mathbf{R}^N \times \mathbf{R}^N \rightarrow \mathbf{R}$，利用观测点 $\{x_1, x_2, \cdots, x_l\}$ 处的核函数值生成函数字典：$D = \{g_i = K(\cdot, x_i) \mid i = 1, 2, \cdots, l\}$。

重新定义残差：

$$r_N = (y - f_N) = \begin{bmatrix} (y_1 - f_N(x_1)) \\ (y_2 - f_N(x_2)) \\ \vdots \\ (y_l - f_N(x_l)) \end{bmatrix} \qquad (4-23)$$

其中，$f_N(x_i) = \sum_{j=1}^{N} s_i \alpha_j g_j(x_i)$ 是第 $i(i=1 \sim l)$ 点的估计值 $\hat{y_i}$。则其重构误差为

$$\| r_N \|^2 = \| (y - f_N) \|^2 = \sum_{i=1}^{l} (y_i - s_i \alpha_i g_i(x_i))^2 \qquad (4-24)$$

由基本匹配追踪算法，

$$
\begin{aligned}
\| \boldsymbol{r}_{N+1} \|^2 &= \| \boldsymbol{y} - (\boldsymbol{f}_N + \boldsymbol{s} \odot \alpha_{N+1} \boldsymbol{g}_{N+1}) \|^2 \\
&= \| \boldsymbol{y} - \boldsymbol{f}_N - \boldsymbol{s} \odot \alpha_{N+1} \boldsymbol{g}_{N+1} \|^2 \\
&= \| \boldsymbol{r}_N - \boldsymbol{s} \odot \alpha_{N+1} \boldsymbol{g}_{N+1} \|^2 \cong \| \boldsymbol{r}_N - \boldsymbol{s} \odot (\alpha \boldsymbol{g}) \|^2 \\
&= \| \boldsymbol{r}_N \|^2 - 2\alpha \langle \boldsymbol{r}_N, \boldsymbol{s} \odot \boldsymbol{g} \rangle + \alpha^2 \| \boldsymbol{s} \odot \boldsymbol{g} \|^2
\end{aligned} \tag{4-25}
$$

寻找相应的 $\alpha \in R$，$\boldsymbol{g} \in D$，使得重构误差 $\| \boldsymbol{r}_{N+1} \|^2$ 最小，令 $\dfrac{\| \boldsymbol{r}_{N+1} \|^2}{\alpha} = 0$，可得

$$
-2 \langle \boldsymbol{r}_N, \boldsymbol{s} \odot \boldsymbol{g} \rangle + 2\alpha \| \boldsymbol{s} \odot \boldsymbol{g} \|^2 = 0 \tag{4-26}
$$

则 $\alpha = \dfrac{\langle \boldsymbol{r}_N, \boldsymbol{s} \odot \boldsymbol{g} \rangle}{\| \boldsymbol{s} \odot \boldsymbol{g} \|^2}$，代入式 $(4-25)$ 求解得到

$$
\| \boldsymbol{r}_{N+1} \|^2 = \| \boldsymbol{r}_N \|^2 - \left( \dfrac{\langle \boldsymbol{r}_N, \boldsymbol{s} \odot \boldsymbol{g} \rangle}{\| \boldsymbol{s} \odot \boldsymbol{g} \|^2} \right)^2 \tag{4-27}
$$

由上，自适应核匹配追踪就是在由核函数生成的字典 $\boldsymbol{D}$ 中寻找基函数 $\boldsymbol{g}$，使得 $\| \boldsymbol{r}_{N+1} \|^2$ 最小，

$$
\boldsymbol{g}_{N+1} = \underset{\boldsymbol{g} \in \boldsymbol{D}}{\arg\min} \left( \| \boldsymbol{r}_N \|^2 - \left( \dfrac{\langle \boldsymbol{r}_N, \boldsymbol{s} \odot \boldsymbol{g} \rangle}{\| \boldsymbol{s} \odot \boldsymbol{g} \|} \right)^2 \right) \tag{4-28}
$$

等价为

$$
\boldsymbol{g}_{N+1} = \underset{\boldsymbol{g} \in \boldsymbol{D}}{\arg\max} \left| \left( \dfrac{\langle \boldsymbol{r}_N, \boldsymbol{s} \odot \boldsymbol{g} \rangle}{\| \boldsymbol{s} \odot \boldsymbol{g} \|} \right) \right| \tag{4-29}
$$

相应地：

$$
\alpha_{N+1} = \dfrac{\langle \boldsymbol{r}_N, \boldsymbol{s} \odot \boldsymbol{g}_{N+1} \rangle}{\| \boldsymbol{s} \odot \boldsymbol{g}_{N+1} \|^2} \tag{4-30}
$$

采用同标准核匹配追踪相似的方法，算法每运行 $N$ 步进行一次后拟合来修正系数 $\alpha_1, \alpha_2, \cdots, \alpha_i$，使 $f_i$ 进一步逼近观测值，即

$$
\begin{aligned}
\alpha_1, \alpha_2, \cdots, \alpha_i &= \underset{\alpha_1, \alpha_2, \cdots, \alpha_i}{\arg\min} \| (\boldsymbol{f}_i - \boldsymbol{y}) \|^2 \\
&= \underset{\alpha_1, \alpha_2, \cdots, \alpha_i}{\arg\min} \| (\sum_{k=1}^{i} s_k \alpha_k g_k - \boldsymbol{y}) \|^2
\end{aligned} \tag{4-31}
$$

最终得到判决函数，$s_i \in R$ 为其相应的自适应因子：

$$
f_N(x) = \sum_{i=1}^{N} s_i \alpha_i g_i(x) \tag{4-32}
$$

在实际的医学诊断问题中，一般数据集中大多数是正常样本，有病样本数量较少，属于不平衡样本识别问题。因此对传统匹配追踪算法进行改进，在传统核匹配追踪的基础上根据自适应因子 $S_i$ 重新定义判决函数。通过调整自适

应因子 $S_i$ 权值以提高辅助诊断识别率,其中 $S_i$ 的修正采用罚函数机制:设定一组初始值 $S_i$,对训练样本完成一次核匹配追踪算法后,得到训练样本中病例样本(弱势样本)的识别率 $R$;根据识别率 $R$ 给每个基函数权系数 $\alpha_i$ 赋予自适应因子 $S_i$,以改变每个基函数的重要性,当弱势样本识别率 $R$ 低于某给定值 $\delta$ 时,将基函数样本标签与实际标签比对,标签相同则将 $S_i = 1 + R$,否则 $S_i = 1 - R$;将修正后的权值系数带入决策函数中用于下次迭代算法,再次循环反馈得到识别率 $R$ 值后进行判断,直到弱势样本识别率 $R$ 大于或等于 $\delta$ 终止。采用训练样本训练更新后得到的核函数字典及字典中各样本对应的自适应系数得到最终的训练分类器,采用该分类器对未知测试样本集完成分类诊断,并得到测试样本中弱势样本的诊断识别率。医学影像自适应核匹配追踪辅助诊断的具体步骤如下:

步骤 1:采用直方图均衡化和均方差标准化方法,对原始医学影像集中的医学影像进行切割与增强处理,得到视觉效果较好的医学影像集。先输入原始医学影像,其大小为 $M \times N$,本实验的原始乳腺 X 影像集中的一幅影像大小为 $1024 \times 1024$;其后对输入的原始医学影像,即乳腺 X 影像采用图像水平和垂直的计算机自动切割方法,切除图像的背景和图像中存在的人为印记,得到切割后的乳腺 X 影像;最后采用直方图均衡化和均方差标准化方法去除噪声,得到具有较好视觉效果的乳腺 X 影像。

步骤 2:根据对视觉效果较好的医学影像提取的特征,得到有标识的训练样本集和具有权重值的有标识的训练样本集。

步骤 3:将提取的特征作为有标识的训练样本集:

$$T = \{(x_i, u_i) \mid x_i \in R^n, u_i \in \{1, 2, \cdots, c\}, i = 1, 2, \cdots, l\} \quad (4-33)$$

式中,$x_i$ 表示 $n$ 维实数空间中的一个样本,$u_i$ 是其标识,$c$ 为类别数,$u_i \in [1, c]$,且 $u_i$ 为整数;$l$ 为有标识的训练样本的个数。

对有标识训练样本集中的每一个训练样本 $x_i$ 赋予给定的自适应因子 $S_i$,得到具有权重值的有标识的训练样本集:

$$T' = \{(x'_1, u_1), \cdots, (x'_i, u_i), \cdots, (x'_l, u_l)\} \quad (4-34)$$

式中,$x_i'$ 表示加入自适应因子 $S_i$ 后第 $i$ 个有标识训练样本。

步骤 4:采用核匹配追踪方法,对有标识的训练样本集 $T$ 进行训练,得到一个训练分类器和有标识的弱势样本的识别率 $R$。

步骤 5:将有标识的弱势样本识别率 $R$ 与给定阈值 $\delta$ 进行比较,当 $R \geqslant \delta$ 时,进行步骤 6,否则,对自适应因子 $S_i$ 进行调整,得到最终的训练分类器。

对自适应因子 $S_i$ 的调整过程如下：

（1）对有标识的弱势样本充分学习，增大自适应因子 $S_i$，增大后的自适应因子是 $S_i'=1+R$；对有标识的非弱势样本进行粗略学习，减小自适应因子 $S_i$，减小后的自适应因子是 $S_i'=1-R$。

（2）根据调整后的自适应因子 $S_i'$，对所有的有标识的训练样本进行核匹配追踪分类，得到一个新的训练分类器和弱势样本诊断识别率 $R'$，重复步骤(5)。

步骤 6：采用得到的最终训练分类器，对未标识的测试样本集进行分类诊断，得到未标识弱势样本的最终诊断结果。

### 3. 结果分析与总结

本实验图源来自公用数字化数据库 MIAS（Mammographic Image Analysis Society）。从数据库中获取非平衡数据：150 幅乳腺 X 影像，其中 53 幅癌变图像，97 幅正常图像，癌变图像与正常图像的比例约为 1:2。癌变图像因其数量较少被视为弱势样本，正常图像因其数量较多被视为强势样本。在获取乳腺 X 影像的同时，影像信息还包含乳房的组织类型（Fatty、Glandular、Dense）、病理异常的位置、异常的大小、乳腺癌的位置（左乳房还是右乳房）、肿瘤的类型（良性还是恶性）等结构性质。由于原始图像中存在图像模糊不均匀、噪声及冗余，所以首先经过预处理再对影像进行特征提取及诊断。

本实验对 MIAS 数据进行图像预处理直接进行识别，其中病理样本为弱势样本，运用自适应 KMP 辅助诊断方法达到弱势样本的最佳诊断，结果如表 4.10 所示，其中，训练测试样本之比为 1:2，$P$ 表示核函数（RBF）参数值，Ratio1 表示正确识别的弱势样本占总弱势样本的比例。Ratio2 表示正确识别的弱势样本占总样本的比例。

**表 4.10　乳腺 X 影像自适应 KMP 辅助诊断实验**

| | | Ratio1 | | Ratio2 | |
|---|---|---|---|---|---|
| | $P$ | 标准 KMP | 自适应 KMP | 标准 KMP | 自适应 KMP |
| Hu 矩 | 0.50 | 46.8% | 100% | 12.5% | 33.3% |
| GLCM | 0.20 | 37.0% | 100% | 16.6% | 33.3% |

表 4.10 中，采用标准 KMP 和自适应 KMP 方法对弱势样本进行分类，标准 KMP 识别率指的是所有样本同等看待的总体识别率，自适应 KMP 识别率指的是针对弱势样本的识别率。它们的识别结果在不同的总样本空间中得以体现。该方法可以根据用户需要调整强势样本和弱势样本的识别精度，因此可以较好地识别样本中的小样本，从而达到准确诊断小样本的目标。

### 4.2.2 基于自步学习的结直肠镜图像分类诊断

#### 1. 研究背景

结直肠癌是全球死亡率较高的癌症之一，2012 年估计约有 70 万人死于结直肠癌。长期随访研究证实，切除会发生癌变的息肉可以降低结直肠癌死亡率，因此通过结直肠癌的早期筛查，提前对会发生癌变的息肉进行切除，可以明显降低结直肠癌的死亡率。结直肠息肉是一种良性疾病，根据它们的形状、表面结构和颜色，可分为炎症性息肉、增生性息肉和腺瘤性息肉。对于非常小的炎症性息肉或者增生性息肉，只需要按照医嘱服用药物治疗；如果是多发性的结直肠息肉和少数网状的腺瘤性息肉，癌变的可能性比较大，医生多建议手术切除。结直肠镜检查是肠道疾病诊断的主要方法，但是结直肠镜检查被认为是复杂和不方便的诊断方法，对于医生，检查过程中需要在操作仪器的同时全神贯注地关注结直肠镜视频，给出临床诊断；对于患者，检查前的肠道准备以及检查过程中的不适感都会影响检查效果。

针对结直肠镜检查过程中采集到的影像，本小节提出一种基于自步学习的结直肠镜图像自动分类和分割方法，首先确定患者结直肠中是否存在息肉或者癌变，然后针对存在息肉的患者，分割出息肉，根据息肉的大小和轮廓辅助医生作出是否需要手术切除的决策。该方法出自 2019 年西安电子科技大学田茹的硕士毕业论文《腹部器官与病变识别的深度学习方法研究》[6]。

结直肠镜图像临床诊断主要受三个因素影响。第一，分类特征的唯一性，在息肉分类中提取的特征并不是仅存在于单一息肉类别中，也有可能存在于结直肠癌类别中，使用单一或不同的特征组合很可能作出不同的诊断。第二，诊断的准确性依赖于镜检医生的经验，经验丰富的医生和经验较少的医生诊断准确率差值大于 10%。第三，类间相似性和类内差异性高。结直肠癌诊断中，不同种类结直肠镜图像背景对象相似性高，其中结直肠息肉并不总是明显地从背景中突出，它的形状、颜色和表面轮廓存在巨大差异。

本小节基于自步学习的结直肠镜图像诊断与检测方法，首先自动对结直肠镜图像进行分类（正常、息肉、结肠癌），然后针对分类结果中的息肉图像分割出息肉，最后根据息肉的形状和大小结合病理诊断结果辅助医生作出决策。

#### 2. 算法简介

自步学习是建立在独特的样本选择上的研究，既不假设随机选择样本，也不假设在每一次迭代中训练全部样本，而是根据样本自身学习的难易程度，在每一次优化过程中，只优化简单样本，然后随着迭代次数的增加，将样本从简单到难学逐渐加入训练过程。自步学习中样本难易程度主要是通过损失函数或似然函数来度量的，简单样本损失较小，复杂样本反之。图 4.11 为自步学习示意图。

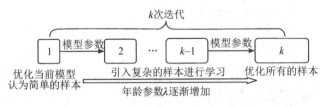

图 4.11　自步学习示意图

结直肠息肉类别中存在难分样本(接近于正常样本或者接近于结直肠癌样本)，会导致息肉识别率较低，基于自步学习的结直肠镜图像分类方法，引入自步正则项，为训练样本赋予不同的样本权重，根据权重的大小，决定样本参与训练的先后顺序。

机器学习和数据挖掘方法中的一个主要假设是训练模型数据和未来模型应用数据必须在同一特征空间，并且数据分布相同。然而，在实际应用中，这种假设很难满足。为了避免重新收集所需的训练数据以及重新建立模型，经常利用迁移学习将源域学习任务中学习到的先验知识用于目标域学习任务，以此完成不同任务域之间的模型迁移。随着越来越多基于小数据集问题的提出，迁移学习被广泛应用于图像分类任务。

在结直肠镜图像分类任务中，与原始基于自步学习的分类模型训练数据集相比，从医院采集到的结直肠镜图像数据集相对较少，直接利用结直肠镜数据训练模型的所有网络层，很容易发生过拟合现象，而且计算代价很大。因此自步学习方法中引入迁移学习，将在 ImageNet 上训练好的 VGG19 模型作为预训练模型，固定前 4 层参数，利用在医院采集到的结直肠镜图像数据作为训练数据，结合自步学习思想训练并更新自步学习的网络其他层参数，完成分类任务。同时针对分类和分割任务提取特征的一致性，将训练好的分类模型迁移至结直肠息肉分割任务上，成功分割出结直肠息肉。

基于自步学习的结直肠镜图像分类与分割方法的网络结构如图 4.12 所示，其中 $C_i$ 代表第 $i$ 个卷积块结构，F 代表全连接层，G 代表全局平均池化层。利用迁移学习，将在自然图像上训练好的模型，去掉最后三层全连接层作为预训练模型，然后在模型后面加入全局平均池化层，全局平均池化层通过将每个特征图和相应的输出类别进行联系，减少模型参数量，防止过拟合。最后冻结 $C_1$ 和 $C_2$ 层的参数，训练模型，当分类任务完成后，将当前训练好的自步 VGG 网络 $C_1 \sim C_5$ 模块迁移构成分割网络的编码部分，解码部分与经典 U-Net

解码部分结构一致，完成结直肠镜图像息肉分割任务。

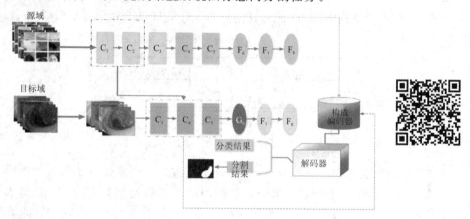

图 4.12　基于自步学习的结直肠镜图像分类与分割方法流程图

选用 Softmax 交叉熵代价函数 $l(y_i,g(X_i))$ 通过前向传播来计算每个输入自步学习网络中的样本损失值，$l(y_i,g(X_i))$ 的表达式为

$$l(y_i,g(X_i)) = -\sum_{j=1}^{c} I\{y_i=j\} \log\left(\frac{e^{\omega_j^T z_i^l}}{\sum_{K=1}^{c} e^{\omega_k^T z_i^l}}\right) \qquad (4-35)$$

式中，$c$ 代表结直肠镜数据集中疾病类别的数量，$\omega_j^T$ 为第 $j$ 个输出节点的权重参数。$z_i^l$ 代表 $X_i$ 在网络最后一层全连接层的输出向量。$I\{y_i=j\}$ 取 1 或 0，当样本的预测结果与真实标签一致时取前者，否则取后者。

训练自步学习网络时，定义变量 $v=[v_1,\cdots,\ v_i,\cdots,\ v_n]$ 来表示 $n$ 个样本的权重。所以网络目标函数修改为

$$\min_{w,b} E_{\text{spl}}(w,b) = \min_{w,b}\left[\frac{1}{n}\sum_{i=1}^{n} v_i \cdot l(y_i,g(X_i)) + f(v_i,\lambda)\right] \qquad (4-36)$$

式中，$w$ 和 $b$ 参数分别表示自步学习网络的权重参数和偏置向量，$f(v_i,\lambda)$ 是二进制自步正则项，我们通过轮流迭代的方法使自步学习网络的权重参数和样本的权重变量达到最优。固定后者变量，优化前者变量；然后反之优化，这样轮流迭代直到模型收敛。

**3. 结果分析与总结**

本实验网络架构在 Python 3.6.0、Tensorflow-gpu 1.7.0、keras 2.1.3、SimpleITK 0.8.1 环境下完成，Nvidia Titan X Pascal GPU（1080 Titan）、Cudnn v9.0 配合实验环境加速训练速度。

实验数据采集自某医院肛肠科室，选取病理诊断分别为正常、息肉和结肠

癌的 50 位患者的结直肠镜数据。首先进行筛选工作，将肠道准备不足导致的和检查过程中引起的不可用数据剔除掉。数据清洗之后得到息肉图片 1374 张、结肠癌图片 487 张、正常图片 1200 张。将数据按照 2∶1∶2 的比例进行训练集、验证集和测试集的划分，接下来对训练集和验证集进行 4 倍扩充，此处的扩充方式主要是旋转、翻转、平移、裁剪等操作。最后，为保持图像中肠壁的完整性同时使数据符合本文模型的输入要求，将数据尺寸统一变成 440×440×3。

结直肠镜图像裁剪之后会破坏结直肠壁原始形状，但是不裁剪的情况下，结直肠镜图像尺寸无法统一，很难利用深度学习进行分类任务。考虑结直肠镜图像背景多为类圆形肠壁，因此将原始图像尺寸为 228 到 586 范围内的数据通过 resize 操作，更改为 440×440 尺寸。选择 440 的尺寸是因为它是结直肠镜数据原始尺寸的中间范围，同时对比了使用 320×320 尺寸和 540×540 尺寸的效果，从训练和验证精度来看，尺寸 440 的效果优于尺寸 330 和 540，最终测试集平均精度前者也比后两者分别高 0.03 和 0.01。

通过对比几种优化函数：Adam、RmSprop、SGD，计算平均分类准确率，SGD 比 RmSprop 和 Adam 分别高出 0.02 和 0.05，因此最终选择 SGD 作为优化函数。

迁移学习对比从第 4 层开始，逐渐增加 4 层冻结参数，即分别冻结 4、8、12、16 层前面层参数，训练后面的层，实验结果证明冻结前 4 层时迁移效果最好，同时尝试利用数据训练所有层，最终发现分类精度与冻结前 4 层相差无几，但计算开销增大，因此迁移学习时，选择冻结前 4 层参数，训练模型。

综上所述，最终选择交叉熵损失函数作为损失函数，选取 SGD 作为优化函数，其相关参数如下：学习率为 0.0001，Deacy＝1e−6，使用 Nesterov Momentum 动量，动量参数设置为 0.9；分类数目为 3(结肠癌、正常、息肉)，图像尺寸固定为 440×440，小批量输入数据尺寸为 8，选择二进制自步正则项，年龄参数 $\lambda$ 初始化为 1.1，更新增量 $k$ 为 0.05，即每经过一个完整的训练周期，年龄参数会变得更大，从而对难学样本的包容度更大，随着训练进行，逐渐将难学样本加入训练网络中。

表 4.11 是不同方法的结直肠图像分类结果对比，第 1 列是具体的病变类别，从上到下依次是结肠癌、正常、息肉。第 2～4 行代表不同的结直肠病变类型的分类精度，第 5 行是三类病变分类精度按照各类别训练样本数量计算的加权平均值。第 2～6 列的每一列代表不同的分类方法，其中 BN 表示在原始 VGG 模型中加入 BN(Batch Normalization)层，主要作用是防止模型过拟合。

迁移学习是指利用在自然图像上训练好的模型作为预训练模型，冻结前 4 层参数用本章实验数据进行训练。由于我们采集到的是来自不同时期、不同患者的数据，同时存在新旧仪器更新的情况，因此在本小节中，尝试使用结构保留颜色归一化的方法对原始图像预处理，使处理之后的图像颜色特征趋于一致，减小类内差异，然后利用 VGG 模型进行分类。空间金字塔池化是指在 VGG 网络架构的基础上加入的 SPP 层。本方法是利用自步学习思想，在迁移学习的基础上，将结直肠息肉作为难分样本赋予不同的样本权重，将样本由易到难逐渐加入模型中训练。

**表 4.11　不同方法的结直肠图像分类结果对比**

| 病变类别 | VGG 分类网络下分类精度 | VGG 分类网络下不同方法的分类精度 | | | |
|---|---|---|---|---|---|
| | | 迁移学习 | 结构保留颜色归一化 | 空间金字塔池化 | 自步学习 |
| Colon_cancer | 0.98 | 0.96 | 0.98 | 0.94 | 0.98 |
| norm | 0.90 | 0.95 | 0.94 | 0.99 | 0.99 |
| polyp | 0.7 | 0.89 | 0.84 | 0.91 | 0.95 |
| Average accuracy | 0.76 | 0.91 | 0.87 | 0.93 | 0.96 |

从表 4.11 中可以看出，直接使用 VGG 分类网络训练所有结直肠镜图像数据时，息肉分类的准确率比较低。使用迁移学习方法，结直肠影像分类平均准确率得以提升，主要原因是本实验数据相对于 ImageNet 数据集还是较小，因此直接用来训练模型的所有层，会发生过拟合现象。结构保留颜色归一化操作缩小了类内差异，与迁移学习对比看，对结肠癌的分类有积极的作用，但是对结直肠息肉和正常类别还是效果略差。空间金字塔池化显著提升了正常类别和结直肠息肉类别的识别率。结直肠镜图像分类中息肉分类难度较大，主要原因是实验数据中息肉本身类内差异较大，类间差异较小，小的炎症性息肉或增生性息肉与正常结肠镜图像很类似，而存在溃烂、大面积出血的息肉以及网状型息肉又比较接近结肠癌的特征。

5 种不同分割方法的结直肠息肉分割结果对比如表 4.12 所示。从分割实验结果可以看出，Segnet 分割结果很差，完全没分割出息肉的完整形态。U-Net 对息肉定位较准确，但是过分割现象比较严重，而且该方法对成像过程中存在的光斑比较敏感，易将反光部分也当作息肉分割出来。利用在 ImageNet 数据集上训练好的 VGG 预训练权重一次迁移到 U-Net 网络作为编码结构，分割结果明显改善，分割目标轮廓与真实目标接近，但是迁移一次存在漏检情况，即没有分割出任何目标。利用 VGG 预训练模型在本章数据上先训练，然后将训练好的模型再次迁移到分割任务上的两次迁移分割效果较好。但从指标以及实验结果图来看，加入自步学习的模型效果并没有优于两次迁移学习结果，主要是因为利用自步学习来将息肉作为难分样本，将它与结肠癌和正常类别进行区分时，学习到的特征表示重点强调类间差异，从而在分类上表现良好；但在息肉分割任务中，关注的是息肉样本的类内差异，因此过于强调类间差异的特征迁移至分割任务效果不如两次迁移的分割结果。

**表 4.12　5 种不同分割方法的结直肠息肉分割结果对比**

| 病变类别 | 不同分割方法的准确率 | | | | |
|---|---|---|---|---|---|
| | Segnet | U-Net | 迁移一次 | 迁移两次 | 自步学习迁移 |
| DSC | 0.6210±0.2370 | 0.6980±0.3005 | 0.8267±0.2066 | 0.8631±0.1623 | 0.8455±0.2030 |
| Sen | 0.6916±0.2677 | 0.7591±0.3317 | 0.8222±0.2462 | 0.8609±0.1922 | 0.8323±0.2201 |
| Spe | 0.9766±0.0180 | 0.9834±0.0235 | 0.9933±0.0095 | 0.9923±0.0159 | 0.9949±0.0067 |

本小节介绍了一种基于自步迁移学习的结直肠镜图像分类与诊断方法。针对结直肠镜图像分类过程中息肉难以和其他病变类型区分的问题，将患者息肉样本中接近正常样本或者易与结肠癌样本混淆的样本作为难分样本，利用自步学习思想，根据样本学习的难易程度不同为每个样本赋予不同的权重，先利用容易学习的样本训练模型，然后逐渐将难分的样本加入训练成熟的模型中，直至所有样本都参与模型训练。实验结果表明，本方法可以解决存在难分样本的问题，在保证其他类别分类精度的基础上，显著提高结直肠息肉类别的分类精度。准确判断出病变类型之后，将两次迁移学习训练好的模型中全连接层以前的提取特征的部分迁移到分割任务上，作为分割任务的编码器，可以完成图像分割任务，最后根据息肉轮廓和大小结合病理诊断辅助医生制订手术切除息肉预案。

## 4.2.3　基于胶囊网络的疾病类型分类

### 1. 研究背景

计算机辅助诊断(Computer-Aided Diagnosis，CAD)系统必须不断地处理由不同的传感技术、成像协议和患者群体引起的数据分布的永久变化。使这些系统适应新的领域通常需要大量的标签数据来重新训练。这一过程是劳动密集型和耗时的。研究人员提出了一种记忆增强型胶囊网络，用于 CAD 模型在新领域中的快速适配。它由一个胶囊网络和一个记忆增强任务网络组成，前者旨在从一些高维输入中提取特征嵌入，后者旨在利用其从目标域存储的知识。这种胶囊网络能够有效地适应看不见的领域，只需要几个带注释的样本，该方法来自 Aryan Mobiny 在 2020 年发表在 *IEEE TRANSACTIONS ON MEDICAL IMAGING* 上的论文"Memory-Augmented Capsule Network for Adaptable Lung Nodule Classification"[7]。

**2. 算法简介**

基于上述挑战，研究人员提出了一种用于肺结节分类器动态适应数据分布变化的新框架，无需在每个目标机构中从头开始进行昂贵的数据注释和模型培训。首先提出了一种有效的元学习方法，称为记忆增强胶囊网络（MEMCAP），它可以利用少量的标记样本快速适应目标领域。该 MEMCAP 网络具体实现可在 github 网站检索下载。

MEMCAP 体系结构不假设输出 $P_\theta(y|X)$ 的形式，$P_\theta(y|X)$ 是数据点 $X$ 属于类 $y$ 的概率，分别用 $\mathcal{X}$ 和 $\mathcal{Y}$ 表示输入和输出（标签）空间。MEMCAP 由两个子模块组成；首先，特征提取器网络 $F_\theta：\mathcal{X} \rightarrow \mathcal{Z}$ 从大体积输入图像中提取鉴别特征，其中 $\mathcal{Z}$ 是比 $\mathcal{X}$ 低得多的特征空间。然后将嵌入向量传递给任务网络 $T_\varphi：\mathcal{Z} \rightarrow R^C$，其中 $C$ 是 $\mathcal{Y}$ 中类的数目。最后的类预测由下式给出：

$$\hat{y} = p(y|x;\theta,\varphi) = \text{softmax}(T_\varphi(F_\theta(x))) \tag{4-37}$$

其中 $\text{softmax}(a) = e^a / \sum_i a_i$。参数 $\theta$、$\varphi$ 根据分类（$L_{\text{class}}$）和任务特定（$L_{\text{task}}$）目标函数进行优化。研究人员选择使用深度胶囊网络架构作为特征提取器网络，因为它能够跨域提取实体的各种不变低维属性；包括不同类型的实例化参数，如位置、大小、方向等。然后，它将抽象表示传递给任务网络——一个具有显式存储缓冲区的循环控制器，用于快速编码和存储从标记的目标示例中提取的新信息，从而利用目标域中的潜在内在信息进行预测。最后，研究人员提出了一种独立的方法，通过对输入和输出数据应用随机失真来模拟训练和测试期间的域转移。

胶囊网络（CapsNets）是由 Sabour 等人提出的，具体实现可在 github 网站检索下载。作为卷积神经网络（CNN）的替代，CapsNets 具有多个期望特性，并且对对抗性攻击和噪声伪影具有更强的鲁棒性。这些属性促使使用稍有不同的 CapsNets 将输入实例化参数编码为低维向量。

CapsNets 由一系列胶囊层组成，每个胶囊层包含多个胶囊。胶囊是 CapsNets 的基本单位，被定义为一组神经元，其输出形成姿势矢量或矩阵。这与传统的以神经元为基本单位的深层网络形成了鲜明对比。

　　研究人员对 Mobiny 等人提出的 CapsNets 进行了简单但有效的修改，使其能够适当地扩展到高维体积输入，并提高其收敛速度和预测性能，同时需要较少的可训练参数。模型被称为 FastCaps，其架构如图 4.13 所示。FastCaps 由编码器和解码器路径组成。编码器路径使用带有三个残差块的 3D ResNet-20 作为基本网络，然后是 1×1 卷积层，该卷积层输出 $a=64$ 个特征图。所有其他层都是胶囊层，从主胶囊层开始。每个 B 主胶囊图的 4×4 姿势矩阵是以该位置为中心的所有下层 ReLUs 输出的学习线性变换。初级胶囊之后是两层卷积胶囊层，分别具有大小为 $K=3$、步长 $s=1$ 和 $s=2$ 的 C 和 D 胶囊图和核。选择 B=C=D=32 作为胶囊层，并使用动态路由机制在胶囊之间路由信息。卷积胶囊的最后一层与最后的致密胶囊层相连，该致密胶囊层只有一个具有 8×8 姿态矩阵的胶囊。使用输出胶囊的姿态矩阵的 Frobenius 范数来确定预测类别（结节与非结节）。

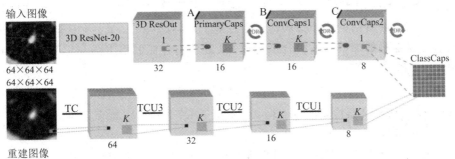

图 4.13　FastCaps＋＋架构的编码器（顶部）和解码器（底部）路径示意图

　　然后，解码器网络重建来自最终胶囊的输入，这将迫使在整个网络中尽可能多地保留来自输入的信息。这有效地起到了正则化的作用，降低了过度拟合的风险，并有助于推广到新的样本。受其他文献的启发，使用由三个转置卷积单元（TCU）组成的卷积结构来重建输入体积。每个 TCU 将体积翻倍，并由两个 3D 转置卷积层（分别具有 $K=1$，$s=1$ 和 $K=3$，$s=2$）组成，每一层之后都跟随有 REU 非线性。最终的转置卷积层（图 4.13 中表示为 TC）使用大小为 $K=1$ 和步长 $s=1$ 的核，并且具有 Sigmoid 形非线性，以将这些值映射到 [0，1]范围。

　　由于从每个新的目标域提供的带注释的反馈样本都具有序列性质，并且需要随时间编码和积累信息，因此具有递归结构的神经网络是一种自然选择。它们配备了一个"内部存储器"，用于捕获到目前为止计算出的信息。长短期记忆（Long-Short Term Memory，LSTM）模型是对普通递归网络（RNN）的一种改进，它能够编码长期依赖性。

研究人员使用配备外部存储器的 LSTM 体系结构作为任务网络来顺序处理新信息。外部存储器通过读写操作与 LSTM 控制器交互。外部存储器由矩阵 $\boldsymbol{M}_t \in R^{k \times q}$ 表示，其中 $k$ 是存储器槽的数目，$q$ 是每个槽的大小。该模型具有一个 LSTM 控制器，该控制器在每个时间片（即接收每个新的注释样本）读取和写入外部存储器。

**读取**：对于给定的输入 $x_t$ 和在时间 $t$ 具有 $k$ 行（槽）大小为 $q$ 的存储器矩阵 $\boldsymbol{M}_t$，控制器将根据控制器隐藏状态（$h_t$）生成密钥 $k_t$，计算为 $k_t = \tanh(\boldsymbol{W}_{hk} h_t + b_k)$。$\boldsymbol{W}_{hk}$ 和 $b_k$ 分别是相应的权重矩阵和偏差值。该密钥将使用余弦相似性度量 $C(\cdot, \cdot)$ 与每个内存槽 $\boldsymbol{M}_t(i)$ 进行比较。这种相似性用于产生读取权重向量 $\boldsymbol{w}_t^r$。

$$w_t^r = \text{softmax}\left[C(k_t, M_t(i))\right] \tag{4-38}$$

其中，Softmax 用于获得归一化权重向量，其元素之和为 1。此向量允许控制器选择与之前看到的值相似的值，称为基于内容的寻址。最后，读取操作通过所有存储器槽的加权线性组合来完成，所述所有存储器槽由归一化读取权重向量 $\boldsymbol{w}_t^r$ 缩放，如下所示：

$$r_t = (\boldsymbol{M}_t)^{\mathrm{T}} \cdot w_t^r \tag{4-39}$$

式中 $r_t$ 是从存储器检索的内容向量，而 $w_t^r \in R^{k \times 1}$ 是指定每个槽应该对 $r_t$ 有多少贡献的读取权重向量。

**写入**：为了写入内存，控制器将在写入最近读取的内存行和写入最少使用的内存行之间进行插补。如果 $w_{t-1}^r$ 是前一时间点的读取权重向量，并且 $w_{t-1}^{lu}$ 是捕获最少使用的存储器位置的权重向量，则使用可学习的 S 型门计算写入权重 $w_t^w \in R^{1 \times k}$：

$$w_t^w \leftarrow \sigma(\alpha_t) w_{t-1}^r + (1 - \sigma(\alpha_t)) w_{t-1}^{lu} \tag{4-40}$$

式中 $\sigma(\cdot)$ 是 Sigmoid 形函数。$\alpha_t$ 是一个标量，在每个时间步计算为 $\alpha_t = w_\alpha h_t + b_\alpha$，$w_\alpha$ 和 $b_\alpha$ 是通过反向传播学习的可训练参数。将信息写入外部存储器的稀有位置以保存最近编码的信息，或最后使用的位置用更新的、可能更相关的信息去更新存储器。然后，在时间 $t$，$\boldsymbol{M}_t(i)$ 处的第 $i$ 个存储器插槽被更新为

$$\boldsymbol{M}_t(i) \leftarrow \boldsymbol{M}_{t-1}(i) + w_t^w(i) \cdot a_t \tag{4-41}$$

其中 $a_t$ 是当前隐藏状态的线性投影，后跟 tanh 非线性。

为了创建使用最少的权重向量 $w_t^{lu}$，控制器维护一个使用权重向量 $w_t^u$，它在每个读写步骤后更新为

$$w_t^u \leftarrow \beta w_{t-1}^u + w_t^r + w_t^w \tag{4-42}$$

其中，$\beta\in[0,1]$ 是一个标量参数，用于确定以前的使用值应该以多快的速度衰减。最少使用的权重向量 $w_{t-1}^{lu}$ 是从 $w_{t-1}^u$ 通过将其最小元素设置为 1，将所有其他元素设置为 0 而生成的独热编码向量。最后，使用读取的内容向量和隐藏节点 $(r_t, h_t)$ 的连接来预测输出。与 LSTM 相比，外部存储器的引入使循环网络能够存储和检索更长期的信息。这解放了主控制器，增加了它学习数据中高度复杂模式的能力。

本学习过程是一个情景式的训练方案，旨在暴露分布不匹配的模型优化。情景训练的思想受到了人类世代学习和进化的启发，每一次训练都模拟学习者的寿命，学习如何优化其表现。下一片段就像下一代学习者使用积累的知识来解决类似的问题，而不管数据分布是否发生变化。给定标记的训练数据 $\mathcal{D}=\{(x_n, y_n)\}_{n=1}^N$，从新的域 $\mathcal{D}=\{\mathcal{D}_1, \mathcal{D}_2, \cdots, \mathcal{D}_K\}_{n=1}^N$ 中改变输入/输出数据分布。在实现过程中，将来自新域的每个图像序列的训练称为一个片段。

假设不翻转标签的场景，网络可以简单地从输入图像中预测真实标签，而不是依赖于提供的标签。这是不可取的，因为模型对来自目标域的新信息变得不敏感。这是受到其他研究中用于学习不同任务的动态映射策略的启发。大量实验表明，引入这种合成域转换显著提高了学习模型的跨域迁移能力。

首先将源域 $\mathcal{D}=\{\mathcal{D}_k\}_{k=1}^K$ 拆分为不相交的元序列（$\mathcal{D}^{tr}$）和元测试（$\mathcal{D}^{te}$）集合。在元训练阶段，按顺序地将来自新域 $\mathcal{D}_k^{tr}$ 的输入 $x_t$ 输入 FastCaps++（特征提取器网络）来训练系统，以提取语义特征 $P_t^{out}\in\mathcal{Z}$，然后与延时输出 $y_{t-1}$ 一起反馈送到任务网络，以预测当前标签 $y_t$。

在实验中使用三组不同的 CT 图，这些数据集是独立采集和预处理的，因此可以将它们的图像视为来自不同分布的样本。这些图像说明了区分结节和非结节病变是一项极具挑战性的任务，因为肺结节在形状、大小和类型上有很大的差异（实性、胸膜下、空腔和磨玻璃），非结节候诊者通常与真实肺结节的形态相似。

所有基线深度模型均使用 Adam 优化器进行训练，$\beta_1=0.9$（CapsNets 为 $\beta_1=0.5$），$\beta_2=0.999$，固定批量为 16，学习率为 $10^{-3}$ 以指数形式衰减（每 1000 步，基数为 0.97）至最小值 $10^{-5}$，当且仅当输入图像中存在结节时，使用交叉熵损失对 CNN 进行训练，同时对 CapsNets 进行训练以最小化边缘损失，以强制输出胶囊具有大激活：

$$L_{class}=y\max(0, m^+-a)^2+\lambda(1-y)\max(0, a-m^-)^2] \qquad (4-43)$$

其中 $y$ 是基本事实标签。如果存在结核，则最小化该损失将强制 $a$ 高于 $m^+$，否则，$a$ 将低于 $m^-$。在实验中，设置 $m^+=0.9$，$m^-=0.1$，$\lambda=0.5$。通过最大化预测概率得分与真实标签之间的交叉熵来优化递归任务网络的参数。使用与基线模型相同的配置的 ADAM 优化器对 MEMCAP 模型进行端到端的训练。执行随机搜索以找到最佳参数值。使用大小为 40 的 128 个内存插槽和具有 200 个隐藏单元的 LSTM 控制器可获得最佳结果。

**3. 结果分析与总结**

对于每一个片段，随机地将对比度、亮度、高斯模糊和仿射变换的组合应用到整个 3D 空间，以从新的模拟域（或任务）中生成样本。请注意，为了公平比较，所有的实验都使用了相同的数据增强技术。对于给定的模拟域，每个变换被选择的概率为 0.5。使用 Python 成像库（PIL）来执行对比度、亮度和模糊转换；参数的选择范围是 $[0.1, 1.9]$，以允许低亮度和高亮度以及对比度值（其中 1 输出原始图像）和范围 $[0, 2]$ 进行模糊处理。使用 TensorFlow 来应用仿射变换，包括缩放（$[0.5, 2]$，其中 0.5 对应于每个维度图像大小的一半）、平移（沿每个轴最多 20 个像素）和剪切（在 $[-0.5, 0.5]$ 弧度范围内选择逆时针剪切角度）。表 4.13 给出了不同模型的分类结果。

**表 4.13　不同方法获得的平均测试 AUROC(%)**

| 模　型 | 不同带标记样本的 AUROC（%） | | | | | | | | | | | | | | |
| --- | --- | --- | --- | --- | --- | --- | --- | --- | --- | --- | --- | --- | --- | --- | --- |
| | 数据I | | | | | 数据II | | | | | 数据III | | | | |
| | 2nd | 4th | 10th | 20th | 30th | 2nd | 4th | 10th | 20th | 30th | 2nd | 4th | 10th | 20th | 30th |
| Transfer Learning | | | | | | 70.16 | 70.23 | 71.31 | 73.2 | 73.56 | 62.04 | 62.12 | 62.83 | 63.24 | 63.58 |
| Associative Learning | 67.29 | 72.33 | 77.81 | 80.07 | 80.45 | 65.58 | 73.01 | 75.16 | 78.94 | 80.I9 | 62.1 | 64.21 | 68.49 | 70.63 | 72.06 |
| LSTM | 56.45 | 68.86 | 73.22 | 79.54 | 80.33 | 60.33 | 67.01 | 75.4 | 81 | 81.31 | 59.42 | 61.33 | 67.81 | 72.91 | 74.68 |
| MANN | 59.30 | 69.94 | 75.63 | 84.11 | 85.35 | 61.45 | 69.73 | 72.59 | 82.49 | 83.031 | 59.95 | 63.71 | 80.16 | 83.28 | 84.19 |
| MAML | 60.43 | 68.43 | 76.39 | 83.21 | 85.13 | 60.11 | 71.57 | 78.42 | 83.84 | 84.29 | 60.79 | 63.43 | 78.58 | 81.94 | 82.52 |
| MEMCAP | 62.77 | 77.43 | 84.09 | 87.92 | 90.24 | 64.17 | 73.07 | 83.42 | 89.57 | 92.45 | 61.23 | 6443 | 84.71 | 88.67 | 89.09 |

为了评估研究人员提出的体系结构的性能，将所得的结果与迁移学习、联想学习和 MAML 进行了比较。通过应用不同类型的失真（对比度移位、高斯模糊和 FGSM 对抗性攻击）来模拟域移位。从这些结果中，观察到 MEMCAP 比其他评估方法对数据失真有更强的鲁棒性。这表明 MEMCAP 对结构域转移更有抵抗力，因此能够学习潜在的领域无关信息。然后，使用从独特机构收集的数据集和独特的成像设置来评估该技术的性能。

在数据 II 中，样本是从一家医院收集的，然后由一个独立的有经验的胸科放射科医生小组标记。注意到，当提供足够的标记样本时，MEMCAP 的性能明显优于其他技术；MEMCAP 仅使用 10 个标记样本就可以获得 83.42％的平均 AUROC，而 MAML 需要 20 个标记样本才能达到类似的性能水平。MAML 和 MEMCAP 之间的性能差异是由于 MAML 框架的固有弱点产生的；虽然在 MEMCAP 模型中观察到跨片段的稳定性能，但在训练 MAML 模型时观察到显著的性能不稳定。这可能是缺少跳跃连接和展开的网络的大深度而导致的梯度消失和爆炸。

　　研究人员还注意到，最大似然学习算法的性能在很大程度上依赖于在给定输入数据集的大范围内（如 $\alpha$ 和 $\beta$ 学习率）找到最优的超参数。MEMCAP 不太容易受到这些限制的影响；它在 30 个标记样本的情况下达到了 92.45％的峰值性能，大大超过了所有基线方法的性能。与数据 I 和数据 II 不同，数据 III 中生成的所有样本都是偶然的。此外，由于这些扫描的性质，结节通常比数据 I 和 II 中观察到的结节小。结果表明，与其他基线方法相比，MEMCAP 框架能够很好地处理这种显著的区域偏移。研究人员注意到，MEMCAP 优于所有其他方法，仅在 10 个和 30 个标记样本后，对偶发肺结节的分类准确率分别达到 84.7％和 89.1％。MEMCAPS 对结构域移位的抵抗力，表明它非常适合于评估偶发肺结节的任务，并且可以在临床环境中有效地使用。

　　通过深度网络的适应性实验发现，虽然深度神经网络在一组数据上实现了最先进的性能，但它们在响应域转移时表现不佳。MEMCAP 模型是一种通过元学习训练的深度神经网络结构，用于从 CT 扫描中执行肺结节分类中的域自适应。它由一个 CapsNets 特征网络组成，该网络从高维输入量中提取不变的跨域的低层和高层语义结构。然后，输出被馈送到任务网络：记忆增强递归网络，其学习使用少量标记样本从其外部存储库快速存储和检索特定领域的信息。因此，MEMCAP 能够利用可用的带标签的目标示例来存储和利用目标域中的潜在内在信息，从而改进其相应的决策能力，这避免了操作员必须为每个域重新训练网络，因为重新训练需要大量的时间、计算资源和人力。实验结果表明，当数据分布发生变化时，研究人员所提出的分类器在肺结节分类任务中几乎完全适应，而流行的深度网络的性能随着大的域移动而下降。

## 本 章 小 结

　　计算机技术发展日渐成熟，将计算机技术应用于医学领域，为医学诊断，辅助检测作出了重要贡献。本章侧重于人工智能技术在医学影像中病变检测与分类的应用，从视觉注意和字典学习、迁移学习、自适应定位和追踪、水平集和 SVM、强化学习等方面介绍了病变检测方法。除此之外，人工智能技术在病变分类领域也得到广泛应用。本章结合多示例学习和多标签学习的算法完成了乳腺病理学图像的多分类，从核匹配追踪、自步学习和胶囊网络三个领域介绍该病变分类的应用情况，从而有效避免操作人员为不同的域训练网络而耗费的时间、人力与物力。

## 本章参考文献

[1]　王辰娇. 基于稀疏表示的胃部 CT 图像淋巴结检测与识别[D]. 西安：西安电子科技大学，2014.

[2]　卢云飞. 基于强化学习多尺度和多任务的病灶分割与 few-shot 自适应多器官分割研究[D]. 西安：西安电子科技大学，2021.

[3]　GOU S P, WU J L, LIU F, et al. Feasibility of automated pancreas segmentation based on dynamic MRI[J]. The British Journal of Radiology, 2014，87(1044).

[4]　金军. 基于 KVCT 图像的前列腺内病变组织显著性识别可行性研究[D]. 西安：西安电子科技大学，2016.

[5]　姚瑶. 基于核匹配追踪的医学影像辅助诊断[D]. 西安：西安电子科技大学，2010.

[6]　田茹. 腹部器官与病变识别的深度学习方法研究[D]. 西安：西安电子科技大学，2019.

[7]　ARYAN M, YUAN P. Memory-augmented capsule network for adaptable lung nodule classification[J]. IEEE transactions on medical imaging, 2020，37(3).

# 第 5 章　智能医学影像分割

医学影像分割是根据灰度、颜色、纹理和形状等特征把影像分为若干互不交叠的区域，并使得这些特征在同一区域内呈现相似性，不同区域呈现明显差异性。医学影像分割是医学影像处理中最基础的技术之一，它是临床诊断、手术导航、穿刺和引导肿瘤放疗等精准医疗的关键。目前，医学影像分割主要以细胞、组织与器官图像为对象。本章以智能医学影像分割为主线，介绍传统和深度学习的分割方法，并从临床应用的角度介绍多种传统和深度学习方法分割实例。

## 5.1　智能医学影像分割

智能医学影像分割方法主要分为传统和深度学习分割方法。传统影像分割方法主要依赖图像灰度值的不连续性和相似性特征：不连续性是以灰度突变为基础分割影像；相似性是根据一组预定义的准则将影像分割为相似区域，常见的有基于边缘、阈值、区域生长、图论等分割方法。本节主要介绍传统分割方法和深度学习分割方法以及医学影像分割评价指标。

### 5.1.1　基于传统方法的医学影像分割

#### 1. Atlas 分割

基于图谱（Atlas）的分割方法在医学影像器官分割上应用广泛，它不仅可以提取最后的分割结果，也可以作为预处理为其他分割方法找到目标器官的位置。

医学上，图谱是由两部分图像构成的，一部分叫模板，是医学影像数据，另一部分叫标签，是与模板对应人工标记出目标的图像结果。图 5.1 就是一个胰腺图谱的示意图，图 5.1(a)是模板图像，它是一幅人体腹部 MRI 图像，图 5.1(b)是标签图像，白色区域标记是模板图像中胰腺的位置。

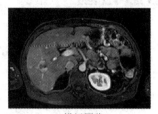
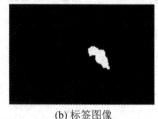

(a) 模板图像　　　　　　　　　　(b) 标签图像

图 5.1　胰腺图谱示意图

基于图谱的分割方法是将模板图像与待分割的图像配准后求出转换公式，并根据该转换公式将标签迁移到待分割的图像上，迁移后的标签就是最后的结果。该方法中对分割结果影响较大的环节主要有两个：一个是构建图谱，另一个是图像配准。在图谱构建过程中，用一个图谱进行分割的方法被称为单图谱分割方法，综合许多图谱来分割的方法被称为多图谱分割方法。如果要分割的图像均来自同一位患者，只需要从中选取一幅图像构建图谱，其他所有图像都配准到该图谱上就可以完成分割。但是要对新患者进行分割时，还需要构建新的图谱。所以一个图谱不具有一般性，构建适合一群人的有代表性的图谱要求在构建图谱的时候让图谱来自多个有代表性的图像。在图像配准过程中，通常需要结合使用刚性配准和非刚性配准，刚性配准不改变图像的结构，只是进行平移和旋转，可以让两幅图像在位置和角度上达到匹配；非刚性配准可以对两幅图像之间的局部细节进行调整，使得两幅图像之间的匹配度达到最高，提高最后的分割准确率。

**2. 统计模型分割**

统计模型是基于图像中的统计信息，主要是图像中轮廓边界和图像纹理信息，并采用特定参数进行建模。主动形状模型（Active Shape Model，ASM）和主动表观模型（Active Appearance Model，AAM）多被应用于多种器官分割中，并实现良好的分割性能。

主动形状模型（ASM）最初是由 Cootes 等人提出的，它在思想上类似于主动轮廓模型，即定义一个能量函数，通过调整模型参数使能量最小化。它用局部纹理模型在特征点周围进行局部搜索，用全局统计模型约束特征点集组成的形状，二者反复迭代，最终收敛至最优形状。在 ASM 的基础上，Cootes 等人为提高定位效果，进一步提出了主动表观模型（AAM）。主动表观模型是对 ASM 算法在纹理模型上的扩充，把目标的局部纹理模型扩充为全局纹理模型，融合统计形状和纹理建立用于表观模型目标定位。在搜索过程中，假设两种线性映射：从表观变化到纹理变化，再从纹理变化到位置变化。依据它们相互映射关系来调整模型参数，获得与目标相匹配的形状模型和纹理模型。计算当前得到的形状模型纹理和目标图像纹理之间的差值，当两者之差达到最小时，认为合成图像与待检测图像最为接近，停止搜索生成最优匹配结果。

然而，基于统计模型分割方法的性能依赖于模型的表达能力，若模型并不能很好地表达待分割器官的边界、形状等特征，就不能约束分割结果逼近真实的器官边界、形状和区域，分割质量较差。

**3. 混合模型分割**

随着对分割结果精度要求的逐渐提高，融合了多种模型的混合分割方法也被应用于多种器官和影像模态中。Qazi 等人提出了一种基于特征驱动模型的分割方法，用于头颈部 CT 图像中的多种组织分割。他们使用平均 Atlas 图来识别测试图像中的显著性标志点，根据标志点与参考数据集之间的关系引导配准算法生成特定器官的形变模型。该分割框架依赖于对用概率 Atlas 生成的边界勾画结果不确定性的定量评估，并使用基于局部信息的分类解决体素级的不确定性，对分割结果进行细化。Gorthi 等人提出了一种新型的基于 Active Contour 的 Atlas 配准方法，用于分割头颈部 CT 图像中的淋巴结区域。为了在即使 Atlas 图像与测试图像之间存在严重的解剖结构差异的情况下也能够生成准确并鲁棒的分割结果，它们使用基于有明显边界的器官配准结果计算的密集形变域来分割淋巴结区域。

## 5.1.2　基于深度学习的医学影像分割

**1. U-Net 及其变体网络框架下的医学影像分割**

随着以卷积神经网络（CNN）为代表的深度学习技术在各个领域的广泛应用，基于深度学习的自动化分割网络也被广泛研究，并在不同的分割目标和医学影像模态中获得了良好的分割性能。但是该类型的分割网络需要从图像目标区域和背景区域提取大量具有代表性的图像块，还需要重建恢复原始图像大小，获得分割结果，操作复杂，计算效率偏低，分割结果中容易出现累积误差和平均效应，拉低分割精度。而且，网络输入块大小决定了网络可获取的特征区域范围，局部训练图像块限制了网络对于图像全局建模的能力，也限制了网络的分割精度。但是随着全卷积神经网络（FCN）和 U-Net 的提出，分割网络的训练和测试过程都被大大简化，各种分割问题的精度和效率都被大幅提升。Ronneberger 等人最早提出 U-Net，并将 U-Net 用于 ISBI（International Symposium on Biomedical, ISBI）举办的电子显微镜堆中神经结构分割竞赛中，U-Net 的分割结果优于当时性能最好的基于滑窗的 CNN 的分割结果，并获得了该竞赛的第一名。

U-Net 网络模型属于全卷积神经网络的一种，是一个有监督的端到端的图像分割网络，因其网络结构形似字母 U，所以命名为 U-Net，如图 5.2 所示。它的网络由左侧四层的收缩层（向下）和右侧四层扩展层（向上）构成，从收缩层跳接到扩展层可以增强高分辨率层的上下文信息。左侧的目标是提取特征，将每一个区域划分为相似区域和非相似区域，右侧的目标是更精确地定位区域。

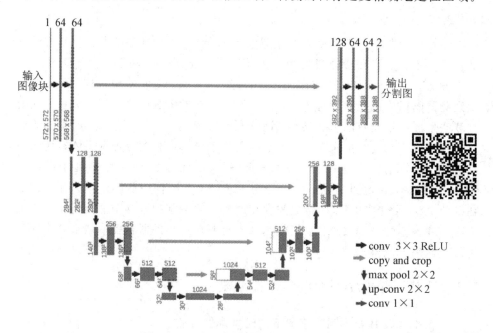

图 5.2 U-Net 网络结构图

收缩层由 4 个模块组成，每个模块使用了两个 3×3 卷积层和 1 个 2×2 最大池化层级联进行降采样，每次降采样之后图像特征图的个数乘 2，特征图尺寸也会进行缩小。扩展层同样由 4 个模块组成，每个模块都涉及对特征图先进行向上采样，然后是两个 3×3 转置卷积层及非线性激活单元级联，从而减少特征通道数。每一扩展层的跳接主要是在左侧收缩层和右侧扩展层之间完成。需要注意的是，除最后一层外，每一个收缩层或者扩展层都包含 ReLU 激活函数：

$$f(x) = \begin{cases} 0 & x \leqslant 0 \\ x & \text{其他} \end{cases} \tag{5-1}$$

其中，$x$ 是经过卷积层之后的像素值。最后一层将像素值转为 $[0,1]$（目标分割区域和非目标区域），因此这里使用 sigmoid 函数：

$$f(x) = \frac{1}{1 + e^{-x}} \tag{5-2}$$

U-Net 将下采样过程中的特征图跳接到对应的上采样特征图上，从而形成一个对称的 U 型结构，并且使得解码器在每个阶段都可以学习编码器池化过程中丢失的信息。

U-Net 网络能够结合图像的全局特征与局部细节特征，进行综合的优化。在刚开始卷积时，图像特征图保留的是高分辨率的细节信息，能为最终的图像提供精细分割，而经过一次一次卷积池化后，最后特征图中包含的是整幅图像的全局信息，能提供分割目标在整个图像中上下文语义信息，反映目标和周围环境之间的关系。最后经过一层一层上采样，将不同层级的信息进行融合，便可获得多尺度的信息，最终得到分割结果。除此之外，U-Net 引入了加权损失，在损失函数中对于发生接触的同类目标之间的背景信息分配一个比较大的权重，用于解决在这种情况下区分两个同类的目标边界的分割问题，进一步取得更加精细的分割结果。

然而随着深度学习技术的不断发展和临床中对分割性能要求的不断提高，单纯的 U-Net 分割网络的分割性能已经难以满足需求。U-Net 及其变体随之被大范围应用于多种医学影像分割任务，并展示出了良好的分割性能和效率。例如，Milletari 等人将 U-Net 网络结构扩展至 3D，实现了医学影像数据的体分割，充分利用了 3D 医学数据中的环境信息。为了解决对 U-Net 结构在不同任务中最优结构的探索和跳跃连接中不必要的限制性设计，周纵苇等人在 U-Net 的基础上引入了嵌套结构和新设计的跳跃连接层的 U-Net＋＋网络，通过高效的方式嵌入不同深度的 U-Net 网络，以解决对理想网络深度的未知，部分共享了同一个编码器，并通过深度监督实现了共同学习。而 Seo 等人从另一方面出发，在原有网络结构基础上提出了新型的 Modified U-Net(mU-Net)，在跳跃连接层中添加了包含去卷积和激活层的残差路径，以避免特征中低分辨率信息的重复传输。而且，跳跃连接层中也引入了额外的卷积层，用于提取小目标输入的高层全局特征和大目标的高阶边缘特征。Oktay 等人将注意力机制加入到了 U-Net 中，提出 Attention U-Net 用于 CT 图像中胰腺的自动化分割，在跳跃连接层中使用注意力门单元加强传递到网络中解码部分的显著性特征，提升了模型对目标像素的敏感度，并且不需要复杂的启发式算法。

### 2. 多任务学习框架的医学影像分割

在深度学习领域中，多任务学习一直是一个热门的研究课题，因为深度学习是一种模仿人类学习的技术，人类在认知学习时能够同时进行大量的认知学习任务，从而大幅节约时间，提升学习效率。深度学习技术刚提出的时候仅仅能够进行单任务的学习，随着深度学习技术的发展，专家学者们越来越希望能够进行多任务学习，减小多个任务学习的成本，并借助不同任务之间的相关性实现不同任务间的信息互补，以提升多个任务的学习效果。在深度学习中，多任务学习模型主要有三种学习模式：参数硬共享机制、参数软共享机制和分层共享机制。

多任务学习框架是目前比较流行的网络框架。由于单个网络可利用信息较少，而若与其紧密相关的任务同时学习，可实现信息共享，起到互相促进的作用。例如，分割和分类或对目标区域定量评估等任务，两个或多个任务高度相关，可利用多个任务之间的关系对子任务提供额外的信息和约束，达到协同学习的目的。

### 3. 深度学习交互式医学影像分割

目前医学影像的分割算法大概分为人工分割、自动分割和交互式分割三种。人工分割方式准确率高，但是当数据量庞大时，如果全凭借人工去分割耗时耗力，且对分割人员的专业水平要求也相对较高。人工分割的缺点决定了急需寻求一种高效的方法作为替代品。自动分割方式是完全由机器来进行分割，效率高，成本低。但是对于一些背景多变的图像分割效果往往是很差的。交互式分割是一种人机交互的分割方式，通过人工选择目标区域的一部分做标记，并以此作为先验信息提供给分割算法进行分割。交互式分割的优点是实时性和目的性更强，准确度也较高，但需要人工输入一定的信息。

在目前的医学影像分割方式中交互式分割是主流，因为它是自动分割和手动分割的一种折中方式。它既避免了手动分割的烦琐性，又避免了自动分割的盲目性。当前主流的医学影像交互式分割方法主要有基于边缘的交互式分割方法、基于图的交互式分割方法和基于区域的交互式分割方法。

#### 1）基于边缘的交互式分割方法

基于边缘的交互式分割方法是通过寻找图像的边缘而将其分割出来。其中，live wire 是一种通过边缘提取来进行图像分割的方法，它基于动态规划图搜索算法，合理地构造代价函数和选择目标点和起始点，在全图范围内寻找给定两点间的最优路径，用于提取物体的边缘。然而医学序列图像从上到下边缘的变化比较大，已有经验表明使用这种方法分割医学影像时往往得不到好的结果。

2）基于图的交互式分割方法

基于图的交互式分割方法是将图像视为一个有权无向图，并把像素当作图的节点，使用最小切割原理得到最优分割。经典的基于图的分割方法有 Graph Cut 以及 Grab Cut 等。这类方法的缺点是分割速度比较慢，因为它的计算量非常大。

Graph Cut 方法最早是由 Greig 等人提出的，后来 Boykov 等人对该算法进行改进。该方法把待分割的图像看作一个加权图，原来图像中每一个像素点对应加权图中的顶点，每两个相邻像素看作两个顶点的边，这两个像素点的相似性看作权值。这样就可以把图像的分割问题用图论的最小割思想来解决。根据图的权值设置能量函数，通过找到使能量函数最小边完成图像分割。Graph Cut 法在应用过程中可以兼顾边缘信息和区域信息，可以高效地找到最优解，十分具有应用价值，但在使用过程中需要通过交互来确定待分割的目标和背景。

Grab Cut 是基于图割（Graph Cut）实现的图像分割算法，是一个不断进行分割估计和模型参数学习的交互迭代过程。与 Graph Cut 指定两个顶点不同，Grab Cut 只需要在目标外面画一个框，把目标框住就可以完成良好的分割。如果增加额外的用户交互（由用户指定一些像素属于目标），那么它的分割效果会更好。此外，Grab Cut 具有分割速度快、效果好、支持交互操作的特点。

3）基于区域的交互式分割方法

基于区域的交互式分割方法是将图像先分解成一个个子区域，然后依据一定的策略对各子区域进行合并。例如区域生长法和区域分裂合并法等。区域生长法的思想是在目标区域选取一个点作为种子点，然后从种子点开始按照某种生长规则判断周围像素点是否属于要分割的目标并将其并入生长区域，如此迭代进行，直到达到预先设置的停止条件为止。相似性判断规则可以是灰度、梯度等性质。在区域生长中要解决的几个问题是：种子像素点的选择、选择合适特征来判断要并入的像素点与待分割目标之间的相似性、生长标准的选定和停止生长标准的制定。区域生长法有分割速度快、方法简单等优点，但是它同时需要人为参与来设置种子点，对于种子点的选取是比较敏感的，种子点选得不好，得到的结果往往也会很差。

区域分裂合并法的基本思想是，先确定一个分裂合并区域的准则，即某种特征如纹理特征在一个区域的一致度。如果该区域特征不一致则进行分裂把区域分解成若干个相等的子区域。相邻的子区域满足特征一致性进行子区域之间的合并，直到所有的大区域不再满足分裂合并的条件时算法终止。区域分裂合并法需要人为设定分裂合并区域的规则，规则的设定直接影响了算法实施结果的好坏。

### 4. 基于弱监督、半监督学习的分割

语义分割模型通常需要大规模含有详细像/体素级标签的数据集进行训练和测试，然而，这一要求对于分割任务难以实现。尤其对于多器官分割任务来说，获取像/体素级完整标注的医学影像成本高，质量不稳定，这些都成为阻碍将深度分割网络扩展到新的目标和领域的重要因素。弱监督和半监督学习成为解决这一难题的重要研究方向。有效利用小部分含有详细标注的数据集和大量无标注的数据集，或含有弱标签的数据集训练模型，不仅可以缓解数据标注的负担，而且能够增强网络的鲁棒性和泛化能力，可以灵活地扩展到新的目标和领域。

最近，生成对抗网络在半监督环境下的语义分割任务上表现出巨大的潜力。在原来生成器损失的基础上，基于生成对抗网络结构增加度量有标签样本特征与生成数据特征分布的差异损失项，作为生成器的辅助损失项，并与原来的生成器损失项设置不同的权重比，然后将生成器输入噪声生成的前列腺MRI图像、少量的有标签数据以及无标签数据分别输入判别器，三类数据会分别输出判别器最后一层卷积层的输出结果，经过 softmax 之后得到每个像素预测类别，以及判别器反卷积层前倒数第一层卷积层提取的特征。最后通过优化判别器损失函数和生成器损失函数，完成半监督 3D MRI 前列腺图像分割任务。

### 5. 精准放疗中多风险器官自动化分割

多风险器官自动化分割中，器官形状、大小的差异给分割网络的设计和训练带来很大的挑战。平衡不同器官间体积大小的差异、优化难度的差异是多器官分割任务中需要解决的关键问题。同时，针对多器官中的弱势器官，在提升整体分割精度的前提下，如何重点提升弱势器官的分割精度是目前多器官分割任务中需要解决的问题之一。

针对不同部位多风险器官的分割问题，提出了不同的分割网络框架。例如，针对头颈部放疗中多器官分割难度大、对器官形状完整性要求高等问题，提出基于形状表达模型约束的分割网络。通过利用形状表达模型在训练数据集上预学习待分割器官的高维形状特征，在分割网络训练过程中约束网络输出结果的形状，提升了分割结果器官形状的完整性和一致性。针对低场强 MR 图像中图像对比度低，腮腺、咽部和喉部等软组织器官分割结果易出现欠分割和离散假阳性区域等问题，提出了基于密集连接网络和对抗训练机制的分割框架。

该框架中形状表示模型和判别网络的引入分别从高维形状特征空间和图像层面对分割网络的训练进行约束，进一步增强分割网络的性能和分割结果的有效性。为了缓解训练 3D 医学影像分割网络对大规模含有详细标注的数据的依赖，提出在分割网络的基础上，在网络子模块中同时引入通道间注意力模块和空间注意力模块，分别对通道和空间的特征关系进行建模并重新进行校准，以增强有效特征，弱化无效特征，从而增强网络的判别能力，提升分割效果。该分割算法用于检测多时相 CT 数据集上，在放疗过程中放射剂量对风险器官体积大小造成的影响。针对腹部多器官分割中器官难度差异大、边界模糊等难题，提出基于任务级学习机制的分割网络，在网络训练过程中，对不同器官的分割进程进行评估，根据分割进程在损失函数中对不同的器官行进行加权，直至模型整体进入成熟阶段。同时，在损失函数中引入边缘监督项，用于提升分割边缘的完整性、一致性，实现了 8 个腹部器官的联合分割，对分割效果较差的器官提升明显，边界完整性提升也较大。

## 5.1.3　医学影像分割评价指标

在医学影像分割领域，常采用以下经典的分割评价指标来全面评价分割网络的性能。

（1）Dice 相似系数（DSC）：测量分割结果和对应的标签之间的重合程度。定义如下：

$$DSC = \frac{2 \parallel V_A \bigcap V_B \parallel}{\parallel V_A \parallel + \parallel V_B \parallel} \tag{5-3}$$

（2）敏感度（SEN）：测量正确分割体素在标签中所占的比例。定义如下：

$$SEN = \frac{\parallel V_A \bigcap V_B \parallel}{\parallel V_A \parallel} \tag{5-4}$$

（3）特异度（PPV）：测量正确分割体素在分割结果中所占的比例。定义如下：

$$PPV = \frac{\parallel V_A \bigcap V_B \parallel}{\parallel V_B \parallel} \tag{5-5}$$

（4）平均表面距离（ASD）：测量分割结果与对应标签表面像素之间的平均距离。定义如下：

$$ASD = \frac{1}{2} \left\{ \frac{\sum\limits_{z \in S_B} d(z, S_A)}{|S_B|} + \frac{\sum\limits_{z \in S_A} d(z, S_B)}{|S_A|} \right\} \tag{5-6}$$

（5）最大表面距离（MSD）：测量分割结果与对应标签表面像素距离。定义如下：

$$\text{MSD} = \max_{l} (d(M_S^l, M_T^l), d(M_T^l, M_S^l)) \tag{5-7}$$

$$d(A, B) = \frac{1}{M} \sum_{a \in A} \min_{b \in B} \| a - b \| \tag{5-8}$$

95%最大表面距离(95SD):

$$95\text{SD} = \frac{1}{2} [K_{95} (\min_{z \in S_B} d(z, S_A)) + K_{95} (\min_{z \in S_A} d(z, S_B))] \tag{5-9}$$

其中,$S_A$ 和 $S_B$ 分别为手工分割结果和自动化分割结果表面,$d(z, S_A)$ 为自动化分割结果的表面体素 $z$ 到手工分割结果表面 $S_A$ 的最短距离,同样,$d(z, S_B)$ 为手工分割结果的表面体素 $z$ 到自动化分割结果表面 $S_B$ 的最短距离。$K_{95}$ 表示 95%。

(6) Hausdorff 距离(HD):测量轮廓标签之间的最大距离。定义如下:

$$H(A, B) = \max(h(A, B), h(B, A)) \tag{5-10}$$

其中,$h(A, B) = \max_{a \in A} \{ \min_{b \in B} \{ \| a - b \| \} \}$ 分别是标签 A 和 B 中的 $a$ 和 $b$ 体素。

改进的 Hausdorff 距离(MHD):它使用 $h(A, B)$ 的 95%并且对异常值较不敏感。

(7) 平均绝对距离(MAD):

$$\text{MAD}(A, B) = \frac{1}{2} \left\{ \frac{1}{N_A} \sum_{a \in A} d(a, B) + \frac{1}{N_B} \sum_{b \in B} d(b, A) \right\} \tag{5-11}$$

(8) 平均电极到表面距离(MESD):作为与给定表面估计 $\hat{S}$ 的电极距离分布的度量,高的 MESD 值表明较差的分割估计:

$$\text{MESD}(E, S) = \frac{1}{N_E} \sum_{x_e \in E} d(x_e, S) \tag{5-12}$$

# 5.2 智能医学影像分割技术与应用

基于上述传统方法和深度学习方法的基础理论和模型设计,医学影像分割方法逐步应用于临床诊疗实践过程中。但是与日常生活中常见场景的分割任务不同,医学影像存在对比度低、信噪比低、光强低等问题,并且器官本身存在运动和变形,个体之间差异度高,这些因素都导致了医学影像分割的难度。下面将采用传统和深度学习方法,对不同部位不同器官的分割实例进行探讨,阐明不同组织器官采用不同分割方法的特点和优势。

### 5.2.1 基于传统方法的分割技术与应用

**1. 基于多图谱的胰腺磁共振图像分割**

1）研究背景

本小节讲述了一种基于多图谱的磁共振图像胰腺分割方法，该方法出自 2017 年西安电子科技大学牛帅的硕士论文《基于低秩分解和多图谱的胰腺三维磁共振图像分割》[1]，可使得胰腺分割结果更加精确、完整，外形更好。基于多图谱的分割方法可以通过相似性度量，从大量的图谱中选择最相似的图谱来完成配准分割，很大程度上解决了单一图谱带来的问题。基于图谱最核心的步骤有两个：医学影像配准和标签融合。医学影像配准试图寻找待配准的两幅影像之间的变换公式，通过这个公式可以将模板变换到待配准的图像上，使感兴趣的特征点或器官匹配在一起。标签融合主要用于将许多个结果按照一定的策略综合在一起，求得更接近真实的结果。

2）算法简介

基于多图谱的胰腺分割方法如图 5.3 所示。在分割过程中，首先将模板图像与待分割的胰腺图像进行基于 Powell 算法的刚性配准，得到变换公式 $T_1$ 后，模板图像和标签图像根据变换公式 $T_1$ 进行变换。然后再用变换后的模板图像和待分割的胰腺图像进行基于 Symmetric Demons 的非刚性配准，得到变换公式 $T_2$，再根据变换公式 $T_2$ 对模板图像和标签图像进行变换。接着计算模板图像和待分割胰腺的相似性，根据相似性大小对标签进行排序，选出最相似的前 5 个标签。最后通过全局多数投票法对得到标签进行融合。

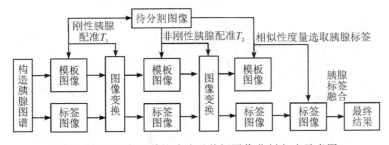

图 5.3 基于多图谱的胰腺磁共振图像分割方法示意图

（1）构建胰腺图谱。

图谱提供了胰腺分割的先验信息，不同的图谱构造策略对最终的分割影响很大，该方法首先要通过人工标记好的目标构造具有代表性的图谱。本节一共采用 7 位志愿者的 MRI 影像数据进行实验，因为图谱数量越多，就越可能在配准过程中得到相似性最好的标签，最后的结果也就越精确，所以在构造图谱的时候，将待分割志愿者影像序列之外其他数据都用作构造图谱。以 VIBE 和 HASTE 序列各选取一幅为例，原始图像和最终人工构造的胰腺图谱如图 5.4 所示。可以看出 VIBE 序列和 HASTE 序列制作的图谱的目标相对于背景的亮度不同，HASTE 序列制作的图谱胰腺偏暗，VIBE 序列制作的图谱胰腺偏亮。

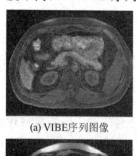 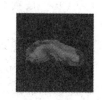  

(a) VIBE序列图像　　　(b) VIBE序列模板图像　　　(c) VIBE序列标签图像

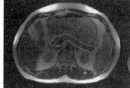  

(d) HASTE序列图像　　　(e) HASTE序列模板图像　　　(f) HASTE序列标签图像

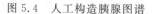

图 5.4　人工构造胰腺图谱

（2）刚性胰腺配准。

图谱中的模板图像在位置上和待分割的胰腺图像并不是匹配的，所以先进行刚性配准使得它们在位置和角度上达到匹配。以 H1 VIBE Pre 序列为例，现在需要从该序列中分割出胰腺。该序列中一张图像如图 5.5 所示，待分割胰腺位置在图中标出。

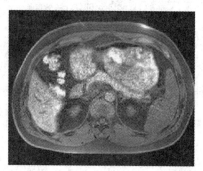 

图 5.5　H1 VIBE Pre 序列中一张待分割图像示意图

为了更好地展示所述方法的中间结果，选取一个图谱展示每一步结束后该图谱的状态。选取的图谱初始状态如图 5.6 所示，统一分辨率的图谱如图 5.7 所示，图 5.8 红色的线勾画的是初始状态的标签在待分割图像中对应的位置，绿色的线勾画的是胰腺的真实轮廓，可以看出标签与待分割图像中的胰腺在角度和位置上都存在差异（可扫描图旁二维码获取彩色图）。

(a) 模板图像　　　　　　　　(b) 标签图像

图 5.6　配准前图谱

　　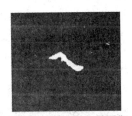　　

(a) 统一分辨率的模板图像　　(b) 统一分辨率的标签图像

图 5.7　统一分辨率的图谱

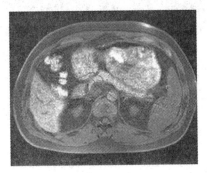

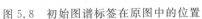

图 5.8　初始图谱标签在原图中的位置

将图 5.5 中待分割胰腺的图像作为参考图像 $F$，图 5.7 中模板图像作为浮动图像 $M$，选择互信息作为相似度准则，基于 Powell 算法刚性配准步骤如下：

① 设初始的变换参数 $(p_1, p_2, p_3)$ 为 $(0, 0, 0)$，其中 $p_1$、$p_2$、$p_3$ 分别

代表水平变量、垂直变量和顺时针旋转变量。

② 应用 PV 插值法统计参考图像 $F$ 和浮动图像 $M$ 的联合直方图，计算图像间的互信息值。

③ 用 Powell 算法根据互信息值判断参数$(p_1, p_2, p_3)$是否最优，如果不是最优，则进行步骤④；否则输出最优参数。

④ 对浮动图像 $M$ 进行平移、旋转，更新 $M$，得到调整后的参数$(p_1, p_2, p_3)$后进行步骤②继续迭代。

当迭代停止时，输出最优的变换参数$(p_1, p_2, p_3)$，变换公式 $T_1$ 定义如下：

$$T_1 = \begin{bmatrix} 1 & 0 & 0 \\ 0 & 1 & 0 \\ p_1 & p_2 & 1 \end{bmatrix} \begin{bmatrix} \cos p_3 & \sin p_3 & 0 \\ -\sin p_3 & \cos p_3 & 0 \\ 0 & 0 & 1 \end{bmatrix} \quad (5-13)$$

根据变换公式 $T_1$ 对图谱的模板图像和标签图像进行迁移，经过此步骤后该图谱模板图像和标签图像如图 5.9 所示，图 5.9(a)中红色的线勾画的是刚性配准后标签对应于待分割图像的位置，绿色的线勾画的是真实的胰腺轮廓，可以看出刚性配准后图谱的模板和标签通过平移和旋转，已经在位置和角度上与待分割的胰腺匹配。

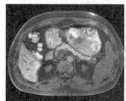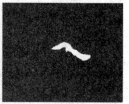

(a) 刚性配准后标签对应　(b) 刚性配准后的模板图像　(c) 标签图像
待分割图像的位置

图 5.9　刚性配准后图谱的状态

（3）非刚性胰腺配准。

刚性配准之后图谱和待分割胰腺图像只是在位置和角度上匹配良好，在局部细节上差异仍然很大，局部的差异并不能通过刚性配准解决，这时候进行非刚性配准来达到局部细节匹配的目的。本节采用基于 Symmetric Demons 的非刚性配准，Symmetric Demons 公式定义为

$$u = \frac{2(M-F)(\nabla M + \nabla F)}{|\nabla M + \nabla F|^2 + \eta^2 (M-F)^2} \quad (5-14)$$

其中，$u$ 表示形变向量，$\nabla$ 表示求图像的梯度，$||$ 表示取模操作，$\eta$ 表示归一化因子，

$F$ 表示参考图像，$M$ 表示浮动图像，选择误差平方和(Sum of Squared Diffe-rences, SSD)作为相似性准则，基于 Symmetric Demons 的非刚性配准步骤如下：

① 在参考图像 $F$ 中选定所有像素点为 Demons 点，给定允许误差 $\varepsilon$。

② 根据 Symmetric Demons 公式计算浮动图像 $M$ 中所有像素点形变向量。

③ 根据 $T_2 = \xi \cdot u$ 求出变换公式 $T_2$，由变换公式 $T_2$ 求得变换后的浮动图像 $M$，其中 $\xi$ 表示衰减系数。

④ 计算变换后的 $M$ 和参考图像 $F$ 之间的误差平方和，如果误差平方和小于 $\varepsilon$，则输出弹性转换公式，否则进行步骤②。

迭代结束后，根据变换公式 $T_2$ 对图谱中的模板图像和标签图像进行迁移变换，变换后的图谱状态如图 5.10 所示，图 5.10(a)中红色的线勾画的是非刚性配准后标签图像对应于待分割图像的位置，绿色的线勾画的是待分割图像中胰腺的真实位置。为了更加容易观察其中的变化，图 5.11 展示了非刚性配准前后的细节对比，图 5.11(a)中红色的线勾画的是非刚性配准后的标签对应于待分割图像的位置，绿色的线勾画的是没有进行非刚性配准的标签对应与待分割图像的位置，图 5.11(b)展示的是非刚性配准每个像素的偏移细节。可以看出非刚性配准使图谱在细节上的调整。

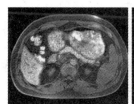

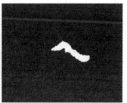

(a) 非刚性配准后标签对应　　(b) 变换后的模板图像　　(c) 标签图像
　　待分割图像的位置

图 5.10　非刚性配准后图谱的状态

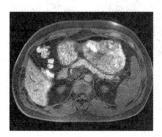
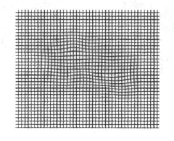

(a) 非刚性配准前后标签对于　　　　(b) 非刚性配准像素偏移图
　　待分割图像的位置

图 5.11　非刚性配准前后的细节对比

（4）胰腺标签选取和标签融合。

所有的图谱经过刚性配准和非刚性配准后，全部改变了原来的位置和角度，在局部细节上也与待分割的胰腺图像匹配，但是由于图谱的数量很多，并不是所有的匹配效果都达到了要求，如果将所有的图谱全部都应用到胰腺的分割中去，相似性低的图谱会对最后的精度造成影响，所以需要根据相似性度量来选择与待分割胰腺匹配度好的图谱。本节选择的相似性度量为相关性系数（Correlation Coefficient，CC）。计算配准后，所有图谱的模板图像与待分割胰腺的相关性系数按从大到小排序，相关性系数越大，说明图像之间相似性越好，选取相关性系数最好的前 5 个图谱进行标签融合。

采用基于全局的多数投票方法进行标签融合。根据相关性系数选出五组图谱，按照相关性系数大小赋予不同的权重，则标签融合公式可以定义为

$$
R = \begin{cases} 1 & \sum_{j=1}^{5} \dfrac{g_j}{\sum_{j=1}^{5} g_j} G_j \geqslant 0.4 \\[4mm] 0 & \sum_{j=1}^{5} \dfrac{g_j}{\sum_{j=1}^{5} g_j} G_j < 0.4 \end{cases} \tag{5-15}
$$

其中，$G$ 表示标签图像，$g$ 表示相关性系数，$R$ 表示标签融合的结果，$j$ 表示根据相关性系数选出的五组图谱。图 5.12（a）中红色的线是标签融合后结果，绿色的线勾画的是真实胰腺位置，图 5.12（b）展示标签融合后得到的最终结果。

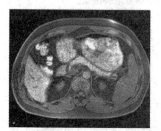
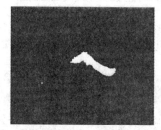
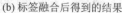

(a) 标签融合后标签对应待　　　　　　(b) 标签融合后得到的结果
　　分割图像的位置

图 5.12　标签融合结果

3）结果分析与总结

为了使得到的结果更具有可比性，将基于多图谱的磁共振胰腺分割方法与基于低秩分解和 Hessian 增强的胰腺 3D MRI 分割方法（LRDH）作比较，结果

如表 5.1 所示。实验数据一共有 19 组图像序列,来自 7 位不同的志愿者。评价指标有 DSC、SEN、PPV、HD 和 MASD。以 Groundtruth 作为参考标准,展示两种方法在各个序列图像中分割结果的 DSC 指标,其他结果可参照原论文。

表 5.1　两种分割结果的 DSC 指标对比

| | 图像模式 | LRDH | Multi-Atlas |
|---|---|---|---|
| H1 | HASTE | 0.7938 | **0.8331** |
| | VIBE Pre | 0.7958 | **0.8113** |
| H2 | HASTE | 0.8192 | **0.8237** |
| | VIBE Pre | **0.8299** | 0.8268 |
| P1 | HASTE | 0.7776 | **0.825** |
| | VIBE Post | **0.7965** | 0.7422 |
| | VIBE Pre | 0.8288 | **0.8805** |
| P2 | HASTE | **0.6822** | 0.6478 |
| | VIBE Post | 0.7321 | **0.7818** |
| | VIBE Pre | 0.7052 | **0.7688** |
| P3 | HASTE | 0.6848 | **0.7521** |
| | VIBE Post | **0.7729** | 0.7375 |
| | VIBE Pre | 0.7325 | **0.7923** |
| P4 | HASTE | **0.6954** | 0.6857 |
| | VIBE Post | 0.7908 | **0.8123** |
| | VIBE Pre | **0.7831** | 0.7615 |
| P5 | HASTE | 0.7504 | **0.7787** |
| | VIBE Post | 0.6262 | **0.712** |
| | VIBE Pre | **0.814** | 0.7633 |

综合以上分析可以得出,基于多图谱的磁共振胰腺分割方法可以准确分割出胰腺,获得较高的指标。整体上,该方法的准确率较 LRDH 法有所提升,分割结果稳定,过分割和欠分割现象少于 LRDH 法。

图谱法在医学影像处理领域是一个研究的热点,它不但可以直接应用于器官的分割,还可以为其他算法作预处理确定目标的位置。构造图谱是一个很关键的步骤,为了使得到的分割结果更准确,需要保证图谱具有很强的代表性,这样才能适用于不同样本。基于多图谱的分割方法核心步骤有医学影像配准和标签融合。医学影像配准的精确程度直接影响了最后的分割结果,配准结果越好，越能够获得接近真实目标的标签。基于多图谱的胰腺磁共振图像分割方法在分割的准确度上有整体提升，结果也更加稳定，并且与 Groundtruth 更接近，说明该方法能够获得理想的分割结果。

**2. 基于水平集和自步支持向量机的三维磁共振胰腺图像分割**

1）研究背景

目前，对胰腺癌进行检查和治疗主要采样三维磁共振设备，根据磁共振图像精确地分割出胰腺，是进行诊断治疗的基本前提。传统医学影像分割方法多数是基于三维磁共振序列中图像的二维信息完成感兴趣区域的分割，例如灰度、纹理等信息，却没有考虑三维磁共振胰腺图像序列的空间信息。而且胰腺体积小，与周围组织器官粘连严重，器官边界不明确，胰腺过分割或者欠分割现象明显。此外，MRI 的成本高，获取的图像数据量比较少，如何利用小样本的数据进行学习，提高模型泛化能力，具有较高的实际应用价值。

针对以上问题，提出了基于水平集和自步支持向量机的序贯分割模型。该方法出自顾裕 2019 年发表于西安电子科技大学的硕士毕业论文《腹部图像分割与增强的自步深度学习研究》[2]。首先，使用水平集方法得到三维磁共振序列的粗分割结果，然后，利用训练好的自步支持向量机进行细分割，最后利用形态学进行后处理。针对自步支持向量机，使用自步学习的思想优化支持向量机，提取了图像中每一个像素点的二维特征以及三维特征构造输入向量。通过提取二维特征和三维特征，充分利用了三维磁共振图像的灰度、纹理以及空间信息，提高了胰腺分割精度。利用自步学习思想，进一步提高了支持向量机在小样本数据上的学习泛化能力。

2）算法简介

首先引入局部定向的图像 Patch，并使用它来训练皮层表面外观的模型，构造一个结合图像处理和机器学习算法的三维磁共振胰腺图像分割序贯模型，使用距离约束的水平集方法作为粗分割模型，然后利用自步学习改进传统的 SVM，结合三维磁共振图像特点，构建三维和二维融合特征输入到 SVM 中，提高 SVM 泛化能力，得到精分割模型。

考虑到医学影像中，人体之间的差异性比较大，在训练的时候采用了二进制自步正则项，这样在进行决策函数参数 $w$ 的优化时，每一个训练样本的权重都是相同的，可以均衡考虑不同样本对模型的贡献度，可以让模型更好地考虑人体差异项导致的图像之间的差异性，可以让模型泛化能力更好。

传统的支持向量机根据所有的训练样本优化得到分类超平面，而自步支持向量机是一个迭代的优化过程，其优化过程如下：

（1）初始化。初始化"年龄参数"$\lambda$、样本权重向量 $v$、"年龄参数"的步长 $\gamma$，SVM 优化公式中的惩罚系数 $c$ 以及 RBF 核函数参数。其中，权重向量 $v$ 随机初始化为 0 或 1，通常初始化为 0 的样本数占整体的 $15\% \sim 25\%$，"年龄参数"$\lambda$ 根据模型中瞬时函数值的范围确定，步长 $\gamma$ 通常选取使得经过 $10 \sim 15$ 次迭代后所有的样本都能加入模型的训练中。

（2）固定 $v$，优化 SVM 参数 $w$ 和 $b$。

$$\min_{w,b,v} \sum_{i=1}^{n} v_i L(y_i, g(wx_i + b)) + \mu \| w \|^2 + f(v_i, \lambda) \qquad (5-16)$$

$$\min_{w,b} \sum_{i=1}^{n} L(y_i, g(wx_i + b)) + \mu \| w \|^2 \qquad (5-17)$$

由于权重向量 $v$ 固定，式(5-16)退化为式(5-17)，使用传统的支持向量机优化方法即可求解 $w$ 和 $b$。

（3）固定 $w$ 和 $b$，优化 $v$。由于此时 $w$ 和 $b$ 固定，式(5-16)表示为如下形式：

$$\min_{v} c \sum_{i=1}^{n} v_i l_i + f(v_i, \lambda) \qquad (5-18)$$

$v$ 可以使用式(5-19)计算得出。

$$v_i = \begin{cases} 1, & L(y_i, g(x_i, w)) < \lambda \\ 0, & L(y_i, g(x_i, w)) \geqslant \lambda \end{cases} \qquad (5-19)$$

（4）更新"年龄参数"$\lambda$，重复以上步骤直至收敛。

受限于腹部成像技术，一般腹部三维图像在人体纵轴方向的分辨率较低，这导致连续图层存在一定的差异性。为了弥补纵轴分辨率不足，更有效地利用数据，提取三维灰度梯度共生矩阵特征，步骤如下：

第 1 步：使用线性插值进行图像序列在纵轴方向上的插值。根据成像参数中 Voxelsize 大小，利用样条插值法构造分辨率 $1:1:1$ 的三维体数据。

第 2 步：计算三维灰度梯度共生矩阵特征，包括小梯度优势、大梯度优势、灰度分布的不均匀性、梯度分布的不均匀性、能量、灰度平均、梯度平均、灰度均方差、梯度均方差、相关、灰度熵、梯度熵、混合熵、惯性、逆差矩。使用三维灰度梯度共生矩阵特征获取的图像信息更加符合三维数据的特征，对自步支持向量机的学习起到一定的提升作用。

自步支持向量机详细训练流程如下：

（1）训练样本选取。自步支持向量机主要关注胰腺边缘粘连部分，选取胰腺边缘部分作为训练集可以使模型学习胰腺边缘区域的特征，进一步提高胰腺分割进度，所以本节舍弃将整个图像序列中所有胰腺图像构造训练样本的传统做法，选取胰腺与周围器官连接部分构造训练样本，同时选取少部分非胰腺图像构造负样本加入训练样本中，增大负样本的比重使得模型可以更好地关注胰腺周围的背景区域。

（2）特征提取。对每一个像素点，计算得到 6 维灰度共生矩阵特征、15 维二维灰度共生矩阵特征以及 15 维三维灰度共生矩阵特征，在此基础上，提取以该像素点为中心 5×5 块内像素点的灰度值特征，得到 61 维特征用来描述每一个像素点输入到自步 SVM 中进行训练。

（3）训练 SVM。构造训练样本集，求解自步支持向量机模型的参数。

自步支持向量机详细测试流程如下：

在测试阶段，首先使用 DRLSE 得到粗分割结果，计算粗分割结果内所有胰腺目标区域内像素点的 61 维特征，然后输入到训练好的自步 SVM 中得到精分割结果，并利用二值形态学进行后处理。

（1）DRLSE 进行粗分割。使用改进的 DRLSE 对输入图像序列完成第一次分割，具体操作如下：

步骤 1：对胰腺图像序列的第一张图像勾画胰腺大致轮廓，目的是为后续进一步分割定位胰腺目标区域，减小特征提取的计算时间代价。图 5.13 展示了三个测试样例胰腺轮廓勾画效果图。

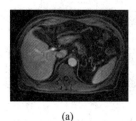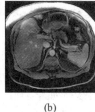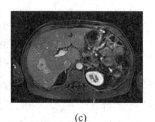

(a)　　　　　　　　　(b)　　　　　　　　　(c)

图 5.13　DRLSE 胰腺分割轮廓勾画示意图

步骤 2：将原文献中 DRLSE 参数 $\alpha$ 设为 4，$\lambda$ 设为 1.8，其余参数为默认参数。由于第一阶段分割的主要目的是定位胰腺目标区域，对胰腺分割结果的精确性不是特别敏感，所以针对不同的患者都采用了如上所示的参数。

步骤 3：使用 DRLSE 自动演化出胰腺图像粗分割结果，得到粗分割图像序列。

（2）使用自步 SVM 进行细分割。根据步骤（1）得到图像分割结果序列，提取感兴趣区域内每一像素点的 61 维特征向量输入到已训练自步支持向量机模型中，得到精分割二值图像序列。

（3）后处理。经过自步支持向量得到的分割二值图像序列中，部分图像存在少量空洞、毛刺等现象，因此构造了如下结构因子 $J$ 对每一张精分割图像进行两次开运算，得到最终分割图像序列。

$$J = \begin{bmatrix} 1 & 1 & 1 \\ 1 & 1 & 1 \\ 1 & 1 & 1 \end{bmatrix} \tag{5-20}$$

3) 结果分析与总结

(1) 数据集与预处理。

本实验的数据来源于耶鲁纽黑文医院(Yale New Haven Hospital)手术植入电极的癫痫患者临床数据库，选择 18 例术前和术后 T1 加权 MR 图像和术后 CT 图像的患者，以验证所述的分割方法。这组图像具有不同的体素间隔(轴向平面上各向同性的间隔)和尺寸。术前 MRI 体素间距范围为 0.49－1.00× 0.49－1.00×1.50 mm，尺寸为 256－512×256－512×96－192，术后 MRI 体素间距范围为 0.94－1.06×0.94－1.06×1.00－1.50 mm，尺寸为 192－ 256×192－256×96－192。术后 CT 体素间距为 0.39－0.70×0.39－0.70× 1.25－2.00 mm，尺寸为 512×512×119－173 体素。10 名患者在右侧颅骨行侧开颅术，其余 8 名患者在左侧颅骨行侧开颅术。平均每个患者共植入 197 个电极(包括硬脑膜下和颅内)，在开颅位置每个电极有 80×80 mm 网格(8×8 个电极)。

所有的实验数据被一名训练有素的技术人员使用 BET 对术前和术后 MRI 进行分割，如果有必要，使用绘画工具手动校正脑罩。所有图像重新采样，分辨率为 1 mm³，各向同性，所有图像的体积尺寸不同。本实验中使用的所有曲面 S 都被参数化为三角网格。

(2) 实验结果和指标分析。

为了证明基于局部定向的图像 Patch 的有效性，将其与初始的仿射配准的 MNI 模板曲面以及标准的、非定向的图像 Patch 结果进行了比较。总的来说，在不同字典参数选择中，使用面向局部图像 Patch 的结果相对稳定。

此外，为验证本算法的有效性，将其与基于图谱的标准分割方法以及基于 U-Net 深度神经网络分割方法(相关基础网络分割方法实现细节可在 github 网站检索下载)进行了比较，比较结果如表 5.2 所示。通过比较可知，在 HD、MHD、MAD 和 Dice 四个方面，基于图谱的分割效果与基于字典的分割效果相当，但在开颅部位电极网格位置的分割效果特别差，导致 MESD 值明显高于其他所有结果。除了 MAD 指标以外，基于字典的分割方法与基于 U-Net 网络的分割方法在其他指标上的分割性能没有显著差异。

表 5.2　三种算法结果对比

| 算法 | Patch 大小 | Dice(%) | HD/mm | MHD/mm | MAD/mm | MESD/mm |
|---|---|---|---|---|---|---|
| 初始手工勾画 | 整图 | 93.47±1.86 | 14.38±3.97 | 8.09±2.50 | 3.76±0.68 | 1.66±0.84 |
| 图谱法 | 整图 | 94.21±1.77 | **13.18±4.38** | 6.81±2.46 | 3.20±0.70 | 2.51±1.06 |
| U-Net | 64×64×64 | **95.00±1.18** | 14.59±4.76 | 7.00±2.71 | **2.94±0.44** | 1.11±0.61 |
| 字典法 | 5×5×5 | 94.87±1.05 | 13.62±4.41 | **6.75±2.39** | 3.23±0.43 | **0.87±0.24** |

基于水平集和自步支持向量机的三维磁共振胰腺图像分割方法可用于解决临床数据不完善的实际临床问题。该方法使用面向局部的图像外观模型，从电极植入后的 CT 图像中准确提取出包含许多伪影、扭曲和缺失解剖特征的脑表面。在创建基于字典的脑边界外观模型中，使用了根据局部表面几何形状定向的图像 Patch，实现了对图像方向变化不变的外观模型。并与所提出的表面估计方法相结合，从而得到有方向的外观模型，显著提高了分割性能。

**3. 多尺度配准和 Graph Cut 的多器官分割**

1）研究背景

大多数医学影像分析方法，特别是分割方法，都是针对单个解剖结构或病理。原因是许多这样的方法不能扩展到更多的结构，或者可能被绑定到特定形态或解剖学的特性上。然而，在大多数情况下，多器官分割是必要的。机器学习在多器官分割方面有着重要的贡献。由于分类器在实际应用时独立标记图像元素（体素、超像素等），研究人员通过使用远程空间特征将位置变量引入分类器的目标或使用随机场结合分类器来考虑局部上下文。随着深度学习的出现，神经网络在医学影像分析中重新占据了一席之地。全卷积，特别是 U-Net 及其变体的深度神经网络在多器官分割中取得了很好的效果。随后，正则化技术被广泛应用于多器官分割，以支持通过投票或概率最大化机制分配给单个图像元素的标签的空间一致性。

针对多器官分割问题，提出了一种针对不同解剖内容和形态的三维图像的自动多器官分割方法。该方法出自 Kechichian Razmig 在 2019 年发表在 *IEEE transactions on medical imaging* 上的论文"Automatic Multiorgan Segmentation via Multiscale Registration and Graph Cut"[3]。它遵循贝叶斯方法，并使用结构的位置和强度可能性以及其空间结构的先验分布。位置可能性是由目标特异性 PAs 定义的，使用基于多尺度的配准方法配准目标。PAs 的置信区域被用来推导目标特异性强度的可能性。空间先验是由在结构的邻接图上定义的最短路径约束推导出的。可靠性和空间先验定义了能量函数，通过多标签

Graph Cut 算法进行优化，获得多器官分割。

2）算法简介

（1）基于多尺度方法的图像配准。

特征提取与匹配：为了减少计算时间，首先等向同性重新采样体积，使其第二长维等于所需的分辨率 $R$；然后，从每个轴向切片中提取 SURF 特征；最后，提取的特征使用第二最接近的比率标准进行匹配。

（2+1）D 配准：一旦找到了关键点对，将继续进行配准。由于真正匹配的关键点对的数量相对较低，为了提高鲁棒性，使用同源变换模型：

$$\begin{bmatrix} x' \\ y' \\ z' \end{bmatrix} = s \begin{bmatrix} x \\ y \\ z \end{bmatrix} + \begin{bmatrix} t_x \\ t_y \\ t_z \end{bmatrix} \qquad (5-21)$$

过程中使用 RANSAC（Random Sample Consensus）方法在关键点对上估计 $s$、$t_x$、$t_y$、$t_z$。

收缩帧的配准：在将源患者器官与目标中的对应器官配准时，首先在整个图像帧上配准患者，然后逐步缩小配准帧，同时收敛到源器官的边界框。

为了配准一个器官 O，该算法将执行以下步骤：① 将源帧 $F_1$ 设置为患者 1 的整个图像，将目标帧 $F_2$ 设置为患者 2 的整个图像；② 将 $F_1$ 配准到 $F_2$；③ 如果配准成功，即 RANSAC 嵌套数高于阈值 $\theta$，将 $F_1$ 和 $F_2$ 缩小到源 O 的边界框，并重新计算变换，否则使用上一个变换并终止。在本节中，使用 5 个收缩步骤，将 $\theta$ 设置为 20。

（2）器官概率图谱（PA）构建。

按照以下步骤分别为给定模态的目标图像中的每个结构创建一个 PA：

① 将与目标具有相同模式的数据图像配准到上面，并使用数据图像中的器官注释的边界框来指导帧缩小过程。

② 将获得的转换（二进制掩码图像）应用于相应的注释图像。

③ 根据骰子相似度度量测量的相互重叠进行排名，与其他注释的平均重叠（一致性）较大的注释排名更高。

④ 选择排名最高的注释，消除平均重叠低于预定义阈值 $\tau$ 的注释。

⑤ 在目标图像维数的三维直方图中积累选定的注释，并将其归一化，生成表示 PA 的空间概率分布。

（3）图像聚类。

全分辨率体素表示通常是冗余的。因此，在分割前通过图像自适应 CVT（Centroidal Voronoi Tessellation）简化图像，在聚类紧凑性和目标边界黏附性之间取得了良好的平衡。经过证明，聚类在不影响结果质量的情况下提高了分割的运行时间和内存占用。

(4) 多器官图像分割。

将图像分割表示为一个贝叶斯标签问题，定义为从一组标签 $\mathcal{L}$（表示要分割的结构）中将一个标签最优分配给 $n$ 个变量集合中的每个变量，以 $S$ 为索引。设每个变量 $i\in S$ 表示 CVT 聚类图像的一个簇，并与 CVT 图 $\mathcal{G}$ 中对应的节点相关联。并为所有变量分配标签，用 $l\in\mathcal{L}$ 表示。将标签赋值给单个变量用 $l_i$ 表示。为了找到最优分割，采用极大后验方法，通过以下公式使后验分布 $l$ 的能量最小化来计算最优配置。

$$E(l) = t_1 \sum_{i\in S} D_i(l_i) + t_2 \sum_{i\in S} P_i(l_i) + \frac{1}{2} \sum_{i\in S} \sum_{j\in N_i} V_{i,j}(l_i, l_j) \quad (5-22)$$

其中，$t_1$、$t_2$ 为温度参数，$\mathcal{N}_i$ 是变量 $i$ 的邻域。式(5-22)中的第一项和第二项分别代表对应于器官强度和位置(PA)似然能量；第三项是标签配置的先验分布表示为马尔科夫随机场(MRF)相对于 $\mathcal{G}$ 的能量。式(5-22)中的成对项为

$$V_{i,j}(l_i, l_j) = |\partial C_i \cap \partial C_j| \omega(a, b), \quad l_i = a, \quad l_j = b \quad (5-23)$$

其中，$\omega(a, b)$ 表示 $\mathcal{A}$ 中 $a$ 到 $b$ 的最短路径权值，$|\partial C_i \cap \partial C_j|$ 是 $C_i$、$C_j$ 簇的公共表面面积。本节中使用定义空间先验邻接图。

3) 结果分析与总结

(1) 数据集。

Visceral 数据集分为训练和测试子集，分别由 4 种模式的 10 张和 20 张注释大 FOV(Field of View)图像组成，该数据集具体细节可在 github 网站检索下载，平均图像尺寸和体素尺寸如下：对比增强胸腹 CT(CTce_ThAb, 512× 512×438 体素，0.71 mm×0.71 mm×1.5 mm)、未增强全身 CT(CT_wb, 512×512×877 体素，0.84 mm×0.84 mm×1.5 mm)、对比增强腹部 MRI (MRT1cefs_Ab, 313×76×384 体素，1.25 mm×3 mm×1.25 mm)和未增强全身 MRI(MRT1_wb, 391×29×1469 体素，1.26 mm×6 mm×1.26 mm)。

(2) 实验结果和指标分析。

图 5.14 为多器官分割三维图。在 3D 视图中，分割是由从标记体中提取的表面来表示的，覆盖在相应图像的冠状横截面上，并以透明的方式渲染，以使遮挡的结构可见。图 5.14 被分为 2 组，每组 3 个视图，呈现同一图像的 3 个多器官分割。每组的最左边给出了最好的图像分割，中间是最好的器官分割的集合，最右边是标注数据。可以看出，在整体或单独评估的分割中，大多数结构具有相似的分割质量，特别是较大的器官，如肺和肝脏。

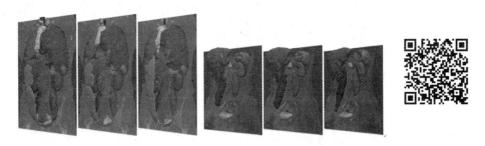

图 5.14　多器官三维分割图

以上所述的是一种针对不同解剖内容和模式的三维放射学图像的自动多器官分割方法。该方法基于同时对目标结构的位置、外观和空间配置标准的多标签 Graph Cut 优化。器官定位采用基于快速(2＋1)D SURF 的多尺度配准方法，通过简单的四参数变换，从训练数据集构建目标特定的概率图谱集(PA)来定义。PA 也被用来推导以强度直方图表示的靶特异器官外观模型。空间配置优先级由结构邻接图上定义的最短路径约束推导而来。

### 5.2.2　基于深度学习的分割技术与应用

#### 1. 形状表达模型约束的 FCNN 头颈部 CT 分割

1) 研究背景

传统的器官分割算法主要包括基于 Atlas 集的分割算法和基于统计模型的分割方法。而传统的分割方法效率低、鲁棒性差，难以满足临床中个体差异大的患者群体的快速、准确分割。基于卷积神经网络的分割方法虽在个别器官上实现了不错的分割效果和速度，但是对头颈部这样风险器官众多(多达 20 多个)、形状差异大的多器官分割问题，效果也难以满足需求。

针对头颈部多器官分割问题，提出了一种基于形状表达模型约束的分割网络(Shape Representation Model Constrained Fully Convolutional Neural Network，SRM-FCNN)，实现头颈部 CT 图像中多器官的快速、准确分割。该方法出自童诺 2018 年发表在 *Medical Physics* 上的论文"Fully Automatic Multi-Organ Segmentation on Head and Neck CT Using FCNN with Shape Representation Model"[4]。此方法首先采用卷积自编码网络将待分割器官的形状投影到高维特征空间中，学习待分割器官的高维形状特征。然后，构建基于残差块的多器官分割网络，在网络训练过程中，利用已训练好的形状表达模型，将分割网络的输出和对应的标签分别投影到高维形状特征空间中，将高维形状特征空间中网络输出和对应标签之间的差异作为正则项，引导和约束分割网络的训练过程，从而使得网络输出的形状特征与对应的标签相符合，从而提升分割网络的性能。

2）算法简介

（1）形状表达模型。

首先构建基于栈式卷积自编码器结构的形状表达模型，用于学习待分割器官的隐层形状特征，并用于约束分割网络预测结果的形状特性，从而整体提升分割网络的性能。所构建的形状表达模型结构如图 5.15 所示。

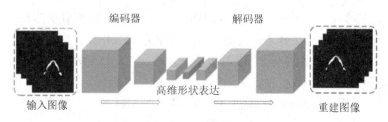

图 5.15　形状表达模型结构图

为了更好地学习待分割器官的形状特征，待分割器官的二值标签图用于训练形状表达模型。编码层逐渐将输入的标签图投影到隐层特征空间，对输入图像进行编码，后经多个解码层逐渐对图像编码进行解码，以恢复输入图像。训练过程逐渐缩小输入图像和经编码、解码的重构图像之间的误差，使得中间编码层的输出是提取到的输入图像在隐层特征空间中的特征。

形状表达模型训练好后将会被用作正则项，约束分割网络的训练过程。训练过程中，形状表达模型将网络的分割结果和对应的标签都投影到形状特征空间中，对应差异被引入到分割网络的损失函数中，在训练过程中，不断缩小高维特征空间中分割结果和标签之间差异，使得网络分割结果在图像空间和隐层特征空间中都服从标签中的分布，提升分割网络的性能和器官形状的一致性。

（2）FCNN 分割网络。

图 5.16 是一种端到端的全卷积神经网络的结构图，用于实现图像级的多器官分割。网络包括编码和解码两部分，由跳跃连接层将编码和解码两部分完全不同的特征在通道维度拼接在一起。左侧编码部分由多个卷积层和下采样层构成，对输入图像进行多层特征提取（或抽象特征表示），右侧解码部分由多个卷积层和反卷积层构成，通过跳跃连接层融合编码部分高分辨特征，对提取到的特征进行恢复、解码，实现器官的准确分割。

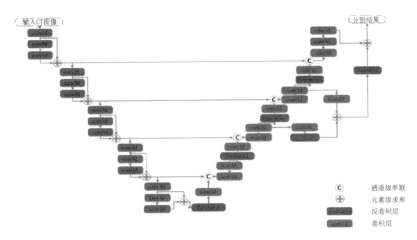

图 5.16　FCNN 分割网络结构图

分割网络中，编码部分由多个残差块构成，每个残差块包含两个 $3\times3\times3$ 卷积层和一个 Dropout 层。残差块之间由步长 $2\times2\times2$ 的卷积层连接，对特征图进行通道压缩和下采样。对应的解码部分中模块由步长为 $2\times2\times2$ 的反卷积层连接，进行上采样，逐渐恢复特征图的尺寸。

然而，3D 网络训练难度大，通常会出现梯度涣散或梯度膨胀等问题，阻碍了训练过程收敛。为了在训练过程中将梯度信号有效地传递到网络中间层，加速网络收敛，深度监督机制将解码部分多层网络输出融合，共同构成网络的最终输出。深度监督机制将网络中间层输出和最终输入直接连接，可以有效地将梯度信息传递到中间层，引导中间层的学习，从而提升网络的收敛速度和性能。

（3）SRM-FCNN 分割网络框架和损失函数。

已训练的形状表达模型被用作正则项约束和引导分割网络的预测结果。定义输入图像、SRM-FCNN 分割结果和对应的标签分别为 $X$、$P$ 和 $G$。为了评价 SRM-FCNN 网络的输出结果和优化网络的参数，损失函数需要能够定量评估网络分割结果 $P$ 和标签 $G$ 之间的误差。

为了能够约束和引导分割网络的训练、增强网络的判别能力，定义损失函数如下：

$$L = \min_{\theta_{\text{SRM-FCNN}}} (L_{\text{seg}}(P,G) + \lambda_1 L_{\text{shape}}(E(P),E(G)) + \lambda_2 L_{\text{recon}}(D(E(P)),G)) \tag{5-24}$$

其中，$\theta_{\text{SRM-FCNN}}$ 为 SRM-FCNN 分割网络中所有可训练参数。$E(\cdot)$ 和 $D(\cdot)$ 分别表示形状表示模型中的编码和解码器。$\lambda_1$ 和 $\lambda_2$ 分别表示形状表示损失项和重建损失项的权重。$L_{\text{seg}}$ 和 $L_{\text{recon}}$ 分别采用分割任务中经常采用的 Dice 损失函数，而 $L_{shape}$ 采用交叉熵损失以计算在隐层特征空间中，分割结果和对应标签形状特征之间的差异。

因此，本分割框架的损失函数除了网络分割结果和对应标签之间的分割损失 $L_{seg}$ 外，还包括形状表示损失 $L_{shape}$ 和重建损失 $L_{recon}$，由三部分构成。训练过程中，形状表示模型将分割网络输出 $P$ 和标签 $G$ 分别投影到隐层特征空间中，并提取对应的形状特征 $E(P)$ 和 $E(G)$，它们之间的误差即为 SRM-FCNN 分割网络目标函数中的形状表示误差。

为了进一步约束分割网络，使得网络分割的器官形状满足标签中器官特征分布，分割结果的形状特征 $E(P)$ 被形状表示模型的解码器解码重构，重构结果 $D(E(P))$ 和标签 $G$ 之间的误差为重构误差 $L_{recon}$，被用来进一步约束分割网络的训练。整体分割框架如图 5.17 所示。

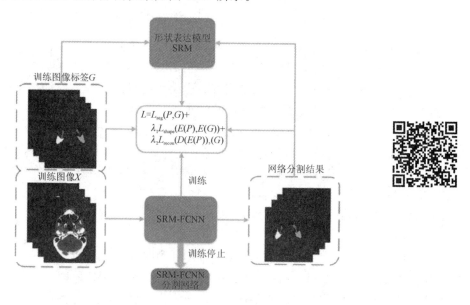

图 5.17　SRM-FCNN 训练过程示意图

3）结果分析与总结

（1）数据和实验环境介绍。

利用公开头颈部 CT 数据集训练和验证提出的基于形状表示模型约束的分割网络分性能。该数据集来自 Public Domain Database for Computational Anatomy（PDDCA 版本：1.4.1）数据库，包含 48 位头颈部患者的 CT 数据，像素大小范围为 0.76～1.27 mm，层厚范围为 1.25～3.0 mm。数据集中的每个患者 CT 包含 9 种头颈部器官的标签中的全部或多种，包括脑干，视神经交叉结，左、右视神经，左、右腮腺、左、右下颌腺。48 位患者数据中的 16 个有一个或多个器官标签的缺失。

为了均衡化不同患者数据间的像素大小和层厚的差异，所有的数据经过采样至相同的物理分辨率 $2\times2\times2$ mm$^3$。并对所有采样后的数据裁剪掉部分边界背景，所有处理后的数据矩阵大小为 $144\times144\times112$。小样本数据用于训练深度网络通常会出现过拟合、泛化能力差等问题。为增强网络鲁棒性、缓解过拟合，在训练过程中，用旋转、平移和缩放等数据增广技术扩展训练数据集的规模。

（2）分割结果和评价指标分析。

为了对基于形状表达模型约束的卷积神经网络的性能进行全面的分析和评估，在头颈部 CT 公共数据集上进行了训练和验证，实现了 9 个头颈部风险器官的自动化分割，对分割结果进行了定性和定量的评价。图 5.18 展示了 FCNN 和 SRM-FCNN 头颈部分割结果示意图（脑干和下颚），视神经和视神经

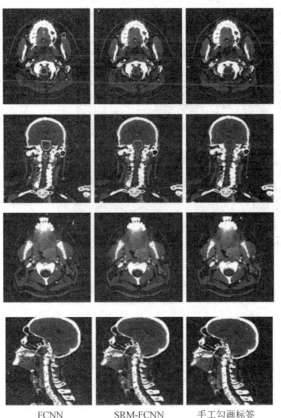

FCNN　　　　SRM-FCNN　　　　手工勾画标签

图 5.18　FCNN 和 SRM-FCNN 头颈部分割结果示意图（脑干和下颚）

交叉结,腮腺和下颌腺的分割结果详见原文。为了清晰地显示形状表达模型 SRM 对分割网络性能的提升,图 5.19 对两种算法的分割结果进行了全面对比。红色:下颚,深蓝色:脑干,绿色:右侧腮腺,橙色:左侧腮腺,紫色:右侧下颌腺,浅蓝色:左侧下颌腺,灰色:视神经交叉结,黄色:右侧视神经,粉色:左侧视神经。可以看到,单独分割网络的分割结果会出现假阳性离散区域和欠分割的情况,而基于 SRM 约束的分割网络的结果由于形状表达损失对分割器官形状强有力的约束,分割结果更加完整,假阳性区域和欠分割问题得到有效控制,形状与标签中的器官形状更加一致。

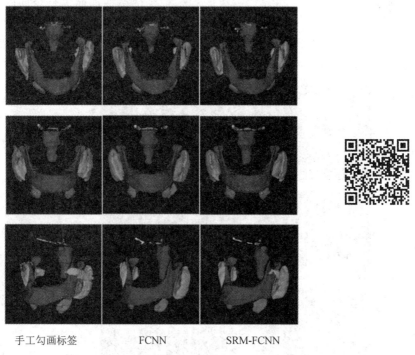

手工勾画标签       FCNN       SRM-FCNN

图 5.19   FCNN 和 SRM-FCNN 头颈部分割结果 3D 示意图

    SRM-FCNN 分割算法性能和 SRM 形状表达约束有效性通过 Dice 相似系数(DSC)、特异度(PPV)、敏感度(SEN)、平均表面距离(ASD)和 95% 最大表面距离(95SD)这五个指标定量地进行评价。表 5.3 详细给出了 9 个器官分别对应的 5 个评价指标的值。较好的评价指标已在表 5.3 中进行加粗显示。由表中的数据可以看到,相比于单独的分割网络 FCNN,9 个风险器官的评价指标在基于 SRM 约束的 FCNN(SRM-FCNN)的分割结果中都有了大幅提升。在这 9 个头颈部器官中,FCNN 分割结果的平均 DSC 为 72.77%,ASD 为 1.62 mm,

而 SRM-FCNN 分割结果的平均 DSC 为 77.61%，ASD 为 0.98 mm。也就是说，在分割网络训练过程中引入 SRM 约束，使得分割结果 DSC 和 ASD 分别提升了 4.84% 和 0.64 mm，证实了 SRM 在提升分割网络性能和约束分割结果形状方面的有效性。

**表 5.3　FCNN 和 SRM-FCNN 分割结果评价指标及对比**

| 器官 | 方法 | DSC/% | PPV/% | SEN/% | ASD/mm | 95SD/mm |
|---|---|---|---|---|---|---|
| 脑干 | FCNN | 82.9±2.7 | 81.8±4.8 | 84.1±4.5 | 1.6±0.3 | 4.1±1.1 |
| | SRM-FCNN | **87.0±3.0** | **85.4±2.2** | **88.0±2.6** | **1.2±0.6** | **4.0±0.9** |
| 视神经交叉结 | FCNN | 46.9±8.4 | 40.9±12.6 | 51.6±6.7 | 1.4±1.0 | 3.8±3.1 |
| | SRM-FCNN | **58.4±10.2** | **55.9±10.0** | **61.0±9.9** | **0.7±0.2** | **2.2±1.0** |
| 下颚 | FCNN | 92.1±1.2 | 94.7±1.3 | 91.1±1.8 | 0.5±0.1 | 2.0±0.8 |
| | SRM-FCNN | **93.6±1.2** | **94.7±4.5** | **92.1±1.8** | **0.4±0.1** | **1.5±0.3** |
| 左侧视神经 | FCNN | 60.7±9.0 | 59.7±7.5 | 61.6±4.1 | 1.9±0.4 | 2.7±1.1 |
| | SRM-FCNN | **65.3±5.8** | **63.7±5.8** | **67.1±4.2** | **1.1±0.8** | **2.5±1.0** |
| 右侧视神经 | FCNN | 61.9±4.6 | 54.0±7.5 | 59.0±9.4 | 1.3±0.6 | 3.3±1.2 |
| | SRM-FCNN | **68.9±4.7** | **60.7±5.8** | **74.0±5.5** | **1.2±0.7** | **2.9±1.9** |
| 左侧腮腺 | FCNN | 81.7±3.2 | 84.9±1.4 | 77.3±4.9 | 2.3±1.8 | 5.4±3.3 |
| | SRM-FCNN | **83.9±2.9** | **86.5±1.5** | **80.1±5.3** | **1.0±0.3** | **4.0±2.2** |
| 右侧腮腺 | FCNN | 81.3±5.9 | 81.9±1.4 | 81.1±7.7 | 1.7±0.7 | 4.8±3.0 |
| | SRM-FCNN | **83.5±2.3** | **84.1±1.5** | **82.4±4.6** | **1.1±0.6** | **4.2±1.3** |
| 左侧下颌线 | FCNN | 71.6±5.5 | 76.0±4.9 | 67.6±6.1 | 2.2±1.3 | 6.0±2.1 |
| | SRM-FCNN | **76.7±7.3** | **80.2±8.1** | **72.3±6.4** | **0.9±0.5** | **5.6±3.9** |
| 右侧下颌线 | FCNN | 75.5±6.5 | 76.5±6.0 | 73.8±7.43 | 1.7±0.4 | 5.5±2.4 |
| | SRM-FCNN | **81.3±6.5** | **77.5±6.4** | **85.3±6.1** | **1.3±0.6** | **4.8±1.7** |

（3）与其他头颈部器官分割算法对比。

为了更好地评价 FCNN 和 SMR-FCNN 的分割算法在头颈部风险器官分割中的性能和计算效率，选取了三种对比算法与之进行对比，其中包括传统的基于 Atlas 的和基于 Model 的分割方法以及基于卷积神经网络（CNN）的分割方法。对比结果如表 5.4 所示。

从表 5.4 中可以看到，SRM-FCNN 的分割结果远优于传统的 Atlas-based、Model-based 和 CNN 分割方法。相比于分割性能较强的 Model-based，SRM-FCNN 的平均 DSC 比其平均 DSC 高出 4.39%。

表 5.4　**SRM-FCNN 与四种对比算法分割结果评价指标(DSC)**

| 器官 | 不同算法的分割结果评价指标(DSC) | | | | |
|---|---|---|---|---|---|
| | Atlas-based | Model-based | CNN | FCNN | SRM-FCNN |
| 脑干 | 82 | **87±4** | N/A | 82.9±2.7 | 87.0±3.0 |
| 视神经交叉结 | N/A | 35±16 | 37.4±13.4 | 46.2±8.4 | **58.4±10.2** |
| 下颚 | 89 | 91±2 | 89.5±3.6 | 92.1±1.2 | **93.6±1.2** |
| 左侧视神经 | N/A | 63±5 | 63.9±6.9 | 60.7±9.0 | **65.3±5.8** |
| 右侧视神经 | N/A | 63±5 | 64.5±7.5 | 61.9±4.6 | **68.9±4.7** |
| 左侧腮腺 | 82 | 82±10 | 76.6±6.1 | 81.7±3.2 | **83.9±2.3** |
| 右侧腮腺 | 82 | 82±10 | 77.9±5.4 | 81.3±5.9 | **83.5±1.5** |
| 左侧下颌腺 | 69 | 78±8 | 69.7±13.3 | 71.6±5.5 | **76.7±6.5** |
| 右侧下颌腺 | 69 | 78±8 | 73.0±9.2 | 76.7±2.3 | **81.3±6.5** |
| 平均值 | N/A | 73.22 | N/A | 72.8 | 77.6 |

　　SRM-FCNN 是一种针对头颈部风险器官的鲁棒并高效的自动化分割算法。利用形状表达模型(Shape Representation Model,SRM)预学习待分割器官的隐层形状特征,学习多个器官之间的关系。并作为正则项,在分割网络(FCNN)训练过程中对网络的分割结果进行约束,降低分割结果中的假阳性率,使得分割结果的形状特征符合头颈部器官的形状特征分布。

　　为了验证算法的有效性,将 SRM-FCNN 和传统的 Atlas-Based、Model-Based 和 CNN 分割方法进行了比较,评价指标表明,SRM-FCNN 分割算法在 9 种头颈部风险器官的分割结果中表现出更一致、更高的 DSC 值和较低的标准偏差。另外,SRM 的使用使得网络分割结果的形状更加完整和一致,形态学处理等后处理算法在该算法中并不需要,进一步增强了泛化能力。

　　除了 SRM 约束,该算法使用了端对端全卷积网络结构,克服了 Patch-Based 分割算法计算效率低、受限于局部特征等问题。并且 SRM-FCNN 使用了深度监督机制,以此提高网络训练的收敛速度。相比于传统的分割方法,SRM-FCNN 大大提升了分割效率。

　　然而分割网络的性能会受到 SRM 捕获到的待分割器官的形状特征质量的影响。欠训练或不正确的 SRM 将会损害分割网络的性能。另外,形状表达模型的训练需要大量数据集的支持,小数据集难以支持 SRM 充分学习到器官的形状特征。尽管 SRM-FCNN 的性能和优势在公开数据集上得到验证,其鲁棒性和可能存在的提升需要在更大的数据集和多中心数据集上进行进一步验证。

**2. 任务级自步学习机制的腹部 CT 多器官分割**

1）研究背景

目前，在众多已发表的工作中，自动化腹部器官分割算法被广泛研究，然而大多都针对单一器官的精确分割，少有多器官分割算法被提出。而且，传统的器官分割算法大部分都基于统计形状模型和概率 Atlas。Wolz 等人提出通过分层的 Atlas 配准策略和加权机制，为每个测试的患者数据生成特定的 Atlas。获取的概率 Atlas 通过 Graph Cut 模型生成最后的分割结果。Okada 等人利用条件形状和位置先验信息和器官相关图模型实现腹部 CT 的自动化分割。尽管基于 Atlas 的分割方法已经在一定程度上实现了腹部器官自动化分割，但这些方法的鲁棒性仍受限于 Atlas 的选择、标签融合和配准精度的影响。而且，对于胆囊这样形态差异大的器官，这些方法也很难达到令人满意的分割效果。另外，统计模型的形状表达能力和昂贵的计算消耗也限制了此类分割算法的广泛应用。

随着全卷积神经网络（FCN）的提出，基于 FCN 的分割方法在不同的医学影像分割任务中都表现出优异的分割性能和高效的计算速度。然而在构建腹部多器官自动化分割网络时，常面临以下问题：① 未充分利用器官间的相互关系和环境信息，分割精度有限；② 不同的器官形态和对比度差异大；③ 使用类别加权损失函数可以缩小器官间的分割性能差异，但不合适的类别参数会对网络学习造成不良影响，出现过拟合等问题。为了解决这些问题，提出了一种基于任务级自步学习机制的腹部 CT 多器官分割算法 Task-wise Self-paced DenseNet，从网络结构、目标函数和优化过程中不同器官间关系等方面，整体提升多个器官的分割精度。该方法出自 Nuo Tong 2020 年发表在 *Physics in Medicine and Biology* 上的论文"Self-paced DenseNet with Boundary Constraint for Automated Multi-Organ Segmentation on Abdominal CT Images"[5]。

2）算法简介

（1）Task-wise Self-paced DenseNet 分割网络结构。

Task-wise Self-paced DenseNet 分割网络训练流程如图 5.20 所示。其中左侧框中为分割网络结构，右侧是在训练过程中引入的边缘约束性和基于自步学习机制的学习策略。

分割网络采用了经典的端对端的 U 形结构，由左侧编码、右侧解码以及中间的跳跃连接部分构成。其中，编码部分和解码部分分别由 4 个采用了双注意机制的 Dense（Dual-attention Dense）模块构成，分别用于从输入图像获取高维特征空间中的特征图和将特征图投影至分割器官标签空间中。值得注意的是，为了加强对网络中间层的约束和提高网络的收敛速度，网络解码部分采用了深度监督机制，多个中间层的输出特征图被用于融合生成最终的分割图。

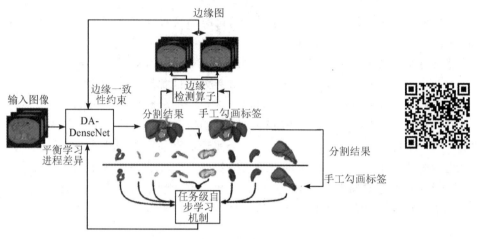

图 5.20　Task-wise Self-paced 网络框架图

模型训练结束后，对于新的腹部 CT 图像不再需要边缘和自步学习机制的约束，端对端的分割网络将直接输出分割结果。

（2）Dual-attention Dense 模块。

考虑到 Dense 模块可以有效地将梯度信号传递到网络深层，并有效地利用已有的特征，减少网络参数量，Task-wise Self-paced DenseNet 采用 Dense 模块作为网络的子模块，并在其基础上引入了注意力机制，对 Dense 模块中不同特征在任务中的重要性进行建模，并重新加权校正。分割网络子模块的结构如图 5.21 所示，模块中同时采用了通道级的注意力机制和空间注意力机制，对特征图中不同通道间的相关性和空间全局特征进行重新建模并校正，因此称为 Dual-attention Dense 模块。

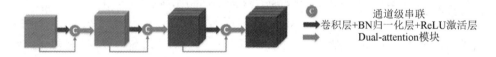

图 5.21　Dual-attention Dense 模块结构图

关于特征图中通道级注意力机制，Dual-attention Dense 模块采用"Squeeze-and-Excitation"（SE）模块建模不同通道间的相关性。SE 模块包含全局信息嵌入和自适应特征校正两个模块。假设 SE 模块的输入特征图为 $F$，采用 3D 全局平均池化层将特征图中各通道内的信息嵌入通道描述向量 $U$ 中。自适应特征校正由两个全连接层构成，具体过程为

$$R = \sigma(W_2 \delta(W_1 U)) \tag{5-25}$$

其中，$\sigma$ 和 $\delta$ 分别对应 Sigmoid 和 ReLU 激活函数，$W_1$ 和 $W_2$ 分别为两个全连接层的参数。$R$ 为学习到的通道间重要性的权重。因此，对特征图的通道级校正过程为

$$CR(F) = R \otimes F \tag{5-26}$$

其中 CR($\cdot$)表示通道注意力校正函数。

对于特征图空间级注意力机制，Dual-attention Dense 模块采用卷积核 $1 \times 1 \times 1$ 的卷积层对特征图中不同位置体素间的相关性进行建模，并利用获取到的重要性权重对特征图进行校正。具体地，卷积层通过 $1 \times 1 \times 1$ 卷积将特征图中同一位置不同通道的特征压缩至单通道特征图 $M$ 中，$M$ 中的值反映了特征图中对应位置特征的重要性。因此，特征图空间注意力校正过程为

$$MR(F) = M \otimes F \tag{5-27}$$

最终，通过融合通道级和空间注意力特征图获取校正后的特征图，具体融合过程为

$$FR(x_{c,i,j,k}) = \max(CR(x_{c,i,j,k}), MR(x_{c,i,j,k})) \tag{5-28}$$

式中 $c$、$i$、$j$、$k$ 分别为通道和特征图中空间位置索引。特征图注意力校正流程图如图 5.22 所示。

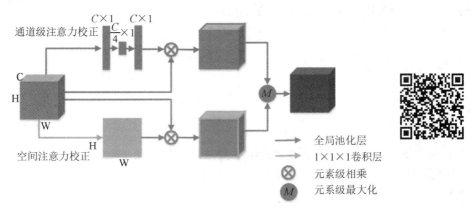

图 5.22　特征图注意力校正流程图

（3）器官边缘一致性约束。

为了增强分割网络对器官边缘的判别能力，同时保持边缘的光滑度和完整度，Task-wise Self-Paced DenseNet 在网络训练过程中引入了一个边缘检测算

子，检测和提取网络分割结果和对应标签中的器官边缘，两者间边缘的损失则被加入目标函数中，在网络训练过程中不断被优化，缩小两者之间的差异。本节采用 Sobel 算子来提取器官的边缘。

具体的边缘提取过程为：三个 Sobel 边缘滤波器分别对网络输出或器官标签进行卷积，生成三个分别沿着水平方向 i、垂直方向 j 和深度方向 k 的对应灰度梯度的边缘图。生成的边缘图通过 tanh 激活函数和取绝对值操作，将边缘图中的值投影至 $[0,1]$ 范围。通过融合三个不同方向的子边缘图生成最终的边缘图：

$$B(Y) = \sqrt{(B_i)^2 + (B_j)^2 + (B_k)^2} \tag{5-29}$$

式中 $B_i$、$B_j$ 和 $B_k$ 分别表示水平方向 i、垂直方向 j 和深度方向 k 的边缘图。$B(Y)$ 为对应的输入 $Y$ 生成的边缘图。

（4）任务级自步学习策略。

为了有效地对不同的分割类别进行加权，尤其提升对难分器官的判别能力，对分割网络引入任务级的自步学习机制（Task-wise Self-paced Learning, TSP Learning）对网络进行优化。任务级的自步学习机制根据不同任务的难易程度调整目标函数中不同类别的比重，从而动态地调整网络学习的重心。

任务级自步学习机制的具体步骤如下：

① 初始化尺度因子 $\lambda$ 和增长率 $h$。$\lambda$ 和 $h$ 分别初始化为 0.1 和 0.2。

② 基于初始化的参数，开始网络训练。在每轮迭代结束的时候，获取每类的分割损失和整体平均损失，据此更新尺度因子 $\lambda$：

$$\lambda = \begin{cases} \lambda + h, & \lambda < 1 \\ \lambda, & \text{其他} \end{cases} \tag{5-30}$$

更新每个分割类别 $i(i=1,2,\cdots,N)$ 在损失函数中的权重：

$$\alpha_i = \begin{cases} \lambda, & l_i < \dfrac{1}{N}\sum_{j=1}^{N} l_j(G,P) \\ 1, & \text{其他} \end{cases} \tag{5-31}$$

式中 $G$ 和 $P$ 分别表示手工标签和网络分割结果，$l_i$ 为第 $i$ 类的损失。$N$ 表示待分割器官个数，$\alpha_i$ 为目标函数中第 $i$ 类的损失权重。因此，网络的目标函数为

$$L = \sum_{i=1}^{N} \alpha_i l_i(G, S(X)) \tag{5-32}$$

式中，$X$ 和 $G$ 分别对应输入的 CT 图像和医生手工勾画的标签。

③ 继续下一轮网络训练。

④ 重复第②和第③步，直至达到训练停止条件。

（5）Task-wise Self-paced DenseNet 目标函数。

对于多类别器官分割，目标函数通常被定义为下式：

$$L = \min_{\theta_S} \frac{1}{N} \sum_{i=1}^{N} l_i(G, P) \tag{5-33}$$

式中，$P$ 和 $l_i(G, P)$ 分别表示 Task-wise Self-paced DenseNet 的分割结果和第 $i$ 类的分割损失，$N$ 表示待分割器官个数，$\theta_S$ 表示 Task-wise Self-paced DenseNet 分割网络中所有可训练参数。

为了平衡分割难易程度差异大的各器官类别的学习进程，加强网络输出结果器官边缘的连续性和完整度，整体 Task-wise Self-paced DenseNet 的目标函数定义如下：

$$L = \min_{\theta_S} \left[ \overbrace{\frac{1}{N} \sum_{i=1}^{N} \alpha_i l_i(G, P)}^{\text{self-paced learning}} + \underbrace{\lambda_{\text{edge}} L_{\text{edge}}(B(G), B(P))}_{\text{Boundary constraint}} \right] \tag{5-34}$$

其中，$\alpha_i$ 反映不同类别分割的难易程度，$B(G)$ 和 $B(P)$ 分别表示手工标注和网络分割结果的器官边缘图，$\lambda_{\text{edge}}$ 表示边缘约束损失项的权重参数。

各类的分割损失 $l_i(G, P)$ 采用 Dice 相似系数损失来度量该类别分割结果和手工标注的重叠程度。关于边缘损失，采用 $B(G)$ 和 $B(P)$ 之间的交叉熵损失来测量两个边缘图之间的相似度。

3）结果分析与总结

（1）数据和预处理。

为了评价 Task-wise Self-paced DenseNet 的分割性能和各模块的有效性，采用公共数据集进行训练和测试。该数据集共包含 90 位患者的 CT 数据和对应 8 个腹部器官的详细手工标注，其中包括十二指肠、食管、胆囊、胰腺、胃部、左侧肾脏、脾脏和肝脏。该数据集由两个公开数据集组成，其中 43 位患者来自 Cancer Imaging Archive Pancreas-CT 数据集，47 位患者来自"Beyond the Cranial Vault"（BTCV）分割竞赛的数据集。这 90 位患者 CT 数据的像素大小和层厚范围分别为 0.6～0.9 mm 和 0.5～5.0 mm。8 种腹部器官的标注是由图像研究员在具有专业医师资格的放射科医生的监督下手工标注的。

采用公开参数对输入 CT 图像进行裁剪，去除非必要边缘背景区域。经过裁剪和重采样预处理操作，网络的输入数据大小为 $144 \times 144 \times 144$。

（2）实验结果和指标分析。

基于可获取的器官的手工标注，Task-wise Self-paced DenseNet 实现了 8 个腹部器官的自动化分割。为了更好地评价该算法在腹部多器官分割中的分割效果和精度，选取了三种算法与之进行对比，其中包括 DenseNet、DCSA-Net 和 CSCE-Net。图 5.23 中展示了 3 个患者的 3D 分割结果，分割结果中各器官对应的 DSC 值分别在旁边列出，便于比较。其中十二指肠：DA，食管：ES，胆囊：GA，胰腺：PA，腹部：ST，肾脏：KI，脾脏：SP，肝脏：LI，平均值：AV。相比于其他三种对比算法分割结果，Task-wise Self-paced DenseNet 视觉上表现出了更高的分割精确度。

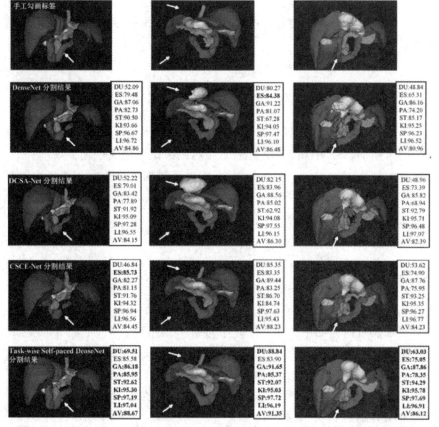

图 5.23　Task-wise Self-paced DenseNet 与三种对比算法的腹部 3D 分割结果图

表 5.5 评价指标验证了 Task-wise Self-paced DenseNet 对腹部器官分割结果的提升。另外，对各对比算法和 Task-wise Self-paced DenseNet 的评价指标分割作了 Paired Student's t-test，以计算 $P$ 值，用于分析分割性能的提升是否具有统计意义，统计结果已在表 5.5 中注明，指标旁的 * 表明 Task-wise Self-paced DenseNet 相对于该算法的提升具有统计意义。

**表 5.5　Task-wise Self-paced DenseNet 与五种对比算法腹部**

　　　　**分割结果指标(DSC)**

| 器官 | 不同算法的分割结果指标(DSC) | | | | | |
|---|---|---|---|---|---|---|
| | DenseNet | DCSA-Net | CSCE-Net | DA-DenseNet | DA-DenseNet+BC | Task-wise Self-Paced DenseNet |
| 十二指肠 | 63.1±13.9* | 65.2±12.2* | 63.3±13.6* | 66.8±12.5* | 69.0±13.5* | **69.3±12.1** |
| 食管 | 67.0±13.2* | 69.2±11.5* | 68.1±10.9* | 69.7±11.0* | 70.3±10.3* | **71.6±10.5** |
| 胆囊 | 76.4±20.0* | 78.4±16.5* | 76.6±19.0* | 78.9±14.7* | 79.8±18.1* | **80.9±15.5** |
| 胰腺 | 76.2±8.7* | 77.0±9.5* | 75.8±9.8* | 77.2±9.0* | 78.9±9.2 | **79.2±8.6** |
| 腹部 | 85.2±10.9* | 86.7±9.8* | 85.5±8.5* | 87.3±6.9* | 87.7±9.2* | **88.7±8.2** |
| 肾脏 | 93.9±5.0* | 94.1±3.1* | 93.2±4.6* | 93.9±3.5* | 94.3±2.6 | **94.7±3.4** |
| 脾脏 | 93.6±9.8* | 93.5±7.9* | 93.5±6.9* | 94.0±6.9* | 94.0±7.4* | **95.1±7.0** |
| 肝脏 | 95.2±2.0* | 95.4±1.3* | 95.2±1.5* | 95.8±1.6* | 95.9±1.3* | **96.2±1.4** |
| 平均值 | 81.3 | 82.4 | 81.6 | 83.0 | 83.7 | **84.5** |

　　针对 CT 图像中腹部多器官分割任务中不同器官分割难度差异大、边界对比度低、器官形态复杂等难题,提出了一个端对端的自动化分割网络 Task-wise Selfpaced DenseNet。该方法从网络结构、优化目标函数和器官间的优化关系三方面提升了腹部多器官分割精度。

　　(1)网络结构。Task-wise Self-paced DenseNet 分割网络中结合了双注意力机制(通道级注意力和空间注意力机制)的 Dual-attention Dense 模块。该模块在 Dense 模块结构的基础上,利用注意力机制对模块内的特征图进行动态调整,增强与目标相关的判别性特征,弱化背景区域的噪声,从而增强网络对待分割目标的判别能力。

　　(2)边缘约束。Task-wise Self-paced DenseNet 使用了边缘约束对网络分割结果的边缘进行监督,增强分割结果与手工标注之间的边缘一致性,从而提升整体的分割精度。

　　(3)器官间的关系。为了有效地控制和平衡不同腹部器官学习进程差异大的问题,在分割网络优化过程中引入了任务级的自步学习机制。在每一轮网络训练中,每一类的权重会根据各自的学习进程自适应地更新和调整。也就是说,这 8 个腹部器官被依据自身分割难易程度而按顺序进行学习和优化。

　　尽管实验部分在公开数据集作了交叉验证,并与其他腹部多器官分割算法在相同数据集上进行了比较,但还是缺少在多中心数据集和更多数据集上对

Task-wise Self-paced DenseNet 的性能、鲁棒性和泛化能力的验证。

### 3. Dense 模块和对抗学习的低场强 MRI 分割

1）研究背景

最新的核磁共振（Magnetic Resonance，MR）图像引导的放疗可提供具有良好软组织对比度的 MR 图像，对人体没有电离辐射损伤，极大地推动了在线自适应放疗这一应用的进一步发展。因此，临床中迫切需要可实现头颈部 MR 图像自动化分割、为自适应放疗系统提供目标位置的分割算法。然而，由于 MR 成像设备昂贵，图像获取成本高，数据量较少，因此头颈部 MR 图像自动化分割算法较少被研究。其中，Urban 等人提出将结合了 Atlas 和图像特征的随机森林分类器用于头颈部多参数 MR 图像中的风险器官分割。然而，此项工作只限制于三个软组织器官的分割。除了分割的器官数有限，该项工作还是基于高场强的诊断性多参数 MR 图像。MR 引导放疗中多采用低场强的 MR 图像，序列的多样性更为有限。

为了克服头颈部器官分割中的困难和低场强 MR 图像中成像质量的限制，提出了基于密集连接块和对抗学习机制的多器官分割算法 SC-GAN，该方法出自童诺 2019 年发表在 *Medical Physics* 上的论文 "Shape Constrained Fully Convolutional DenseNet with Adversarial Training for Multi-organ Segmentation on Head and Neck CT and Low Field MR Images"[6]，用于提升低场强中头颈部多器官整体的分割精度。

2）算法简介

基于形状约束的生成式对抗网络（Shape Constrained Generative Shape Constrained Generative）由三个紧密连接的模块构成：

（1）全卷积密集连接网络（Fully Convolutional DenseNet，FC-DenseNet）作为头颈部器官分割网络。网络训练使用 Dice 损失作为目标函数进行优化，以缓解头颈部器官严重的体积大小不平衡问题，并提升优化性能。

（2）基于卷积自编码网络的形状表达模型（SRM）。在分割网络训练过程中，SRM 作为正则项，约束网络的输出，增强网络分割结果和手工勾画器官标签在形状表达模型构建的隐层特征空间中的一致性。

（3）基于卷积神经网络的判别网络（Discrimination）。受生成式对抗学习机制的启发，基于卷积神经网络的判别器用于监督和增强分割网络输出的整体一致性。

整体网络框架如图 5.24 所示。

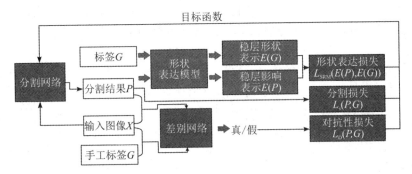

图 5.24　SC-GAN 训练流程示意图

（1）FC-DenseNet 分割网络。

为了梯度信息能够有效地传播到网络深层中，提升网络的收敛速度和性能，FC-DenseNet 分割网络采用密集连接模块（Dense block）构成。在 Dense block 中，每层输出都通过通道级串联与之前的每一层直接连接，其结构如图 5.25 所示。在 Dense block 中，每一卷积层的滤波器个数为 $k$，被称为增长率，也就是说，特征图的数量每层增加 $k$ 个。FC-DenseNet 的编码部分由五个 Dense block 构成，每个 block 包含 4 个卷积层，增长率 $k=12$。Dense block 之间由步长为 $2\times2\times2$ 的卷积层连接，用于缩小特征图体积。同时，为了限制参数空间的大小，瓶颈层（核为 $1\times1\times1$ 的卷积层）用于缩减特征图的数量至一半，以去除冗余特征。

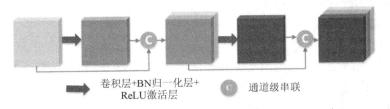

卷积层+BN归一化层+
ReLU激活层　　Ｃ　通道级串联

图 5.25　Dense 模块结构图

FC-DenseNet 中的解码部分由定位模块（Localization block）构成，模块结构如图 5.26 所示。Localization block 由核为 $3\times3\times3$ 和 $1\times1\times1$ 的卷积层构成。Localization block 之间由步长为 $2\times2\times2$ 的去卷积层连接，用于逐渐恢复图像大小。Localization block 输出的特征图和编码部分的特征图通过通道级的串联进行融合，然后输入到下一定位模块进行下一步处理。

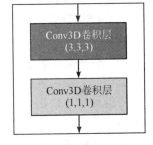

图 5.26　定位模块结构图

此外，为了集成多尺度的特征和监督网络中间层的训练，FC-DenseNet 使用深度监督机制来组成网络的输出，以融合更多的细节信息，实现更精确的器官分割。图 5.27 为 FC-DenseNet 结构图，编码部分的不同尺度的特征图通过像素级的求和构成网络的最终输出。深度监督机制能够有效地推动梯度信息在网络中间层的传播，直接约束网络中间层的训练，从而提升网络的整体性能。

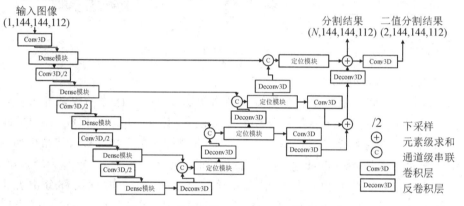

图 5.27　分割网络 FC-DenseNet 结构图

值得注意的是，为了简化网络训练过程，易于将 FC-DenseNet 输出直接输入 SRM 和判别网络中，FC-DenseNet 设置了两个输出，包含多通道和单通道，分别对应多器官的分割结果和二值分割结果。网络测试阶段，多通道的输出将作为网络的分割结果。

（2）形状表达约束。

为了提高分割网络的稳定性和鲁棒性，在 FC-DenseNet 的训练过程中，构建了一个形状表达模型（SRM），为 SC-GAN 网络训练过程中提供先验信息。SRM 网络结构如图 5.28 所示。

在训练过程中，二值分割标签作为 SRM 的输出和输入，目的是提取和学习到待分割器官在高维空间中的形状特征，SRM 中的编码器不断提取输入二值标签的多层特征。基于提取到的特征，解码器逐渐恢复为原始输入。训练过程中，不断优化输入和输出之间的误差，误差在足够小的情况下，解码器中的多层中间特征可视为提取到的网络输入的高维特征，并采用解码器的最后层输出，作为对输入图像的高维形状表达编码。训练结束的 SRM 可以将器官的二值分割结果或标签投影到学习到的高维特征空间中，获取对应的高维形状编码。

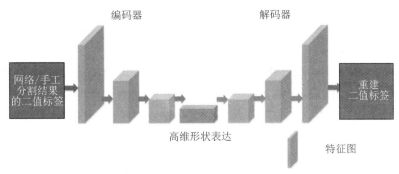

图 5.28　形状表达模型(SRM)结构图

在分割网络训练过程中，预训练的 SRM 所有参数固定，将网络输出和对应标签分别投影到高维特征空间中，网络输出和对应标签高维特征表示之间的损失作为目标函数中的一项，减小它们之间的形状偏差，使网络输出的分割结果与标签的形状特征具有高度一致性。

(3) 判别网络。

判别网络结构如图 5.29 所示。在分割网络训练中，判别网络扮演了对抗性的角色，从全局视角增强网络输出和标签之间的空间一致性，促进分割网络性能的提升。判别网络由多个卷积层和池化层构成，最后一层为全连接层，将特征投影到 0 或 1。另外，CT 图像也和网络分割结果或标签串联，输入判别网络，判别网络输出为 0，表示判定输入为分割网络输出的结果，输出为 1 则表

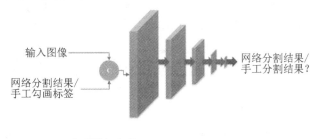

图 5.29　判别网络结构图

示判定为标签。基于与判别网络对抗性的学习机制,分割网络的输出与对应标签的全局空间一致性将被进一步加强,分割性能也会进一步提升。

(4) SC-GAN 目标函数。

SC-GAN 包含三个紧密连接的模块:形状表达模型(SRM)、分割网络(FC-DenseNet)和判别网络。SRM 是在训练集的标签上预训练的,然后在分割网络的训练过程中作为正则项,约束分割网络的学习。SC-GAN 的训练过程与普通的 GAN 网络类似。

对于多类别分割问题,目标函数定义如下:

$$L = \min_{\theta_S, \theta_D} \left[ \overbrace{L_S(S(X), G)}^{\text{分割网络}} - \underbrace{\lambda_{\text{ADV}} \left[ L_D(D(X, S(X)), 0) + L_D(D(X, G), 1) \right]}_{\text{判别网络损失}} \right] \quad (5-35)$$

其中,$\lambda_{\text{ADV}}$ 为判别网络损失项的权重参数,用于保持对抗学习过程中分割网络和判别网络训练的平衡,$\theta_S$ 和 $\theta_D$ 分别表示分割网络 $S(\cdot)$ 和判别网络 $D(\cdot)$ 所有可训练参数。$X$ 和 $G$ 分别表示输入的头颈部 CT 图像和对应的分割标签。对于 SC-GAN,除了 $X$ 和 $G$ 之间的分割损失外,还包括了它们之间的高维形状表达损失及分割网络的多个输出,SC-GAN 优化的目标函数为

$$L_{\text{SC-GAN}} = \min_{\theta_S, \theta_D} \left[ \overbrace{L_S(S(X)^1, G^1) + L_S(S(X)^N, G^N)}^{\text{分割网络损失}} + \overbrace{\lambda_{\text{SRM}} \left[ L_{\text{SRM}}((E(S(X)^1), E(G^1)) \right]}^{\text{形状表达模型损失}} \right.$$
$$\left. - \underbrace{\lambda_{\text{ADV}} \left[ L_D(D(X, S(X)^1), 0) + L_D(D(X, G^1), 1) \right]}_{\text{判别网络损失}} \right] \quad (5-36)$$

其中,$E(\cdot)$ 为 SRM 中的编码部分,用于获取输入图像的高维形状表达。因此,$E(S(X))$ 和 $E(G)$ 分别表示对网络分割结果和对应标签的高维形状表达。$S(X)^1$ 和 $S(X)^N$ 分别表示分割网络 FC-DenseNet 的单通道和多通道输出。类似地,$G^1$ 和 $G^N$ 为对应的单通道(目标器官的二值标签)和多通道(不同类别标签)标签。$\lambda_{\text{SRM}}$ 为目标函数中形状表达损失项的权重参数。

为了缓解多器官分割中器官大小严重不平衡问题,多类别 Dice 损失函数被用作分割结果 $S(X)$ 和 $G$ 之间的损失函数,用于引导分割网络作出正确的体素级的类别标签。形状表达损失 $L_{\text{SRM}}$ 采用交叉熵损失函数,判别网络损失项 $L_D$ 被构建为二值交叉熵损失。与 GAN 网络类似的是,SC-GAN 的训练过程由分割网络和判别网络交替式训练构成。在训练过程中,分割网络不断学习生成与手工标签足够相似的,甚至能够欺骗判别网络的像素级的类别标签。因此,分割网络训练过程的目标函数为

$$L_S = \min_{\theta_S}\left[L_S(S(X)^1, G^1) + L_S(S(X)^N, G^N) +\right.$$

$$\left.\lambda_{SRM} L_{SRM}(E(S(X)^1), E(G^1)) + \lambda_{ADV} L_D(D(X, S(X)^1), 1)\right] \quad (5-37)$$

而判别网络的优化目标函数为

$$L_D = \min_{\theta_D}\left[L_D(D(X, S(X)^1), 0) + L_D(D(X, G^1), 1)\right] \quad (5-38)$$

3）结果分析与总结

（1）数据和预处理。

为了验证 SC-GAN 在头颈部低场强 MR 图像多器官分割中的有效性，SC-GAN 在头颈部低场强 MR 数据集上进行了训练和验证。从 University of California，Los Angeles(UCLA)医院肿瘤放射中心 MR 图像引导的放疗系统中收集了一批低场强 0.35 T 的头颈部 MR 数据。收集到的低场强 MR 数据集包含 25 位患者的数据及由剂量师手工精确勾画的多个器官的标签，这些器官包括脑干、视神经交叉结、喉部、下颚，以及左、右腮腺，左、右视神经和咽部，共 9 个器官或组织。图像序列为 TrueFISP。图像分辨率和像素大小分别为 $1.5~\text{mm}^3 \times 1.5~\text{mm}^3 \times 1.5~\text{mm}^3$ 和 $334 \times 300 \times 288$。

数据预处理过程中，MRI 数据首先进行归一化。为了均衡化数据大小，减少对 GPU 内存的消耗，提高计算速度，所有的 MR 图像采样值固定的分辨率大小 $1.5~\text{mm}^3 \times 1.5~\text{mm}^3 \times 1.5~\text{mm}^3$，裁剪掉部分边缘。处理后的 MR 图像大小为 $144 \times 144 \times 112$，包含所有的目标器官和充足的背景边缘。

（2）分割结果和实验指标分析。

图 5.30 展示了 SC-GAN 在头颈部低场强 MR 数据集上分割结果。表 5.6 列出这四种分割网络在 9 种器官中分割结果对应 DSC 指标，以方便定量地评价和比较，其他指标详见原文。在低场强 MR 数据集上，GAN、SC-DenseNet、SC-GAN-ResNet 和 SC-GAN 的对比结果可发现，SC-GAN 分割性能最为准确。

SC-GAN 是在 SRM-FCNN 基础上提出的一种新的形状约束的生成式对抗网络，可以实现更高精度的在低场强 MR 数据集上头颈部多器官分割。SC-GAN 由形状表达模型(SRM)、FC-DesNet 和对抗学习机制三个模块构成，分别用于增强分割结果形状的完整性、提高分割网络的判别能力和加强分割结果的全局一致性。另外，为了验证这三个模块的有效性，对 GAN、FC-DenseNet、SC-GAN-RseNet 和 SC-GAN 分别在相同的低场强 MR 数据集上进行了训练和验证，实验结果证实，尽管头颈部多器官具有形状、大小差异大、结构复杂和图像对比度差等问题，SC-GAN 可以实现 11 个头颈部器官的准确分割。而且相比于这三个对比算法，表面距离指标 ASD 和 95SD 提升明显，说明了 SC-GAN 在分割结果形状、全局一致性等方面的优势。

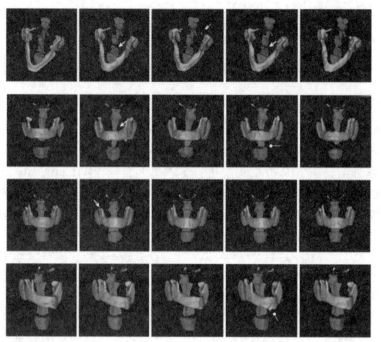

手工勾画标签　　GAN　　SC-DenseNet　　SC-GAN-ResNet　　SC-GAN

图 5.30　SC-GAN 和三种对比算法头颈部低场强 MR 图像分割结果

**表 5.6　低场强 MRI 图像 SC-GAN 与三种对比算法评价指标（DSC）　单位：%**

| 器官 | 不同算法的评价指标（DSC） | | | |
| --- | --- | --- | --- | --- |
| | GAN | SC-DenseNet | SC-GAN-ResNet | SC-GAN |
| 脑干 | 90.4±1.8 | 90.5±2.6 | 90.8±1.2 | **91.5±2.9** |
| 视神经交叉结 | 53.1±12.1 | 56.4±10.4 | 57.5±10.1 | **58.9±7.2** |
| 喉部 | 74.0±6.3 | 75.1±4.5 | 76.5±6.7 | **79.8±5.3** |
| 下颚 | 80.5±6.9 | 80.3±7.9 | 80.9±7.1 | **81.6±4.4** |
| 左侧视神经 | 63.9±4.9 | 68.0±6.5 | 66.2±4.1 | **71.6±4.5** |
| 右侧视神经 | 65.1±7.0 | 64.5±3.2 | 68.5±6.5 | **69.3±6.6** |
| 左侧腮腺 | 83.6±6.4 | 81.6±5.6 | 84.4±5.1 | **86.4±5.0** |
| 右侧腮腺 | 81.5±6.1 | 80.7±2.9 | 81.9±5.3 | **82.4±5.3** |
| 咽部 | 68.3±8.3 | 68.4±8.6 | 69.5±7.6 | **70.6±7.6** |
| 平均值 | 73.4 | 73.9 | 75.1 | **76.9** |

　　与经典的头颈部器官分割方法在公共 CT 数据集的对比中，无论是分割精度还是效率，SC-GAN 都体现出了绝对的优势。SC-GAN 还与 SRM-FCNN 分割网络进行了对比，SC-GAN 将 9 个头颈部器官的平均指标又提升了 1.46%。

### 4. 基于形状细化多任务学习的 3D 心脏双室分割

1）研究背景

　　近年来，基于深度神经网络的自动分割在 CMR 领域中取得了最先进的性能。但是仍然面临许多问题：

　　（1）采用基于三维神经网络的分割方法，在实践中，心脏图像的大小，特别是高分辨率体积图像的大小，通常会导致在训练阶段出现计算瓶颈。为了处理这一问题，通常会考虑使用浅层的 3D 网络体系结构或更少的特征图，但这样做会损失分割精度。此外，为了减少计算负担，大多数方法提取包含整个心脏的感兴趣区域（ROI）作为第一步，以减少体积，或训练二维网络单独分割体积中的每个短轴切片。然而，这些解决方法都有相关的基本问题。采用基于二维神经网络的分割方法在分割切片时缺乏三维空间一致性（导致长轴方向缺乏平滑性）。

　　（2）由于标准临床采集协议的局限性，从标准扫描中获得的原始体积 CMR 图像通常包含一些伪影，切片间有位移，切片厚度较大，且缺乏切片覆盖范围。大多数深度学习方法并不经常解释成像伪影，因此，这些伪影不可避免地会传播到所产生的片段上。

　　（3）大多数方法都倾向于使用小的图像数据集。鉴于用于训练和测试的数据集规模较小，实验的结果是否可以推广到更大的群组仍是个问题。

　　下文讲述了一个分割管道来突破上述现有方法的局限性。出自 2019 年 Duan Jinming 发表于 *IEEE Transactions on Medical Imaging* 上的"Automatic 3D Bi-Ventricular Segmentation of Cardiac Images by a Shape-Refined Multi-Task Deep Learning Approach"[7]，其算法实现细节可在 github 网站检索下载。该方法结合多任务深度学习网络，可以同时预测 CMR 容积中的分割标签和解剖标志。该网络将输入的容积图像作为多通道矢量图像（用"2.5D"表示），不需要提取 ROI，并包含多达 15 个卷积层。因此，该网络具有二维网络的计算优势，并且在不影响准确性和空间一致性的前提下能够解决三维网络出现的问题。除此之外，还在网络分割中引入了解剖形状的先验知识，使用高分辨率图谱传播进行。此细化步骤可以有效地克服图像伪影，产生一个准确、平滑和具有临床意义的双心室分割模型。另外，该管道可以很容易地被推广到对患有肺动脉高压的受试者的 CMR 图像进行分割，是第一个能够产生完整的高分辨率 3D 心脏双室模型的自动方法。

2）算法简介

自动分割管道处理两种类型的 CMR 容积输入：低分辨率（LR）和高分辨率（HR）。它有三个主要组成部分：分割、地标定位和图谱传播。管道中使用的网络称为同步分割和地标定位网络（SSLLN）。具体过程如图 5.31 所示，对于 HR 容积输入，使用训练过的 SSLLN-HR 来预测其分割标签和地标位置，由于 HR 容积的输入是无伪影，分割结果是一个准确和平滑的 3D 心脏双室模型。然后将 HR 容积及其相应的 SSLLN-HR 输出（分割和地标）用作 HR 图谱的一部分。对于 LR 容积输入，管道包括两个步骤：首先，经过训练的 SSLLN-LR 预测 LR 容积的初始分割；然后为了保证无伪影的、平滑的分割输出，在此基础上进行进一步的细化，在这一步中，将从 SSLLN-HR 中得到的多个选定的 HR 图谱传播到初始 LR 分割上，以形成一个平滑的分割。

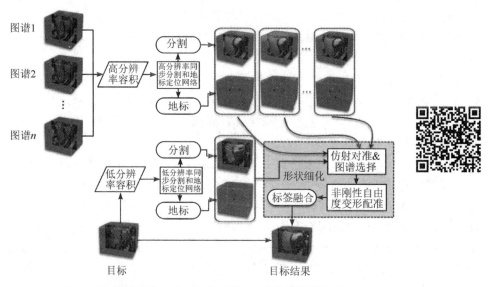

图 5.31 管道自动心脏双室分割低、高分辨率容积图像

（1）SSLLN 网络架构。

如图 5.32 所示，SSLLN 网络架构有 15 个卷积层，同时将分割标签和地标定位集成到一个统一的图像分类问题中。网络以不同的 CMR 容积作为输入，并将每个输入的 CMR 容积视为多通道向量图像，用"2.5D"表示。应用卷积的一个分支，从精细层次到粗层次学习图像的特征，连接多尺度特征，最终同时预测分割和地标的概率图。

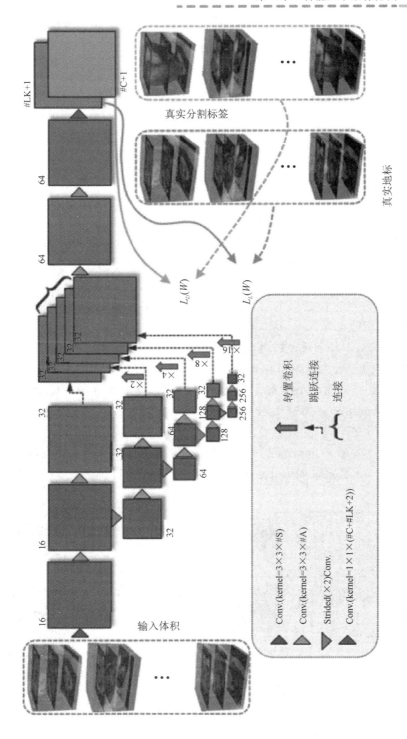

图5.32 SSLL 网络架构图

在该网络中，定义了一个新的损失函数，通过随机梯度下降最小化该过程，达到最终的预测效果。具体的损失函数表示如下：

$$W^* = \underset{W}{\arg\min}(L_D(W) + \alpha L_L(W) + \beta \parallel W \parallel_F^2) \tag{5-39}$$

其中，$\alpha$ 和 $\beta$ 是权重系数，$L_D(W)$ 是评估与标注数据重叠程度的分割损失，$L_L(W)$ 是预测地标位置的地标相关损失，$\parallel W \parallel_F^2$ 被称为权重衰减项。

（2）形状细化框架。

由于 CMR 成像的局限性，低分辨率容积训练数据集往往存在层间偏移、层厚过大、层覆盖不足等伪影。不可避免的是，从这样一个数据集训练出来的 SSLLN-LR 的网络会导致最后的分割结果中仍存在这些问题。通过图谱传播引入形状先验知识，可以克服 SSLLN-LR 分割中的这些伪影。图 5.33 中给出了形状细化框架，包括初始仿射对齐、图谱选择、可变形配准和标签融合。该框架使用从 SSLLN-HR 生成的高分辨图谱队列，每个图谱由一个 HR CMR 容积（1.25 mm×1.25 mm×2.0 mm）及相应的地标和分割标签组成。

由于个体差异，扫描后的心脏往往在大小、姿态和形状上有显著变化（如图 5.33（a）和（d）所示）。其非凸性给现有的图像配准算法带来了困难。为此，使用 SSLLN-HR 和-LR 检测到的地标来初始化目标与每个图谱之间的后续非刚性算法。首先计算目标地标（SSLLN-LR 预测）与图谱地标（SSLLN-HR 预测）之间的 12 个自由度仿射变换。除了初始化非刚性图像配准，所产生的仿射变换被用于将所有图谱中的分割扭曲到目标空间以进行图谱的选择。根据目标分割与各仿射扭曲图谱分割之间的归一化互信息（Normalized Mutual Information，NMI）评分，选择最相似的 $L$ 个图谱，节省配准时间，并去除不相似的图谱进行标签融合。

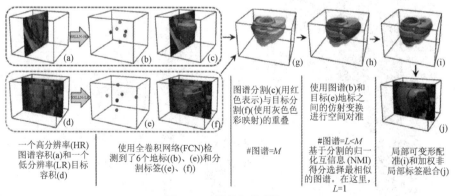

图 5.33　形状细化框架

　　由于目标和图谱集的结构分别被明确地编码在它们的分割中，所以只使用以下非刚性配准。设 $S$ 和 $l_n(n=1,\cdots,L)$ 分别为 SSLLN-LR 分割和第 $n$ 个图谱分割。设 $P_S$、$l_n(i,j)$ 分别是 $S$ 和 $l_n$ 中的标签 $i$ 和 $j$ 的联合概率。它被估计为标签 $i$ 在 $S$ 中的标签 $j$ 在 $l_n$ 中的体素数量除以两个片段重叠区域的体素总数。然后，通过最小化以下目标函数，最大化 $S$ 和 $l_n$ 中由相同标签所表示的结构的重叠。

$$\Phi_n^* = \mathrm{argmin}\, l(S, l_n(\Phi_n)) \qquad (5-40)$$

其中，$\Phi_n$ 是 $S$ 和 $l_n$ 之间的变换，$l(S, l_n) = \sum_{i=1}^{N_r} P_{S,l_n}(i,i)$ 表示标签一致性。$l$ 代表相似度测量，即在图谱分割的所有标签中，有多少标签能正确地映射到目标分割。以仿射变换作为初始化，然后利用多尺度梯度下降来最小化目标函数。

　　最后，进行了非局部标签融合，为不完美的 SSLLN-LR 分割生成了一个精确而光滑的双心室模型。首先，将图谱集和分割分别表示为 $\{(f_n, l_n') | n=1, \cdots, L\}$。这里，$n$ 表示扭曲的图谱索引，$L$ 是所选图谱的数量。对于目标 LR 体积 $f$ 中的每个体素 $x$，可以构建一个以 $x$ 为中心的 Patch $f_x$。标签融合任务的目的是确定 $f$ 中 $x$ 处的标签，使用 $\{(f_n, l_n') | n=1, \cdots, L\}$。对于 $f_n$ 中的每个体素 $x$，定义 $\{(f_{n,y}, l_{n,y}) | n=1, \cdots, L, y \in \mathrm{N}(x)\}$，$y$ 表示搜索窗口 $\mathrm{N}(x)$ 中的体素，$f_{n,y}$ 表示第 $n$ 个扭曲图谱中以体素 $y$ 为中心的 Patch，$l_{n,y}$ 表示体素 $y$ 对应的标签。在目标体积 $f$ 的体素 $x$ 处得到的标签可以计算为

$$S_x = \underset{k=1,\cdots,N_r}{\mathrm{argmin}} \sum_n \sum_{y \in \mathrm{N}(x)} \mathrm{e}^{-\frac{\|f_x - f_{n,y}\|^{F^2}}{h}} \cdot \delta_{l_{n,y},k} \qquad (5-41)$$

其中，$h$ 为高斯核函数的带宽，$\delta_{l_{n,y},k}$ 为克罗内克函数，当 $l_{n,y}=k$ 时克罗内克函数为 1，否则为 0。

　　式(5-41)可理解为是加权投票的一种形式，其中每个图谱集每个 Patch 都为标签投一票。它是一种非局部方法，因为它使用了 Patch 相似公式(即高斯核函数)。在贝叶斯框架下，式(5-41)本质上是一个加权 $K$ 最近邻分类器，通过极大似然估计确定标签。通过以这种方式聚合高分辨率图谱形状，可以推断出明确的解剖形状，因此可解决 SSLLN-LR 分割中的伪影。

　　3) 结果分析与总结

　　(1) 数据和预处理。

　　实验所使用的数据集分别为英国数字心脏项目数据集(数据集 1)和肺动脉高压的数据集(数据集 2)。数据集 1 来自健康志愿者的 CMR 容积图像，在舒张末期(ED)和收缩末期(ES)帧上有相应密集的分割注释。数据分割标签由两

位临床专家一起手工标注，每卷只由一位专家一次标注。数据集 2 来自 Hammersmith 医院国家肺动脉高压中心，由 649 名肺动脉高压(PH)患者数据组成。在队列中，649 名患者中有 629 人使用传统 LR 图像采集进行扫描，这种图像采集方式(多次短屏气)往往导致分辨率较低的体积和层间移位伪影。相比之下，其余 20 名受试者成功地执行了一次屏住呼吸，因此这些受试者的 HR 图像可以获得。LR 和 HR 图像的分辨率分别为 1.38 mm×1.38 mm×10 mm 和 1.25 mm×1.25 mm×2 mm。对所有 649 名受试者，分别生成 ED 和 ES 处的人工标注数据分割标签，并标注 ED 处的 6 个地标。

在对图像进行预处理时，确保每个容积图像的大小符合网络结构；各容积的强度分布在可比较的范围内，使每个输入都能同等重要地处理。因此，数据集 1 中的每个 HR 卷都被重塑为 192×192×80 的公共尺寸，而数据集 2 中的每个 LR 卷都被插值到 1.25 mm×1.25 mm×2 mm，然后被重塑为 192×192×80。为了达到最佳的视觉效果，实验中显示的图形可以手工裁剪。在重塑之后，首先裁剪每个 HR/LR 容积中的极端体素值(即离群值)。其次将异常值定义为位于原始强度值的 1%～99%范围之外的体素值。最后，每个体积的体素强度被缩放到[0,1]范围。

(2) 分割结果和实验指标分析。

将心脏容积分为 5 个区域：左室腔(LVC)、右室腔(RVC)、左室壁(LVW)、右室壁(RVW)及背景。该方法能够在 3D 中产生完整的 HR 双心室分割(LVC+LVW+RVC+RVW)。

实验 1：高分辨率体块分割。本实验比较了 SSLLN-HR 与两种基线(2D FCN、3D FCN)的分割方法。2D FCN 产生了一个锯齿状的外观，并在相应的 3D 模型中有"裂缝"。这是由于二维方法没有考虑立体图像的三维背景，导致分割后的切片之间缺乏空间一致性。相比之下，SSLLN-HR 和 3D FCN 都考虑了切片之间的空间一致性，从而实现了平滑的结果。视觉上，SSLLN-HR 可与 3D FCN 相媲美。然而，SSLLN-HR 对内存的要求更低，因此可以直接在非裁剪量上实现，训练速度更快。

表 5.7 总结了 2D FCN、3D FCN 和 SSLLN-HR 之间的定量比较，统计数据来自 831 名受试者。其结果表明，自动分割和手动分割之间具有高度的一致性。在 Dice 指标和 Hausdorff 距离方面，SSLLN-HR 和 3D FCN 优于 2D FCN，且 SSLLN-HR 的性能可与 3D FCN 媲美。值得注意的是，这三种方法在 RVW 解剖上都获得了相对较低的 Dice 分数。对于四个解剖体，2D 方法在不同的分割中产生了很大的差异，导致准确性低于 2.5D 和 3D 方法。SSLLN-HR 的分割结果与 3D FCN 相似，RVC 和 RVW 的分割精度略高于 3D FCN。

表 5.7　2D FCN、3D FCN 和 SSLLN-HR 分割结果对比

|  | Dice Index/% | | | Hausdorff Dist./mm | | |
|---|---|---|---|---|---|---|
|  | 2D FCN | 3D FCN | SSLLN-HR | 2D FCN | 3D FCN | SSLLN-HR |
| LVC | 0.950±0.022 | **0.963±0.010** | 0.962±0.015 | 2.584±1.108 | **2.037±0.413** | 2.203±0.922 |
| LVW | 0.836±0.060 | **0.888±0.024** | 0.873±0.034 | 3.927±1.712 | **3.028±1.062** | 3.242±0.992 |
| RVC | 0.887±0.061 | 0.917±0.025 | **0.929±0.026** | 6.614±4.032 | 4.748±1.253 | **4.171±1.527** |
| RVW | 0.633±0.132 | 0.732±0.073 | **0.755±0.068** | 8.252±3.644 | 6.184±1.403 | **5.996±1.424** |

实验 2：低分辨率体块分割。本实验使用模拟左心容积来定量评估 SSLLN-HR 和形状细化（SSLLN-LR＋SR）在管道中的性能。表 5.8 比较了 SSLLN-HR 和 SSLLN-LR＋SR 结果的 Dice 指标和 Hausdorff 距离。SSLLN-HR 在 600 个无伪影 HR 容积上直接进行评估，而 SSLLN-LR＋SR 则在存在伪影的 600 个相应的模拟 LR 容积上进行测试。尽管 SSLLN-HR 比 SSLLN-LR＋SR 性能更好，但这两种方法之间的性能差距很小。对于 LVC、LVW 和 RVC，SSLLN-HR 的 Dice 指标仅比 SSLLN-LR＋SR 高 0.2 左右。4 个区域，SSLLN-HR 的 Hausdorff 距离均比 SSLLN-LR＋SR 小 0.5 mm 左右。同样，由于 RVW 的结构较薄，两种方法的 Dice 值的平均值相对较低：分别为 0.662 和 0.557。从表中可以看出，SSLLN-LR＋SR 对于不完美的 LR 输入量取得了很好的分割结果，与直接分割无伪 HR 结果具有可比性。

表 5.8　SSLLN-HR 和 SSLLN-LR＋SR 分割结果对比

|  | Dice Index(%) | | | Hausdorff Dist./mm | | |
|---|---|---|---|---|---|---|
|  | SSLLN-HR | SSLLN-LR＋SR | p-value | SSLLN-HR | SSLLN-LR＋SR | p-value |
| LVC | **0.960±0.015** | 0.940±0.024 | $p \ll 0.001$ | **3.396±0.505** | 4.045±0.675 | $p \ll 0.001$ |
| LVW | **0.879±0.030** | 0.863±0.049 | $p \ll 0.001$ | **3.868±1.306** | 4.394±0.841 | $p \ll 0.001$ |
| RVC | **0.929±0.025** | 0.914±0.033 | $p \ll 0.001$ | **4.560±1.040** | 5.039±1.218 | $p \ll 0.001$ |
| RVW | **0.662±0.103** | 0.557±0.121 | $p \ll 0.001$ | **5.664±2.701** | 6.119±2.956 | $p \ll 0.001$ |

实验 3：病理低分辨率体块分割。本实验在数据集 2 中对肺动脉高压（PH）患者的体积数据进行 SSLLN-LR＋SR 测试。如图 5.34 所示，可视化对比了 SSLLN-LR＋SR、2D FCN 以及带 NNI 和 SBI 插值的 2D FCN 的双心室分割结果图。SSLLN-LR＋SR 给出了更好的 3D 表型结果，平滑、准确、无伪影。SSLLN-LR＋SR 不仅对心脏伪影（层间偏移、大层厚和层覆盖不足）不敏感，而且对病理诱导的形态学改变也很强大。

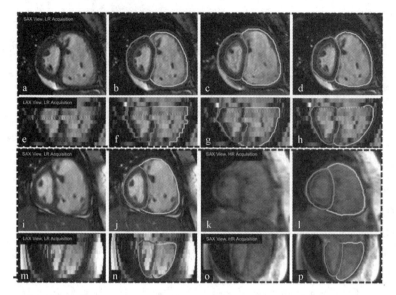

图 5.34　两个 PH 患者的双心室容积图像分割

　　以上讲述了一种全自动的管道用于短轴 CMR 体积的形状精细的双心室分割的临床应用，并介绍了一个同时学习分割和地标定位任务的网络。该网络结合了二维网络的计算优势和在不损失分割精度的情况下解决三维空间一致性问题的能力，还引入了一个明确的形状先验信息，因此，尽管心容量存在伪影，但仍能实现准确、平滑和解剖学意义上的双心室分割。并且进行了大量的实验，以验证所提出的管道对健康和病理病例的有效性。

　　然而，该管道仍然存在局限性。例如，管道是两阶段的方法，不是端到端学习。在这种情况下，在阶段 1 中学习的网络参数可能不是在阶段 2 中生成高分辨率平滑分割的最优参数。此外，虽然阶段 1 中部署经过训练的网络（SSLLN-HR 或 SSLLN-LR）用时不到 1 s，但阶段 2 中形状细化（SR）的计算成本相对较高，这是一个很大的缺点。SR 结合了图谱集选择、目标到图谱集的非刚性图像配准和非局部标签融合的计算成本。

**5. 弱监督和半监督深度学习的乳腺肿块定位和分割**

1）研究背景

　　乳腺超声（BUS）成像的目的是发现良性或恶性肿块等异常并进行分类。传统的方法可以根据是强调分类还是强调区域检测来进行分类，但大多侧重于找出鉴别良性或恶性肿块的有效特征。随着基于深度学习方法的提出，这些方法基本都局限于定位感兴趣的目标对象或将给定的感兴趣的区域（ROI）划分为良性或恶性，而不是同时进行两种方法。Yap 等人提出的方法同时进行定位和分类，但由于它是基于语义图像分割的，所以需要使用病变分割标注的训练数据，在编译训练数据集时，这一需求可能会增加时间和成本负担。

下文提出了一种从 BUS 图像中定位和分类质量的方法，通过混合的方式在一个具有强注释的小数据集和一个带有弱注释的大数据集上训练 CNN。它出自 Seung Yeon 在 2019 年发表于 *IEEE Transactions on Medical Imaging* 上的"Joint Weakly and Semi-Supervised Deep Learning for Localization and Classification of Masses in Breast Ultrasound Images"[8]，其算法实现细节可在 github 网站检索下载。该方法在提高标注精度和降低标注成本之间取得了良好的平衡，主要贡献有：(1) 提出了对 BUS 图像中存在的物体进行同步定位和分类的一次性方法；(2) 提出了一个弱监督和半监督训练场景，具有适当的训练损失选择。实验结果表明，该方法能以较少的标注量成功地定位和分类质量。

2）算法简介

(1) 基于 DXLoc 的强监督学习。

临床上，最终期望输出的是图像级诊断标签，在这个过程中，临床医生天生就能检测到最感兴趣质量（MoI）。因此，最终的目标是共同完成 MoI 的定位和分类。为了实现这一目标，将 Faster R-CNN 方法应用其中。

Faster R-CNN 由区域提议网络（RPN）和 Fast R-CNN 检测器组成。完全卷积 RPN 生成矩形候选区域，Fast R-CNN 对这些建议进行定位和分类，以检测感兴趣的对象。组合网络的设计使 RPN 和 Fast R-CNN 共享卷积层。该结构不仅能有效地生成和检测区域提议，而且提高了两个任务的精度。

损失函数由四个项目组成，分别是 RPN 和 Fast R-CNN 的分类损失和回归损失：$L_{cls}^{RPN}$、$L_{reg}^{RPN}$、$L_{cls}^{FRC}$ 和 $L_{reg}^{FRC}$。损失是用来定义网络输出和真实框重叠程度的差异度。对于 $L_{cls}^{RPN}$，在 SNUBH 和 UDIAT 数据集上，无论是良性区域还是恶性区域，如果与真实框的交并比（Intersection over Union，IoU）高于 0.7，则被定义为正标签。每个数据集负标签的定义是不同的。在 SNUBH 数据集上，如果该区域（候选框）与带注释的背景框重叠程度超过 70%，则被定义为负标签；在 UDIAT 数据集上，如果该区域（候选框）与真实框的 IoU 低于 0.3，则被定义为负标签。$L_{cls}^{FRC}$ 被认为是背景、良性和恶性的分类概率。当训练 UDIAT 数据集时另外考虑 $L_{cls}^{FRC}$ 的类权重以解决出现的类不平衡问题。关于回归损失的定义，$L_{reg}^{RPN}$ 仅与带正标签的区域有关；$L_{reg}^{FRC}$ 仅与检测出的良性或恶性区域有关。在两种回归损失中，边界框的相似度是与具有最高 IoU 值的真实框衡量的。

（2）基于 DX 的弱监督学习。

DX 集的图像被输入到与 DXLoc 共享的网络中，以产生区域级别的分类结果。然而，由于不存在区域级 GT 标签，本节引入了一个 MIL 体制来定义合适的损失函数。在 MIL 框架下，如果至少有一个示例为正，则包含多个示例的包是正的；如果所有示例都是负的，则包是负的。在本实验中，每幅图像的一个包将所有检测到的质量区域作为示例。如果至少有一个区域被归类为恶性，那么该图像就被标记为恶性。因此，每幅图像的图像级损失 $L_{ws}$ 定义如下：

$$L_{ws}(I_i) = -\sum_{l \in \pounds} P_l^*(I_i) \log(P_l(I_i)) \qquad (5-42)$$

其中，$L_{ws}(I_i)$ 代表第 $i$ 个图像 $I_i$ 真实标签 $P^*$ 和预测标签 $P$ 之间的交叉熵。

图像级标记集 $\pounds = \{N, B, M\}$ 由正常（无任何质量）$N$、良性 $B$ 和恶性 $M$ 组成。图像级预测 $P$ 继承自 $MoI_{x_{MoI}}$，其中 $x$ 表示一个区域，$x_{MoI}$ 表示 MoI。因此，$P_l$ 被定义为

$$P_l(I_i) = p_l(x_{MoI}), \quad \forall l \in \pounds \qquad (5-43)$$

MoI 可以根据几个标准来选择。对于标记为 $B$ 的图像，测试了四个不同的选择准则，每个准则选择图像中最良性（见式（5-44））、最恶性（见式（5-45））、最具鉴别性（见式（5-46））或最异常（见式（5-47））的区域，而标记为 $M$ 的图像总是选择最恶性（见式（5-45））的区域作为 MoI：

$$x_{MoI} = \underset{x_n \in R(I_i)}{\operatorname{argmin}} p_B(x_n) \qquad (5-44)$$

$$x_{MoI} = \underset{x_n \in R(I_i)}{\operatorname{argmin}} p_M(x_n) \qquad (5-45)$$

$$x_{MoI} = \underset{x_n \in R(I_i)}{\operatorname{argmin}} \max_{l \in \{B, M\}} p_l(x_n) \qquad (5-46)$$

$$x_{MoI} = \underset{x_n \in R(I_i)}{\operatorname{argmin}} p_N(x_n) \qquad (5-47)$$

其中，$R(I_i)$ 是 $I_i$ 检测区域集，$p_B$、$p_M$、$p_N$ 分别代表区域 $x_n$ 是正常、良性或恶性的概率。这种定义是基于临床医生只关注 MoI 的假设。

（3）基于 DXLoc 和 DX 的联合弱和半监督学习。

强监督学习和弱监督学习的组成部分可以组合成一个弱和半监督学习框架。使用 DXLoc 和 DX 数据训练由参数 $\theta = \theta_{conv} \bigcup \theta_{RPN} \bigcup \theta_{FRCNN}$ 组成的整个网络，包括共享卷积层 $\theta_{conv}$，特定的 RPN 层 $\theta_{RPN}$ 和特定的 Fast R-CNN 层 $\theta_{FRCNN}$。$\theta_{FRCNN-reg}$ 与 Fast R-CNN 的边框回归层有关，仅由 DXLoc 训练。

采用随机梯度下降法（SGD）训练网络。在 SGD 中，两个数据集可以采用组合小批量处理或单独交替小批量处理。在组合小批量处理过程中，数据包括来自 DXLoc 的 $b_s$ 和 DX 的 $b_{ws}$，损失函数为强弱监督学习求和：$L_s = L_{cls}^{RPN} + L_{reg}^{RPN} + L_{cls}^{FRC} + L_{reg}^{FRC}$，$L = L_s + \alpha L_{ws}$，学习率 $\eta$ 通过参数 $\theta$ 更新。在单独交替小批

量处理过程中，首先是处理来自 DXLoc 的 $b_s$，损失函数为 $L_s$，学习率 $\eta_s$ 通过参数 $\theta$ 更新；然后是处理来自 DX 的 $b_{ws}$，损失函数为 $\alpha L_{ws}$，学习率 $\eta_{ws}$ 通过参数 $\theta - \theta_{FRCNN-reg}$ 更新。在上述两种过程中，超参数 $\alpha$ 被定义为 $L_{ws}$ 的相对尺度。

**3. 结果分析与总结**

该方法在两个 BUS 数据集上进行了评价，即 SNUBH 和 UDIAT。所有的图像都可以根据标签信息量进行分类。本实验将仅具有图像级诊断标签的图像集称为 DX，将同时具有诊断标签和最感兴趣区域（MoI）边界框的图像集称为 DXLoc。SNUBH 数据集可以细分为 SNUBH-DX 和 SNUBH-DXLoc，但 UDIAT 数据集都包含这两种注释，因此 UDIAT-DXLoc 等价于 UDIAT。SNUBH-DX 仅用于训练，而 SNUBH-DXLoc 和 UDIAT-DXLoc 则被患者进一步划分为训练集和测试集，即 DXLoc-Tr 和 DXLoc-Ts。

SNUBH 数据集来自首尔国立大学盆唐医院，包括 3123 个临床病例和 2578 名患者的 5624 张图像。所有图像包括肿块均有病理证实的良性或恶性活检标记。SNUBH-DXLoc 子集包括 1400 张图像（600 张良性，600 张恶性，200 张正常）。只标记单个 MoI 的边框和标签，而忽略其他可能的质量。SNUBH-DXLoc-Tr 包含 800 张图像（400 张良性图像和 400 张恶性图像），SNUBH-DXLoc-Ts 包含 400 张图像（200 张良性图像和 200 张恶性图像）。SNUBH-DX 包含 3291 张良性图像和 933 张恶性图像。2449 例患者中 2994 例为良性或恶性肿块，129 例患者中 129 例为正常肿块。

UDIAT 数据集来自 Parc Tauli 公司的 UDIAT 诊断中心。数据集由来自不同患者的 163 张图像组成，包含 110 张良性图像和 53 张恶性图像，并且所有图像都存在质量的诊断标签。然后，将 UDIAT 数据集随机分割为 UDIAT-DXLoc-Tr 集合，其中包括 123 张图像（90 张良性图像和 33 张恶性图像）和 UDIAT-DXLoc-Ts 集合，其中包括 40 张图像（20 张良性图像和 20 张恶性图像）。

（1）实验细节设置。

实验开始使用 ImageNet 预先训练的 VGG16 模型来初始化网络，只微调 conv3_1 和 up 层。并将 Fast R-CNN 的两个完全连接层的尺寸减小到 512，同时使用 0.0005 的权值衰减来进一步防止过拟合。为了增强数据，首先对 DXLoc-Tr 和 DX 集应用水平翻转、随机亮度和对比度调整，并对 DX 应用额外的图像随机旋转和中央裁剪。此外，还使用简单的 Adam 优化器来减少用于调优的超参数数量。参数设置为：$b_s = 1$，$b_{ws} = 2$，$\eta = \eta_s = \eta_{ws} = 0.0005$，$\alpha = 0.01$。对所有方法，都使用了 Faster R-CNN 方法中的后处理来生成最终的检测输出，包括初始检测的阈值和基于类概率的非最大抑制（NMS）。

使用 Correct Localization(CorLoc)测量和 FROC 曲线对 SNUBH-DXLoc-Ts 或 UDIA T-DXLoc-Ts 进行评估。CorLoc 是根据 PASCAL 准则(IoU$>$0.5)正确定位目标类对象的图像百分比。具体来说,如果目标 GT 类在 NMS 后被检测区域幸存的分类概率大于 0.5,且其 GT 边界框 IoU 大于 0.5,则判定为正确定位。FROC 曲线是通过改变操作点生成,操作点是最终类别概率的阈值。正确定位的类别概率阈值,CorLoc 定义为 0.5,其值在 0 到 1 之间。

为了支持所提出方法的性能的统计显著性,还提出 CorLoc95% 置信区间(CI)和每个可比方法使用配对 $t$ 检验获得的 $p$ 值。两者都是基于 bootstrapping 计算的,其中 CorLoc 的集合是通过随机抽样测试图像并进行替换生成的。

(2)自训练影响。

通过研究使用自训练来减少强监督训练数据规模的潜力。首先用给定的 DXLoc-Tr 和 DX 集的配置训练一个初始网络,并通过重新配置,将 50%、75% 的 DX 集重分类到 DXLoc-Tr 集后的网络再训练。表 5.9 显示不同配置网络在 DXLoc-Tr 的大小为 50 和 10 上的训练结果。可以看出,自训练可以使 CorLoc 指标提高,但过度重分类可能会降低性能的提高。

以上介绍了一种系统的弱和半监督学习算法,用少量强注释数据和大量弱注释数据训练。该方法用于对 BUS 图像中存在的质量进行并行定位和分类。实验表明,在训练过程中结合弱注释数据肯定会提高性能。此外,进一步研究了算法变体和网络结构的细节,弱注释和强注释数据的最佳配置,考虑所需的数据注释工作和可达到的准确性,以及在训练中加入弱注释数据的特殊优势。最终研究结果表明:所述方法的最佳变体应该是由强注释和弱注释的数据组成的小批量,逐渐增加 MIL 缩放,将 MoI 定义为最恶性的区域,并在数据有限时以 VGG16 网络作为基础网络;通过自训练,只有极少量的强注释数据,就能获得与大量数据相当的性能。

**表 5.9 自训练在 SNUBH 数据集的结果**

| Method | CorLoc/(%) | CI/(%) | # of training images | |
| --- | --- | --- | --- | --- |
| | | | # Strong | # Weak |
| 自训练初始化网络 | 70.50 | 66.00~75.00 | 50 | 4974 |
| 重训练网络(50%) | 82.25 | 78.50~86.00 | 50+4974 * 0.5 | 4974 * 0.5 |
| 重训练网络(75%) | 80.75 | 76.75~84.75 | 50+4974 * 0.75 | 4974 * 0.75 |
| 自训练初始化网络 | 63.25 | 58.25~67.75 | 10 | 5014 |
| 重训练网络(50%) | 81.00 | 77.00~84.75 | 10+5014 * 0.5 | 5014 * 0.5 |
| 重训练网络(75%) | 79.25 | 75.25~83.00 | 10+5014 * 0.75 | 5014 * 0.75 |

# 本 章 小 结

医学影像分割是医学影像处理技术中最为关键和基础的过程。它能够加速影像分析，对于临床诊断、制定手术计划等实践应用领域和医学研究都有实用意义和研究价值。本章从医学影像的分割方法、分割评价指标以及分割技术在临床中的应用等角度进行详细介绍。具体的内容包括：

（1）医学影像分割方法。本章分别从传统分割方法和基于深度学习的分割方法两方面进行影像分割算法的理论基础介绍。传统的医学影像分割方法是依据图像自身的像素值、纹理和灰度梯度等浅层特征对感兴趣的组织和器官按照某种一致性原则将其划分为许多包含特定含义的小区域，其中每一个小区域都符合所要求的一致性原则，但两个邻接区域的合并又会破坏这种一致性原则。传统医学影像分割方法较多，本章主要从 Atlas 分割、统计模型分割、混合模型分割进行介绍。对比于传统分割方法，基于深度学习的分割方法将图像分割转化成了像素点的分类问题，并更好地提高了分割精度和速度。本章介绍的基于深度学习的分割方法主要包括：U-Net 及其变体网络的医学影像分割、多任务学习框架的医学影像分割、深度学习交互式的医学影像分割、基于弱半监督学习的医学影像分割以及精准放疗中多风险器官的自动化分割。

（2）分割评价指标。它的主要目的是：研究算法在不同分割情况中的表现，掌握如何选择和修正其参数以适应特定的分割任务；分析比较多个分割算法在面对同一分割任务时的优劣程度以选取合适的算法。本章介绍了医学影像分割领域常用的几种评价指标，在后续的临床应用中就用这些指标来进行衡量。

（3）分割技术在临床中的应用。本章共介绍了 8 个分割技术在具体临床医学中的应用。每个临床应用都分别从算法框架、实验结果及分析以及总结三方面进行介绍。其中，算法框架详细介绍了本临床应用中所使用的网络结构及算法的详细步骤；实验结果及分析主要对数据来源以及该算法在具体临床应用中的实验结果进行阐述；总结部分是对该临床应用中所使用算法的概述以及可能存在的不足进行说明。

# 本章参考文献

[1]　牛帅. 基于低秩分解和多图谱的胰腺三维磁共振图像分割[D]. 西安：西安电子科技大学，2017.

〔2〕 顾裕. 腹部图像分割与增强的自步深度学习研究〔D〕. 西安：西安电子科技大学，2019.

〔3〕 KECHICHIAN R，VALETTE S，DESVIGN M. Automatic multiorgan segmentation via multiscale registration and graph cut〔J〕. IEEE transactions on medical imaging，2018，37(12).

〔4〕 TONG N，GOU S P，YANG S Y，et al. Fully automatic multi-organ segmentation on head and neck CT using FCNN with shape representation model. Medical Physics，2018，45(10)：4558 - 4567.

〔5〕 TONG N，GOU S P，NIU T Y，et al. Self-paced denseNet with boundary constraint for automated multi-organ segmentation on abdominal CT images. Physics in Medicine and Biology，2020，65(13).

〔6〕 TONG N，GOU S P，YANG S Y，et al. Shape constrained fully convolutional denseNet with adversarial training for multi-organ segmentation on head and neck CT and low field MR images. Medical Physics，2019，46(16)：2669 - 2682.

〔7〕 DUAN J M，BELLO G，SCHLEMPER J，et al. Automatic 3D bi-ventricular segmentation of cardiac images by a shape-refined multi-task deep learning approach. 〔J〕. IEEE transactions on medical imaging，2019，38(9).

〔8〕 SHIN S Y，LEE S，YUN I D，et al. Joint weakly and semi-supervised deep learning for localization and classification of masses in breast ultrasound images〔J〕. IEEE transactions on medical imaging，2019，38(3).

# 第 6 章　智能医学影像配准

图像配准是指寻找两幅(或一系列)图像像素位置间的最优几何变换,该变换能够将相对应的像素点进行映射。现实生活中经常需要从不同的视角对同一场景进行成像,目的是获得该场景更丰富的数据表示;有时也需要在不同的时间点对同一场景进行成像,以查找和评估出现在连续图像采集间的场景变化;或者通过不同的传感器获取相同场景的图像,其目标是整合从不同源头获得的信息以获得更复杂和更详细的场景表示。上述需求都需要图像配准的参与,图像配准能够比较、整合以及分析不同图像的数据信息。

## 6.1　智能医学影像配准介绍

### 6.1.1　图像配准的方法

医疗影像根据成像源差异可以分为很多种,每个模态都有它们的优劣势,为了更加清楚地观察解剖部位,需要对不同模态下的图像进行融合,把各个模态图像的优点结合到一起,而融合的基础便是要匹配不同模态的影像。配准算法能将不同仪器获取的图像通过变换达到位置和结构上的一致,在疾病诊断、疾病发展和消退的过程检测、器官组织的运动跟踪和图像引导放射治疗等方面,都需要用到医学影像配准技术。由此可见,配准的精度对其后期处理的成效起着先决作用。医学影像配准方法在辅助诊治和影像分析等方面都有着十分重要的地位,发挥着巨大的作用。传统的配准方法核心步骤包括空间变换、图像插值、相似性度量和优化算法四个部分,其流程图如图 6.1 所示。

配准最初的输入有两个:参考图像 $F(x)$ 和浮动图像 $M(x)$,配准的目的就是求出最后的转换公式 $T$,可以让经过转换后的浮动图像 $T(M(x))$ 与参考图像 $F(x)$ 最相似。所以配准的过程可以转为成优化问题,目标函数可以表示为

$$\hat{T}_\theta = \underset{T_\theta}{\arg\max} S(F(x), T_\theta(M(x))) \qquad (6-1)$$

其中，$S$ 表示一种相似性度量方法，$\theta$ 表示变换参数，$T_\theta$ 表示变换公式，$\hat{T}_\theta$ 表示最终得到的变换公式。

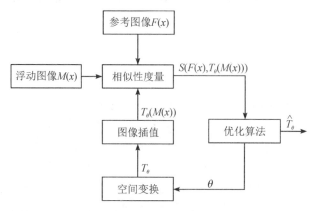

图 6.1　医学影像配准示意图

相似性度量提供了一个定量比较两幅待配准图像之间是否匹配的方法，以便为优化算法提供优化参数的标准。经过不断迭代，直到相似性度量获得最优时停止迭代，就获得了最终的变换公式 $\hat{T}_\theta$ 完成配准。

**1. 空间变换**

常见的空间变换有刚性变换、仿射变换、投影变换和非线性变换。刚性变换是指原来的图像仅仅发生平移和旋转，所有像素点的相对位置没有发生任何改变。仿射变换是指原图经过变化后，原图中互相平行的直线在新的图像中仍然平行，但是互相垂直的直线已经不再垂直。如果变换后直线虽然仍是直线，但不再保持平行和垂直，则被称为投影变换。非线性变换是指原图的直线经过变换后不再是直线的变换方法。配准时按照原图像发生改变的范围大小可以将配准分成全局配准和局部配准两类。全局配准是指当调整配准的某个变量时就可以改变整个配准结果，常用的变换有刚体变换和仿射变换；局部配准是指当调整某个变量时只改变配准结果的一部分，常用的变换为非线性变换。

**2. 图像插值**

图像完成空间变换后，原图中每一个点都会改变，转移到了新的位置，这就有可能造成与原来的坐标点不匹配的情况，所以需要进行图像插值，在坐标点计算出空间变换后的灰度值。常用的插值算法有最邻近法（nearest neighbour）、线性插值法（linear）、B-样条插值法（B-spline）、PV 插值法（partial volume interpolation)等。

### 3. 相似性度量

相似性度量的目的是能够定量估计两幅图像的一致程度。定量估计需要确定一个准则,使待配准的两幅图像在该准则下到达最好的一致结果。与图像分割方法的选择类似,衡量图像相似性的准则也需要依据具体的情况进行选取,如根据配准的目的、医学影像的成像模式、空间变换的类型等,没有一种相似性度量的准则可以使所有的配准达到很好的效果。

### 4. 优化算法

医学影像配准的本质就是参数优化问题,根据相似性度量准则构造一个恰当的目标函数,配准是寻找到这个目标函数的最优解,输出此时的变换参数。寻找目标函数最优解所使用的是优化算法,它是配准方法中最核心的组成部分,可划分成局部优化算法和全局优化算法。局部优化算法运行速度快,但是最优的结果经常受到初始值的干扰,并且很容易陷于局部的极小值;全局优化算法可以找到全局的最优解,但是运算量却很大,计算时间较长。优化算法的选取对配准的结果影响很大,不同的应用要有针对性地选取才能获得最好的配准结果。

下面将从医学影像配准的理论基础及配准技术应用两个方面进行介绍。

## 6.1.2　刚性配准和非刚性配准

医学影像配准可以分为刚性配准和非刚性配准,刚性配准只对浮动图像进行线性的改变,如平移、旋转、缩放等,所有像素点的相对位置没有发生任何改变。而非刚性配准会使浮动图像产生扭曲。非刚性配准有一部分方法不是通过搜索参数实现配准的,而是通过已经建立好的模型实现寻找变换公式。刚性变换可以配准图像间的位置和角度,非刚性变换可以使图像间的细节更加吻合。

## 6.1.3　配准中的相似性测度

准则可分为基于特征和基于像素两种。基于像素的方法直接采用图像中的灰度信息进行计算,不需要对待配准图像作分割、特征提取等预处理,非常灵活,已经得到了广泛应用。基于像素的方法常用的相似性准则函数可以分为三类:基于距离的相似性准则、基于相关的相似性准则、基于熵的相似性准则。

基于距离的方法假设图像间存在明确的映射关系,原理简单,易于实现,但是计算量大,效果质量差。常用的准则有灰度差平方和(Sum of Squared Differences,SSD)、欧氏距离等。SSD 的定义如下:

$$\text{SSD} = \frac{1}{n} \sqrt{\overline{\sum_i (F(x_i) - T(M(x_i)))^2}} \quad\quad (6-2)$$

其中，$F(x_i)$表示参考图像，$T(M(x_i))$表示变换后的浮动图像，$n$表示图像中像素的总个数。这种准则只适合单模态的配准，当配准图像间仅存在高斯白噪声的差异时配准效果较好，如果图像的局部灰度差别很大则得到的配准结果不佳。

基于相关的方法对图像间的映射关系不太严格，计算量也很大，常用来配准图像间局部的微小形变。常用的准则有相关性系数（CC）、梯度相关（Gradient Correlation，GC）等。CC 的定义如下：

$$\text{CC} = \frac{\sum_i (F(x_i) - \bar{F}(x))(T(M(x_i)) - \bar{T}(M(x)))}{\sqrt{\sum_i (F(x_i) - \bar{F}(x))^2} \sqrt{\sum_i (T(M(x_i)) - \bar{T}(M(x)))}} \quad\quad (6-3)$$

其中，$\bar{F}(x)$和$\bar{M}(x)$表示图像的平均灰度值，CC 对于图像间灰度关系存在线性映射的情况下效果好。

基于熵的方法假定图像间存在着某种统计关系，应用前无需对图像进行预处理，鲁棒性高，精度好。常用的准则有互信息（Mutual Information，MI）、归一化互信息（NMI）、差值图像的熵等。MI 和 NMI 可以用熵的概念来表示。

### 6.1.4 配准中的优化方法

医学影像配准实际上可以转化为多参数的最优化，按照医疗影像配准的基本框架，首先要根据具体影像的特点选择一个相像性准则来评价配准结果的质量，接着按照这个相似性度量规则可以制定一个合理的关于参数的目标函数，最终利用对它的优化求解配准参数，因此，参数寻优算法对图像配准起着关键性作用。在配准过程中，通过对目标函数的优化来逐步提高图像间的相似性，直到两幅图像达到最佳的相似。好的寻优方法能快速找到最佳变换参数，收敛速率更快，配准效率更高。然而，优化算法也是当今医学影像配准中的一大难题，很难找到一个快速又准确的优化算法，一个好的优化算法往往需要描述很多个配准参数。由此可见，目标函数定义和参数寻优方法的选取在图像配准中非常关键。参数寻优方法通常分成两大类：一类是参数可以通过方程组进行计算的，另一类则需通过优化搜索算法来寻找最优参数。参数优化算法的选择原则是既要能寻找到函数最优解，又要能加快收敛速度，减少配准的时间。常用的寻优方法有最速下降法、拟牛顿法、Powell 算法、模拟退火法、遗传算法、Levenberg-Marquardt 法、粒子群算法、蚁群算法等。

**1. 最速下降法**

最速下降法又称为梯度下降法，常常用于无约束寻优难题的解答。它的搜索偏向为负梯度方向，沿梯度下降的偏向寻求极小值，沿梯度上升对偏向寻求极大值，刚开始搜索步长较大，越靠近最优解，步长越小，搜索越慢。该优化算法的优点是比较简单，容易理解和实现，适合求解目标函数是凸函数的形式，缺点是靠近极小值时收敛速度减慢，直线搜索时可能会产生一些问题，可能会"之字形"地下降，可能陷入局部极值情况。

**2. 拟牛顿法**

拟牛顿法是解决非线性寻优难题的办法，由美国 Argonne 国家实验室 Davidon 提出。很多解决无约束寻优问题的方法由它改进而来。该算法的基本思想是：在近似 Hessian 矩阵的正定对称阵构建过程中并不使用二阶偏导，然后在"拟牛顿"限制下来对目标函数进行寻优。不一样的拟牛顿法由不一样的构建方式来进行构建，拟牛顿法始终朝着最优化的方向搜索，其收敛速率在梯度下降法和牛顿法之内。常见的拟牛顿法有 DFP 算法和 BFGS 算法。

**3. Powell 算法**

Powell 算法又称为方向加速算法，是由 Powell 提出的一种搜索算法，它是通过共轭方向可以加大收敛速率这一性质来进行搜索的。Powell 算法不需要对目标函数进行求导，因此是一种非常有效的直接搜索算法。Powell 算法用来解决一般的无约束寻优难题，特别对于维数 $n < 20$ 的目标寻优难题，可以获得较满意的效果。

**4. 遗传算法**

遗传算法是一种仿照生物的优化方法，是依据达尔文进化论演变来的。该算法的基本原理是首先对优化问题的可行解编码，接着随机生成具有一定规模的初始代种群，并按照优胜劣汰和适者生存法则进行进化。每代进化都依据个体适应值择优选择，并根据给定概率进行基因交叉和变异操作，于是，新生代种群出现。遗传算法后代种群比前代种群顺应环境的能力更强，与目标问题最优解更接近，最后，对最后一代种群最好的个体解码，就得到优化难题的最优解。

### 5. 粒子群算法

粒子群算法也称为鸟类觅食法，由 Kennedy 和 Eberhart 等提出。该方法的基本思想来源于鸟群觅食行为，仿照一群鸟寻觅粮食过程，每只鸟可以看作一个粒子，该些鸟在天空寻觅粮食的经过中，会不断变动自身的位置与速度。这些鸟之间能通信，掌握所有鸟离粮食的最近地点和自身飞过的离食物最近的地点，在飞翔过程中，根据这两个地点来更换自身的飞行方位和速度。经过不断变换，就能寻到粮食的地点，即目标的最优解。

# 6.2 智能医学影像配准技术与应用

下面将基于传统和深度学习方法，探讨不同部位不同器官的匹配实例，阐明不同组织器官采用不同匹配方法的特点和优势。

## 6.2.1 基于传统方法的配准技术与应用

### 1. 动态弹性表面模型配准

1) 研究背景

根据世界卫生组织的数据，肝切除术仍是肝癌等肝脏病变的首选，在部分肝切除术中，术前得到的计算机断层扫描(CT)图像可以帮助外科医生创建器官结构及病理学图像，制订手术计划。

如何将术中图像与术前图像进行准确融合是手术成功的关键，弹性快速配准方法可以将肝脏及其内部结构的 3D 模型所表示的术前数据与从术中图像提取的器官表面给出的实际形态进行对比，通过将迭代最近点技术和基于线性弹性共旋转公式的生物力学模型相结合，可以解释结构的大变形，并形成物理上有效的配准。该方法出自 Peterlik I 在 2018 年发表于 *Medical Image Analysis* 的文献"Fast elastic registration of soft tissues under large deformations"[1]。通过在一个正确标注的半合成数据集和一个由 9 对仰卧位与侧卧位腹部 CT 图像所组成的真实数据集上进行定量评估，验证了该方法的性能、鲁棒性和准确性。结果表明，表面匹配算法能够将器官内部结构的目标配准误差从 40 mm 减小到 10 mm 以下，同时通过与最先进的基于强度的配准技术进行比较，证实该方法是一个准确且高效的配准算法。

2）算法简介

表面配准方法输入数据由一对术前和术中图像表示。前者是对比度增强的 3D 扫描，可以可靠地定位感兴趣器官的表面和内部结构，而后者仅显示实际的器官形状。因此，由于对比度低，术中图像不能提供任何关于实际结构中内部结构位置的可靠信息。

术前数据可用于重建生物力学模型，从输入的对比度增强图像中分割肝实质和血管所代表的内部结构。这个过程可以手动或半自动完成，但必须保持器官和结构的良好细节水平，用于生成肝实质的有限元体积网格 M 以及血管化的表面几何形状。在计算配准后，表面网格仅用于可视化目的，而体积网格 M 表示配准到术中数据的重建生物力学模型的域。通过使用 Boltcheva 等人描述的全自动方法将分段地图转换为几何结构，可对位于分割区域边界上的元素特征进行采样，再进行 Delaunay 细化以生成其表面的三角剖分或其体积的四面体化。

在术中，首先需要从术中扫描中提取器官表面。更准确地说，需要构建位于肝实质边界上的点云 C，使得这些点分布在器官的整个表面上。这个阶段也需要对肝实质进行分割，但是与术前图像不同的是，术中分割过程必须快速进行，因此不可能对高分辨率强度图像手动处理。为了加快分割速度，采用了一种半自动方法，该方法由 Yushkevich 等人提出，应用于下采样强度图像。该方法基于活动轮廓，并采用水平集方法。与术前数据情况一样，使用自动采样和细化方法从分割中提取点云 C。术中处理的最后一步是执行表面匹配算法，将术前模型（其几何形状由有限元网格 M 给出）配准到术中的点云 C。

3）结果分析与总结

实验结果表明，目标配准误差（Target registration error，TRE）的平均值和中值减小到 4.2 mm 以下，最大 TRE 减小到接近 1 cm 的值，证明该配准方法能够配准经历如此显著变形的组织。比较使用不同网格获得的结果，发现该方法的灵敏度更高。

（1）真实数据验证。

通过在 9 个数据集上进行测试，评估了算法的鲁棒性和准确性，每个数据集由在同一患者身上采集的一对侧面和仰卧的增强 CT 图像组成。通过静脉注射引入的对比度增强，在两个体积中提取血管树，然后使用拓扑匹配来构造两棵树之间的对应关系，最后计算基于表面的配准方法的目标配准误差。并将基于表面的配准方法的准确性与目前最先进的基于强度的配准技术作了比较。

首先是验证数据。用于评估的 9 个数据集是在哥伦比亚大学临床研究伦理委员会批准的一项研究中获得的。根据当前的诊断方案获得对比增强的 CT 图像,并对每个患者进行侧面和仰卧位扫描。数据集是使用三种不同的扫描仪收集的,分别是西门子 Somatom Sensation、GE 医疗系统 LightSpeed VCT 和东芝 AC-quillion CT。在采集过程中使用了不同的分辨率。在进一步处理之前,将仰卧位图像围绕颅尾轴旋转 90°。然后,仰卧侧腹对中的两个体积根据解剖标志对齐左侧和右侧门静脉的分支,该分支靠近肝脏质心并且在所有数据集中清晰可见。在初始刚性对准之后,从每个数据集中的两个体积中提取配准方法所需的稀疏结构。先使用半自动分割的方法,然后手动修正从每个体积分割肝脏。再采用基于点采样和 Delaunay 细化的方法从仰卧位分割肝脏构建体积四面体网格,从侧面分割肝脏构建表面点云。出于验证目的,从每个体积手动分割门静脉或肝血管树。为了便于分割,还通过各向异性扩散滤波器改善血管对比度。使用成对的分割树来提取血管特征,并使用拓扑匹配来确定每个数据集的侧面数据和仰卧位数据之间的对应关系。

第二是肝脏血管化特征提取,从医学数据中手动提取特征。对于具有重要血管形成的组织,例如肝脏,可从血管分叉中提取一组特征。然而,随着血管直径的减小,尽管分支本身仍然可见,但是在两个输入图像中沿着分支可以可靠识别的分支数量减少。在接下来的内容中,将描述一种克服这种限制的算法。

通过对分割后的树进行骨架化处理,将图像转换为由血管中心线表示的分支所组成的拓扑树。采用一种基于迭代 Dijkstra 最小代价生成树的方法,该方法分为两个阶段。

首先,从根体素开始迭代构建生成树,体素之间的边使用排序堆递归构造,在每一步中,具有最小权重的堆的头部被标记,并且其所有未标记的邻居插入到堆中。体素的排序权重被定义为 $\frac{1}{r_b}$,它是体素到二值图边界的最短距离。该数量是在图像过滤器开始构造之前预先计算的。对于每个被访问的体素,它与树根 $d_r$ 的距离被存储。

第二阶段,从生成树中递归提取中心线:

① 0 阶路径 $P_0$ 被构造为图中连接根和具有最高 $d_r$ 的体素的最短路径。

② $n>0$ 的任何 $n$ 阶路径 $P_n$ 分三步提取。第一体执行体素扩展,使得对于路径 $P_{n-1}$ 的每个体素 $r$,构建可从 $r$ 访问的所有体素的集合 $V_r$。第二,找

到具有最大值 $d_r$ 的体素 $t \in V_v$。最后，新路径被构造为从 $r$ 到 $t$ 的最短路径，表示为 $(r, t)$。骨架化后，对每个分段拟合一条 Bézier 曲线。

第三是骨架的拓扑和几何匹配。由代表血管中心线的参数曲线所组成的骨架是为每个数据集的侧位和仰卧位配置构建的。尽管两个树都代表同一患者的血管化，但由于分割错误，会遗漏一些不足的分支，所以它们的拓扑结构可能会有所不同。通过在每个数据集中进行仰卧位和侧面骨骼之间的拓扑匹配，执行类似于 Lange 等人提出的半自动方法。该方法通过搜索相应的路径来系统地测试分叉之间可能的匹配假设。如果发现拓扑不一致，则拒绝该假设。如果多个假设被接受，它们将被交互检查。由于分叉的数量很少（通常最多 20 个），拓扑匹配很快，可以手动完成。

拓扑匹配提供了分岔点之间的对应关系，因此导致构成两棵树的线段之间的粗略匹配。因为线段是由参数曲线表示的，即参数 $t \in \langle 0, 1 \rangle$，因此也可以构造精细匹配。精细匹配产生一组特征对 $\{(s_f, t_f)\}$，其中 $s_f$ 是从仰卧体积中的血管化提取的特征的位置，$t_f$ 是（近似）相同特征在侧面体积中的位置。

最后验证方法。对于每对仰卧位与侧面腹部 CT 图像，采用如下特征提取和匹配算法：

① 从侧面和仰卧位图像中提取配准过程所需稀疏表示及匹配特征对集合。

② 利用基于表面的配准方法，将从仰卧位图像重建的肝脏网格配准到从侧面图像提取的表面点云。在配准开始时，利用重心映射将从仰卧位数据中提取的特征点的位置 $\{s_f\}$ 映射到未变形网格上。当网格在配准过程中变形时，这些位置会被移动到 $\{\tilde{s}_f\}$，$\{\tilde{s}_f\}$ 实际上代表了侧面配置中所选特征的预测位置。

③ 对于每个特征 $f$，目标配准误差 TRE 计算如下：

$$\text{TRE}_f = \| \tilde{s}_f - t_f \| \qquad (6-4)$$

其中 $\{\tilde{s}_f\}$ 是由配准计算的特征 $f$ 的位置，$t_f$ 是从侧面图像中提取的相同特征的位置。为了量化仰卧位和侧面数据之间的初始差异，使用特征的非配准位置 $s_f$ 计算初始误差（Initial Error, IE）：

$$\text{IE}_f = \| s_f - t_f \| \qquad (6-5)$$

除了对配准误差的评估之外，还与基于强度的方法进行了比较。

（2）实验结果。

表 6.1 中给出的结果显示了所有侧面—仰卧对获得的初始和目标配准误差（分别为 IE 和 TRE，单位为 mm）。该表还报告了由基于强度的配准所实现的以 $\text{TRE}^{\text{Nifty}}$ 表示的误差。

**表 6.1　每个数据集以及所有数据集计算的初始误差和配准误差的统计数据**

| 数据集 | 初始的误差 | | 基于表面的误差 | | 基于密度的误差 | |
|---|---|---|---|---|---|---|
| | $IE_{mean}$ | $IE_{max}$ | $TRE_{mean}$ | $TRE_{max}$ | $TRE_{mean}^{Nifty}$ | $TRE_{max}^{Nifty}$ |
| P1 | 11.9 | 35.9 | 4.5 | 8.7 | 7.8 | 19.3 |
| P2 | 19.1 | 48.5 | 3.4 | 8.5 | 11.4 | 39.8 |
| P3 | 11.9 | 29.8 | 4.0 | 9.7 | 4.9 | 15.0 |
| P4 | 17.7 | 33.3 | 4.3 | 7.3 | 11.1 | 19.8 |
| P5 | 13.0 | 32.1 | 3.7 | 7.9 | 7.0 | 14.9 |
| P6 | 20.7 | 39.3 | 4.1 | 8.0 | 9.8 | 24.4 |
| P7 | 22.4 | 51.4 | 3.9 | 8.8 | 8.2 | 22.5 |
| P8 | 7.2 | 16.9 | 3.3 | 8.3 | 3.5 | 8.5 |
| P9 | 11.0 | 26.7 | 2.8 | 6.2 | 5.8 | 13.4 |
| P* | 15.0 | 51.4 | 3.8 | 9.7 | 7.7 | 39.8 |

　　首先,在可变形配准之前,对从刚性对齐的数据中提取的特征进行的初始误差 IE 评估,证实了仰卧位—侧面位重新定位导致的肝脏的重要变形。除 P9 数据集外,平均初始误差始终超过 1 cm。在数据集 P2、P6 和 P7 上初始变形最为显著,其均值和最大误差分别接近或超过 2 cm 和 4 cm。

　　目标配准误差(TRE)的统计数据证实了对半合成控制数据进行的评估。在所有情况下,最大配准误差减小到 1 cm 以下,平均误差减小到 4.5 mm 以下。对基于强度的配准的评估表明,该方法也能够显著减小目标配准误差。然而,只有在变形最小的数据集 P8 中,才能获得与基于表面的配准所获得的值相当的值。在 7 个数据集上,最大目标配准误差保持在 14 mm 以上。

　　基于表面的配准的性能取决于阻尼牛顿-拉夫森方法的迭代次数。在配备 Intel i7-3770 CPU、运行频率为 3.4 GHz 的电脑上,迭代次数从未超过 60 次,执行单次迭代所需的时间保持在 1.2 s 以下。因此,给定源图像和目标图像数据的稀疏表示,执行基于表面的算法所需的时间保持在 70 s 以下。

　　在基于密度的方法的情况下,计算变换所需的时间在很大程度上取决于正则化项的选择:当在 CPU(Intel i7-3770)上计算时,时间在 1～30 分钟之间变化。对于一些正则化项,GPU 版本将计算时间减少到 2 分钟。

**总结：**

在外科手术精准导航的背景下提出了一种基于线性弹性共旋转公式和迭代最近点相结合的配准方法，由于患者仰卧侧卧重新定位会导致肝实质大面积变形，所以需要对基于仰卧位获取的术前 CT 所制订的切除计划进行相当大的更新。而术中模式提供了关于器官实际形状的信息，却没有给出关于重要内部结构的位置的信息，弹性表面配准算法可以将术中图像与术前图像进行准确融合，解决该问题。

在控制数据集上的验证，证明该方法能够形成物理上有效的配准，而且对 9 对真实仰卧位—侧卧位图像评估配准方法的误差，也将最大和平均目标配准误差分别降低到小于 10 mm 和 4.5 mm。最后将该方法与基于强度的技术进行比较，证明基于强度的方法不能以可接受的精度进行可靠的配准，表面匹配算法的表现超过了基于强度的方法。

**2. 马尔科夫随机域模型配准**

1) 研究背景

医学影像配准过程一般要经历特征选择和匹配、变换模型的选择和灰度插值等步骤，其中在变换模型选择的阶段，通常需要按照不同的图像特点去定义一个评估配准结果质量好坏的规则，再根据这个准则建立一个关于相像性测度的目标函数，即能量函数。然后在不断迭代的过程中，对能量函数实行寻优获得最佳的变换参数，进而获得配准后的图像。Vercauteren 等人提出了基于目标能量函数的配准模型，由该配准模型发展成了 Demons 算法，该算法的相似性度量是灰度均方差，然后根据相似性度量确定了一个关于灰度均方差的目标能量函数。再优化能量函数求解出了配准参数。但仅依靠图像灰度均方差来确定能量函数是比较简单的，对复杂图像的配准问题表现不佳，难以解决大形变结构复杂图像的配准问题。

改进能量函数的 Demons 算法可以对多模态前列腺图像实行非刚性配准，在传统 Demons 算法基础上，该方法利用图像空间邻域信息，结合最大后验概率-马尔科夫随机场框架，并利用马尔科夫随机场和吉布斯分布的同等性，构建了新能量函数，通过求解变换矩阵，再进行双线性插值得到配准图像。该方法出自 2017 年西安电子科技大学徐腾的硕士毕业论文《基于多模态的前列腺图像非刚性配准》[2]，实验表明，采用改进能量函数的配准算法能提高配准精度，在大形变多模态医学图像下能取得较好的结果。该方法的优势是对大形变多模态图像的配准效果尤佳，适合处理复杂二维图像的配准问题，但也有一些小缺陷，如不能用于实时性要求高的场景。

2）算法简介

医疗影像配准的实质是对目标能量函数的参数最优化问题，基于灰度的图像配准算法用灰度来衡量两幅图像间的相像性，再使用优化算法寻求相似性度量的最值点，进而求取两幅图间的配准参数。相似性度量在量的层次上表达了两幅图的相像性，也衡量了配准过程中变换的好坏，在配准中相似性规则的选择对配准的质量有决定性作用。在基于灰度的图像配准中，影像的灰度均方差就是最简便的相似性测度，灰度均方差公式如下：

$$\text{sim} = \frac{1}{2\Omega} \sum_{x \in \Omega} |r(x) - t(f(x))|^2 \tag{6-6}$$

式中，$t(f(x))$ 和 $r(x)$ 分别是变换后图像和参考图在坐标 $x$ 处的灰度值，$\Omega$ 为图的整个区域。

在图像配准中，设 $f$ 为浮动图，$r$ 为参考图，$\boldsymbol{T}$ 是 $f$ 到 $r$ 的偏移矩阵，$\boldsymbol{T}$ 由 Symmetric Demons 算法得到。

后验概率可表示为

$$
\begin{aligned}
P(\boldsymbol{T}|f, r) &= \frac{P(\boldsymbol{T}, f, r)}{P(f, r)} \\
&= \frac{P(r|f, \boldsymbol{T}) \cdot P(f, \boldsymbol{T})}{P(f, r)}
\end{aligned}
\tag{6-7}
$$

$f$ 和 $\boldsymbol{T}$ 相互独立，则

$$P(f, \boldsymbol{T}) = P(f) \cdot P(\boldsymbol{T}) \tag{6-8}$$

后验概率进一步可表示为

$$
\begin{aligned}
P(\boldsymbol{T}|f, r) &= \frac{P(r|f, \boldsymbol{T}) \cdot P(f, \boldsymbol{T})}{P(f, r)} \\
&= \frac{P(r|f, \boldsymbol{T}) \cdot P(f) \cdot P(\boldsymbol{T})}{P(f, r)}
\end{aligned}
\tag{6-9}
$$

根据最大后验概率-马尔科夫随机场框架原理，通过后验概率可以确定总能量函数，总能量函数由三部分组成：

$$E(\boldsymbol{T}) = U(r|f, \boldsymbol{T}) + U(\boldsymbol{T}) + U(f) \tag{6-10}$$

其中，$U(f)$ 与 $\boldsymbol{T}$ 无关，可简化总能量函数为

$$E(\boldsymbol{T}) = U(r|f, \boldsymbol{T}) + U(\boldsymbol{T}) \tag{6-11}$$

$U(r|f, \boldsymbol{T})$ 服从均值为 $r$、方差为 $\delta^2$ 的高斯分布：

$$U(r|f, \boldsymbol{T}) = \frac{1}{\sqrt{2\pi}\delta} \exp\left(-\frac{(t(f(x)) - r(x))^2}{2\delta^2}\right) \tag{6-12}$$

取对数，$U(r \mid f, \boldsymbol{T})$ 可简化写为

$$U(r \mid f, \boldsymbol{T}) = \frac{1}{2\delta^2} \sum_{x \in I} (t(f(x)) - r(x))^2 \quad (6-13)$$

选择马尔科夫模型，$\boldsymbol{T}$ 是 $f$ 到 $r$ 的变换矩阵，能量部分 $U(\boldsymbol{T})$ 可表示为

$$U(\boldsymbol{T}) = \sum_{\boldsymbol{T} \in N} \| \boldsymbol{T}_s - \boldsymbol{T}_k \|^2$$
$$= \sum_{\boldsymbol{T} \in N} ((T_{s,1} - T_{k,1})^2 + (T_{s,2} - T_{k,2})^2) \quad (6-14)$$

$\boldsymbol{T}_k$ 是 $\boldsymbol{T}_s$ 经过一次变换后的矩阵，$(\boldsymbol{T}_{s,1}, \boldsymbol{T}_{s,2})$ 是 $\boldsymbol{T}_s$ 在 $x$、$y$ 两个方向的分量，$(\boldsymbol{T}_{k,1}, \boldsymbol{T}_{k,2})$ 是 $\boldsymbol{T}_k$ 在 $x$、$y$ 两个方向的分量，$N$ 取矩阵 $\boldsymbol{T}$ 的 8 个邻域点。

最终，总能量函数：

$$E(\boldsymbol{T}) = U(r \mid f, \boldsymbol{T}) + U(\boldsymbol{T})$$
$$= \frac{1}{2\delta^2} \sum_{x \in I} (t(f(x)) - r(x))^2 +$$
$$\sum_{\boldsymbol{T} \in N} ((T_{s,1} - T_{k,1})^2 + (T_{s,2} - T_{k,2})^2) \quad (6-15)$$

该能量函数附加图像像素的邻域关系来度量图像间的相似性，更加准确和稳定，优化该能量函数，求解使该能量函数极小的变换矩阵 $\boldsymbol{T}$，得到配准图像。

首先将要配准的目标从整幅图中分割出来作为待配准图像。配准时，先将待配准图像分别作高斯低通滤波处理，再分别对浮动图和参考图实行金字塔分层，然后用 Symmetric Demons 算法逐层迭代，相关方法实现可在 github 网站检索下载。迭代过程中，结合最大后验概率-马尔科夫随机场框架建立能量函数，优化目标能量函数，求得图像的偏移量，最后通过双线性插值得到配准图像。算法步骤是：

（1）输入前列腺 CT 目标图像和前列腺 MRI 目标图像，将前列腺 CT 目标图像作为参考图像 $r$，将前列腺 MRI 目标图像作为浮动图像 $f$。

（2）对参考图像 $r$ 实行高斯低通滤波预处理，对浮动图像 $f$ 实行高斯低通滤波预处理。

（3）分别将参考图像 $r$ 和浮动图像 $f$ 经过五次 $1/2$ 下采样，按照高分辨率到低分辨率依次降低分为五层，形成从下层到上层分辨率递减的图像高斯金字塔。

（4）从图像的最低分辨率开始，运用 Symmetric Demons 算法对浮动图像进行像素偏移，不停迭代，并优化能量函数，直到能量函数取得极小值，得到该层的图像偏移；逐层迭代，将上一层得到的偏移经过 2 倍上采样作为下一层图像偏移的初始值，直到最高的分辨率，迭代结束。

（5）将步骤（4）最后获得的像素偏移作用在浮动图像 $f$，通过双线性插值获得初配准图像。

3）结果分析与总结

实验采用的数据是八位患者的前列腺图像，CT 图像为参考图像，MRI 图像为浮动图像，图像大小均为 $256\times256$ 像素，在处理器 i3，RAM 4G 的微机上执行，程序在 Windows 操作系统下，使用 Matlab 编程，实验算法运行平均时间为 27 s，八位患者的配准结果评价指标如表 6.2 和表 6.3 所示。

**表 6.2 Demons 算法和改进能量函数算法配准的互信息值**

| 患者编号 | 配准前的互信息值 | 不同算法配准的互信息值 | |
|---|---|---|---|
| | | Demons 配准 | 改进能量函数配准 |
| 1 | 0.3023 | 0.4684 | 0.5011 |
| 2 | 0.2656 | 0.2745 | 0.2769 |
| 3 | 0.2118 | 0.2212 | 0.2528 |
| 4 | 0.2124 | 0.2273 | 0.2318 |
| 5 | 0.1845 | 0.2000 | 0.2089 |
| 6 | 0.2392 | 0.2559 | 0.2601 |
| 7 | 0.1321 | 0.1510 | 0.1585 |
| 8 | 0.1005 | 0.1748 | 0.2665 |

**表 6.3 Demons 算法和改进能量函数算法配准的相关系数**

| 患者编号 | 配准前的互信息值 | 不同算法配准的相关系数 | |
|---|---|---|---|
| | | Demons 配准 | 改进能量函数配准 |
| 1 | 0.7501 | 0.8877 | 0.9155 |
| 2 | 0.8329 | 0.8834 | 0.9038 |
| 3 | 0.8449 | 0.8930 | 0.9127 |
| 4 | 0.7477 | 0.8996 | 0.9165 |
| 5 | 0.8027 | 0.8658 | 0.8864 |
| 6 | 0.6757 | 0.8563 | 0.9075 |
| 7 | 0.6439 | 0.8963 | 0.9043 |
| 8 | 0.6016 | 0.7753 | 0.9483 |

从实验结果看出，采用改进能量函数算法的配准结果要比 Demons 算法有明显改善。患者 1 和患者 8 的 CT 和 MRI 图像有较大形变，在对这两位患者的数据实行配准时，Demons 算法配准表现不佳，配准后的图像与参考图像仍然有较大差异，而采用改进能量函数的算法配准后的图像则与参考图像基本一致，融合后图像基本重合。其他患者的 CT 和 MRI 图像存在较小的变形，在对这些患者的数据实行配准时，Demons 算法的配准效果较准确，而采用改进能量函数的配准算法可对结果进一步改善，配准精确度进一步提高。在对患者的二维图进行三维重建时，采用 Demons 算法配准后的三维重建结果也没有采用改进能量函数的方法的重建结果好。因此，采用改进能量函数的配准算法能提高配准精度，对大变形和多模态医疗影像的非刚性配准能取得较满意的效果。

上文首先介绍了 Additive Demons 算法中的相似性测度和目标函数，然后介绍了最大后验概率–马尔科夫随机场框架和吉布斯分布，给出它们之间的等价性，把概率分布问题转化为能量研究问题，接着给出了配准算法的流程，最后给出了实验二维配准和配准后三维重建结果以及结果分析。实验表明，采用改进能量函数配准方法在大变形多模态医疗影像下能获得较好结果，提高了配准精度。

### 3. 基于区域面积匹配的心脏 CT 图像与超声图像配准

#### 1）研究背景

将术前 CT 图像与术中超声图像两种模态图像信息相结合，利用术前图像的信息来引导术中图像，提高手术的精度和准确率，是当前研究的热点。其中术前 CT 图像和术中超声图像配准技术是图像引导术中的关键技术。超声图像与 CT 图像的配准方法，目前主要包括基于灰度的方法和基于几何或解剖特征的方法。基于灰度的配准方法直接利用整幅图像的灰度信息，建立两幅图像之间的相似性度量，然后使用搜索方法寻找使相似性度量值最大或最小的变化模型的参数值。然而，由于超声图像质量较差、与 CT 图像灰度差异大，单一的基于灰度的配准精度并不理想且耗时长，不能满足图像引导手术对图像配准精度和速度的要求。迫切需要准确可靠、全自动的特征提取方法以确保图像配准的精度和速度，满足手术要求。

下文提出基于显著区域面积匹配的心脏 CT 图像与超声图像配准方法，通过建立参考图像和浮动图像的灰度特征金字塔模型和邻域均差特征金字塔模型，生成参考图像和浮动图形显著图，对参考图像显著图和浮动图像显著图二值化，提取参考图像和浮动图像感兴趣区域轮廓点集，根据参考图像感兴趣区域和浮动图像感兴趣区域质心间的距离对参考图像和浮动图像进行粗配准，采用迭代最近点 ICP 算法进行精配准等操作得到配准参数，最终根据配准参数得到配准结果。该方法来自童诺等人的授权发明专利，主要实现 CT 图像对超声图像精确引导并提高手术精度和成功率[3]。

2）算法简介

基于显著区域面积匹配的心脏 CT 图像与超声图像配准方法步骤如下：

（1）输入待配准心脏 CT 图像及食管超声心动图 TEE，采用双线性插值方法调整 CT 图像，使其与 TEE 图像每个像素对应的物理分辨率大小一致。

（2）对 CT 图像和 TEE 图像分别进行非局部均值滤波处理，并将滤波后的 CT 图像作为参考图像 $r$，将滤波后的 TEE 图像作为浮动图像 $f$。

（3）分别建立参考图像 $r$ 的灰度特征金字塔模型 $A_1$、邻域均差特征金字塔模型 $A_M$ 和浮动图像 $f$ 的灰度特征金字塔模型 $B_1$、邻域均差特征金字塔模型 $B_M$。

（4）根据参考图像 $r$ 的灰度特征金字塔模型 $A_1$ 和邻域均差特征金字塔模型 $A_M$ 生成参考图像的显著图 $S_r$，根据浮动图像 $f$ 的灰度特征金字塔模型 $B_1$ 和邻域均差特征金字塔模型 $B_M$ 生成浮动图像的显著图 $S_f$。

（5）设置灰度阈值 $T_1=85$，利用灰度阈值 $T_1$ 分别对参考图像的显著图 $S_r$ 和浮动图像的显著图 $S_f$ 进行二值化分割，得到参考图像显著图的分割结果 $b_r$ 和浮动图像显著图的分割结果 $b_f$。

（6）分别统计参考图像显著图的分割结果 $b_r$ 和浮动图像显著图的分割结果 $b_f$ 中每个非连通区域的面积，根据非连通区域的面积特征提取参考图像的感兴趣区域轮廓点集 $p_r$ 和浮动图像的感兴趣区域轮廓点集 $p_f$。

（7）分别提取参考图像 $r$ 中感兴趣区域的质心 $(x_r, y_r)$ 和浮动图像 $f$ 中感兴趣区域的质心 $(x_f, y_f)$，计算两区域质心间的距离 $(\Delta x, \Delta y)$，并将浮动图像 $f$ 和其感兴趣区域轮廓点集 $p_f$ 分别横向平移 $\Delta x$ 个像素，纵向平移 $\Delta y$ 个像素，得到粗配准结果图 $f'$ 和粗配准结果图 $f'$ 的感兴趣区域轮廓点集 $p'_f$。

（8）以参考图像 $r$ 的感兴趣区域轮廓点集 $p_r$ 和粗配准结果图 $f'$ 的感兴趣区域轮廓点集 $p'_f$ 作为输入，使用迭代最近点（ICP）算法进行精配准，得到两点集之间的旋转矩阵 **TR** 和平移矩阵 **TT**。

（9）将粗配准结果图 $f'$ 按旋转矩阵 **TR** 和平移矩阵 **TT** 依次进行旋转和平移操作，得到最终配准结果 $q$，输出配准图像 $q$。

3）结果分析与总结

对图像配准前后目标配准误差和配准时间进行统计，结果如表 6.4 所示。

**表 6.4　评 价 指 标**

| 目标配准误差（TRE） | 配准前 | 配准后 |
| --- | --- | --- |
| | 15.56 mm | 2.09 mm |
| 运行时间 | 2.006 s | |

由表 6.4 可以看出，采用本发明进行配准的目标配准误差与配准前相比有大幅提高，而且运行时间短，满足图像引导手术对配准精度和配准时间的要求。

**4. 在线鲁棒投影字典学习配准**

1）研究背景

前列腺成像的常规临床模式，尤其是图像引导的前列腺活检和治疗，是经直肠超声（Transrectal Ultrasound，TRUS）。然而，由于超声图像质量低，TRUS 通常导致前列腺癌过度检测和过度治疗。另一方面，随着磁共振（MR）配准技术的发展，基于 MR-TRUS 融合的靶向前列腺活检已成为当下前列腺活检方案的新标准。然而由于形状变化是复杂的，且形状模型既要保留局部细节，又要处理形状噪声，因此，从一组训练数据中建立稳健有效的形状先验建模仍然是一项具有挑战性的任务。

下文将介绍基于形状先验建模的鲁棒的投影字典学习（Robust Projection Dictionary Learning，RPDL）方法，出自 Wang Y 2018 年发表于 *IEEE Transactions on Medical Imaging* 的文献 "Online Robust Projective Dictionary Learning：Shape Modeling for MR-TRUS Registration"[4]，可以应用在 MR-TRUS 配准之前对前列腺形状进行建模。该方法将降维和字典学习集成到一个统一的在线框架中，通过同时学习投影和字典，有利于更有效地挖掘训练数据中的代表性信息。此外，联合学习的投影和字典尽管存在局部分割不准确的情况，还是能够基于投影稀疏表示稳健有效地建模前列腺变形。在 RPDL 中，投影和字典可以使用有效的优化方案同时求解。此外，联合学习嵌入在线框架中，可以使方案具有内存和时间效率。

2）算法简介

RPDL 是一种新颖的鲁棒投影字典学习方案，用于形状建模，配准框架图如图 6.2 所示。在 RPDL 中，降维和字典学习被联合执行，以利用训练形状的代表性信息。联合学习的投影和字典能稳健高效地表示基于投影稀疏表示查询经直肠超声（Transrectal Ultrasound，TRUS)形状，即将 MR 形状与 TRUS 形状配准。

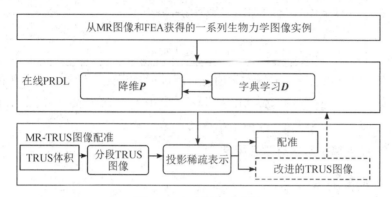

图 6.2   配准框架流程图

（1）训练数据准备。

对于每个患者，基于有限元分析(Finite Element Analysis，FEA)技术，相关方法实现可在 github 网站检索下载，利用从 MR 图像和各种物理上合理的边界条件导出的解剖网格来模拟一系列患者特定的 TRUS 前列腺形状。

为了获得解剖网格，通过交互式分割软件 SmartPaint 在 MR 图像中分割前列腺。然后，使用 Matlab 开发的自定义界面从每个切片中的分割轮廓中采样 50 个均匀间隔的点。利用自适应骨骼攀爬方法将这些点进一步转换成三角形解剖网格，克服传统行进立方体算法中的间隙填充问题。所有生成的网格都导入商业软件 COMSOL Multiphysics 中进行有限元分析。

在 TRUS 成像时，由于插入 TRUS 探头，前列腺经常会变形。为了获得代表临床病例的训练形状实例，通过 FEA 软件 COMSOL，利用从剪切波弹性成像获得生物力学参数和探头插入条件的不同设置进行一系列模拟。具体而言，是在特定范围内扰动虚拟 3D TRUS 探头的姿态参数，即方向、位移和原始位置，以提供每次模拟的各种边界条件。所有模拟的 TRUS 前列腺形状由嵌入 COMSOL 固体力学变形模块的非线性有限元求解器计算。为了表示第 $i$ 个模拟形状，将其所有 $m$ 个网格顶点的坐标被连接成向量$x_i \in \mathbb{R}^q$，其中 $q = m \times 3$。

（2）基于在线鲁棒投影字典学习的形状先验建模。

① 问题公式化。给定输入训练数据 $X = [x_1, x_2, \cdots, x_n]$，其中$x_i \in \mathbb{R}^q$ 表示每个训练形状，假设字典 $D$ 属于一个闭凸有界的集合$\mathcal{D}$为

$$
\begin{cases}
\mathcal{D} \xrightarrow{\underline{\mathrm{def}}} \{ \boldsymbol{D} = [\boldsymbol{d}_1, \boldsymbol{d}_2, \cdots, \boldsymbol{d}_k], \\
\text{s. t.} \quad \boldsymbol{d}_j^{\mathrm{T}} \boldsymbol{d}_j \leqslant 1, \forall j = 1, \cdots, k \}
\end{cases}
\tag{6-16}
$$

不同于常规的字典学习 $l_2$ 最小化，使用 $l_1$ 规范 $\| x_i - \boldsymbol{D} z_i \|_1$ 表示输入数据和稀疏字典表示之间的损失。$l_1$ 规范的用途是使得损失项的最小化对噪声和异常值更加稳健。同时，旨在学习一个投影矩阵 $\boldsymbol{P} \in \mathbb{R}^{p \times q}$ $(p < q)$，它可以将训练数据的能量作为一个鲁棒的、有代表性的子空间保存下来。此外，通过降维有助于降低计算成本。为此，提出在线鲁棒投影字典学习方案，该方案可以通过同时学习投影和字典来更有效地利用训练数据的代表性信息，并通过最小化以下目标函数来表示稀疏表示的 RPDL：

$$
\begin{cases}
\mathcal{L}(\boldsymbol{P}, \boldsymbol{D}, \boldsymbol{Z}) = \dfrac{1}{n} \sum_{i=1}^{n} \left\{ \| \boldsymbol{P} x_i - \boldsymbol{D} z_i \|_1 + \lambda \| z_i \|_1 \right\} \\
\text{s. t.} \, \boldsymbol{P} \boldsymbol{P}^{\mathrm{T}} = \boldsymbol{I}, \boldsymbol{D} \in \mathcal{D}
\end{cases}
\tag{6-17}
$$

② 框架优化。求解式(6-17)的传统方法包括用批处理学习过程迭代更新 $\boldsymbol{P}$、$\boldsymbol{D}$ 和 $\boldsymbol{Z}$，假设 $\boldsymbol{X}$ 中的所有训练数据可以一次提供。然而，当动态训练实例按顺序到达或随时间变化时，这种假设可能不满足。此外，批处理学习方法对于处理大规模训练数据是不可行的，因为批处理学习的计算成本取决于训练数据的大小。为了解决这些问题，提出了一种在线算法，它可以一次处理一个小批量(甚至一个实例)的训练实例，这对于处理大规模和动态数据特别有用。

当处理每个小批量训练数据时，同时求解式(6-18)中的 $\boldsymbol{P}$、$\boldsymbol{D}$ 和 $\boldsymbol{Z}$ 是困难的，因为拟合项和稀疏性惩罚都是不平滑和不可微的，因此导致没有封闭形式的解。为了解决这个问题，将式(6-18)中的整个优化问题分成两个子问题，并通过迭代交替方向法求解：

$$
(\boldsymbol{D}^{t+1}, \{z_i\}^{t+1}) = \underset{\boldsymbol{D}, \{z_i\}}{\arg\min} \, \mathcal{L}(\boldsymbol{P}^t, \boldsymbol{D}, \{z_i\})
\tag{6-18}
$$

$$
\boldsymbol{P}^{t+1} = \underset{\boldsymbol{P}}{\arg\min} \, \mathcal{L}(\boldsymbol{P}, \boldsymbol{D}^{t+1}, \{z_i\}^{t+1})
\tag{6-19}
$$

(3) 基于投影的鲁棒形状估计稀疏表示。

首先将 MR 图像重新采样到与 TRUS 图像相同的维度和体素大小。然后分割 MR 和 TRUS 图像，并由经验丰富的临床医生进一步细化以保证正确性。注意，在分割之后，对于 MR 和 TRUS 前列腺形状获得了粗略的一一对应。然后，使用 RPDL 方法通过从一系列模拟的 TRUS 形状实例中联合学习投影和字典来对形状先验建模。一旦获得最佳投影 $\boldsymbol{P}$ 和字典 $\boldsymbol{D}$，直接用投影稀疏表示约束 MR 形状与 TRUS 形状配准。

在 RPDL 算法中，使用 PCA 来初始化 $\boldsymbol{P}$，并选择主成分的数量为 $p=20$。通过随机初始化 $\boldsymbol{D}$，选择原子数 $k=100$。将小批量的大小设置为 $h=10$，惩罚参数 $\lambda=0.1$，学习率 $\eta=0.001$，$\theta=0.001$。对于每个子问题的停止准则，如果达到最大迭代次数（设 MaxIter$=100$）或者相邻迭代中目标值之差小于预设阈值 $\delta=1\mathrm{e}-6$，算法停止并输出相应的参数。由于 $\{\boldsymbol{D},\boldsymbol{P}\}_{l-1}$ 的热启动，在线训练的 $\{\boldsymbol{D},\boldsymbol{P}\}_l$ 更新在几次迭代中收敛。

3）结果分析与总结

（1）数据准备。

实验在中国广东广州中山大学附属第一医院的 18 名疑似前列腺癌患者的数据集上进行。研究方案经中山大学伦理委员会审查批准，并获得所有患者的知情同意。这些方法是根据批准的指南进行的。

从每位患者身上采集了一套 MR 和 TRUS 容积。T2 加权 MR 图像使用 3.0 Tesla 西门子 TrioTimMR 扫描仪获得，体素尺寸为 $0.625\times0.625\times3.6''\mathrm{mm}^3$。TRUS 数据由迈瑞 DC-8 超声系统通过集成 3D TRUS 探头获得。将数据重建成体素尺寸为 $0.5\times0.5\times0.5\ \mathrm{mm}^3$ 的 TRUS 体。每个患者磁共振扫描在 TRUS 采集前几天进行，磁共振和 TRUS 图像都是以患者为中心坐标系获得的。

（2）配准性能。

① 配准对比方法。

为了证明 RPDL 在形状建模方面的优势，将 RPDL 与其他四种最先进的形状建模方法进行了比较，分别是 PCA、稀疏形状合成（Sparse Shape Composition，SSC）、字典学习（Dictionary Learning，DL）和 PCA＋DL。对于每个患者数据，基于相同的训练数据，都用五种方法来对 TRUS 前列腺形状进行建模。然后利用形状先验模型对 MR-TRUS 配准进行约束。

测量目标配准误差（TRE）定义为 MR 和 TRUS 图像中对应的固有地标之间的欧氏距离，以评估配准性能。用于 TRE 计算的所有标志物首先由一位在解释前列腺 MR 和 TRUS 图像方面具有丰富经验的泌尿外科医生提取。医生分别在 MR 和 TRUS 图像中标记每个标志点（例如小结节、囊肿、钙化等的中心）。然后将明显对应的标志物配对。为了确保标志对的解剖一致性，同样邀请了一位医生对标志注释进行必要的细化和确认。对于每位患者，提取 4～6 对相应的标志物，并且从 18 名患者中总共提取 94 对标志物用于 TRE 计算。在 94 对标志物中，基部、腺体中部和顶端的标志物分别为 20 对、59 对和 15

对。从 MR 图像和 TRUS 图像获得的标志物的基准定位误差值(Fiducial Localization Error，FLE)分别为 1.26 mm 和 0.92 mm。低 FLE 值表示配准评价是可靠的。

② 配准精度。

图 6.3 显示 RPDL 方法获得的两个配准结果。表 6.5 为五种方法的 TRE 数值。利用 RPDL 方法，平均 TRE 从初始的 6.78 mm 提高到 1.51 mm。这一改进证明了联合学习投影和字典在表示查询形状方面的有效性。具体来说，采用 RPDL 方法得出的基部、腺体中部和顶端区域 TRE 值分别为 1.42 mm、1.46 mm 和 1.81 mm。顶点区 TRE 值较高，主要是由于 TRUS 探针的插入导致该区域变形较大。如表 6.5 所示，通过执行 PCA、SSC、DL、PCA+DL 方法得到的平均 TRE 值分别为 2.24 mm、2.13 mm、1.84 mm 和 1.85 mm。与 PCA、SSC、DL、PCA+DL 方法相比，RPDL 方法的 TRE 值分别降低了约 32%、29%、18% 和 18%。结果表明，联合学习投影和字典有助于形状表示的改进。且 DL 方法由于使用了从原始训练数据中学习到的更具代表性字典，所以性能优于 SSC 方法。PCA+DL 和 DL 方法具有相似 TRE 性能，这表明在字典学习前获得降维数据可能无法捕获到训练数据中最具代表性的信息，因此对于字典学习改进不太有效。

对于每个患者数据，每种方法配准 MR 和 TRUS 形状的平均时间分别列于表 6.5。在采用 Intel Xeon E5-1620 3.70 GHz CPU 和 16.0 GB RAM 的工作站上，采用 Matlab 实现，RPDL 方法在降维字典上稀疏表示查询 TRUS 形状平均需要 0.20 s。由于采用相同的降维和稀疏表示，PCA+DL 方法实现了相似的时间开销。SSC 和 DL 方法都比 RPDL 方法慢，因为它们在高维字典空间中进行稀疏表示。最快的方法是在降维子空间中进行最小二乘回归的 PCA 方法。

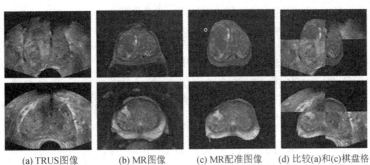

(a) TRUS图像　　　(b) MR图像　　　(c) MR配准图像　　　(d) 比较(a)和(c)棋盘格

图 6.3　RPDL 方法获得的两位患者的配准结果

表 6.5　五种不同方法的平均 TRE 和配准时间

| 形状建模方法 | TRE/mm | Registration time/s |
| --- | --- | --- |
| PCA | 2.24±0.74 | 1.02e-3 |
| SSC | 2.13±1.28 | 1.29 |
| DL | 1.84±1.00 | 1.09 |
| PCA+DL | 1.85±0.87 | 0.20 |
| RPDL | 1.51±0.71 | 0.20 |

**5. 瓣膜对齐及概率图的心脏 CT-TEE 配准**

1) 研究背景

不同的医学影像模式各有优缺点，单一的成像模态难以为复杂先心病的术中治疗提供精准可靠的影像学依据和导航。因此，进行医学影像间的配准和融合是非常有必要的。如果可以将 CT 图像高分辨率以及经食管超声心动图（Transesophageal Echocardiography，TEE）图像可以进行术中实时观测的优点结合起来，就为医生在术中定位血管和瓣膜等微小的组织提供了更加清晰且丰富的影像信息，可以引导医生精准定位微小组织，降低手术风险和难度。

针对心脏 CT 与 TEE 图像在几何结构、灰度表现以及图像分辨率等方面的巨大差异，介绍基于瓣膜先验信息及增强概率图模型的配准算法，该算法出自 2018 年西安电子科技大学陈琳琳的硕士毕业论文《心脏 CT-TEE 图像配准》[5]。

2) 算法简介

在执行配准之前，先采用上下文 BM3D 算法对 CT 图像及 TEE 图像进行去噪的预处理。在这之后，采用两阶段的配准过程，分别是基于瓣膜先验信息的粗配准、基于增强概率图的细配准。首先，在 CT 和 TEE 图像上通过用户交互的方式手动选取 ROI，并快速定位瓣膜的大致位置；然后，将提取的瓣膜位置作为先验信息，并基于此进行一个快速简单的粗配准，使得 CT 与 TEE 图像在空间位置上能够粗略对齐；之后对 ROI 区域进行增强并生成增强后的概率图；最后，对增强概率图执行基于归一化互信息和 Powell 优化算法的细配准。由于 Powell 优化算法对初始参数非常敏感，初始值选取错误将可能导致优化算法陷入局部最优而得不到全局最优解。为了避免这种情况，使用来自粗配准的变换参数作为细配准中优化算法的初始值。具体算法步骤如下：

(1) 采用基于上下文的 BM3D 去噪增强算法对原始 CT 图像和 TEE 图像进行预处理。

(2) 对去噪后的 CT 图像 $I_R(x)$ 和 TEE 图像 $I_F(x)$ 分别进行交互式分割，得到它们关于 ROI 的分割图 $G_R(x)$ 和 $G_F(x)$。

(3) 在交互式分割的同时，心脏瓣膜的粗略位置作为先验信息被引入。

(4) 基于先验信息，对 $I_R(x)$ 和 $I_F(x)$ 执行一个快速简单的粗配准，得到变换矩阵 $T_{basic}$ 和粗配准的配准结果 $S_{basic}(x)$。

(5) 对 $I_R(x)$、$I_F(x)$ 进行区域增强，得到增强后的 CT 图 $I_{Rh}(x)$ 和 TEE 图 $I_{Fh}(x)$。此外，在分割时，对分割图进行灰度增强，得到增强后的分割图像 $G_{Rh}(x)$ 和 $G_{Fh}(x)$。

(6) 基于增强的 CT 图 $I_{Rh}(x)$ 及其增强的分割图 $G_{Rh}(x)$，可以生成 CT 图像的增强概率图 $P_R(x)$。同样的方式，可以得到 TEE 图像的增强概率图 $P_F(x)$。

(7) 通过最大化相似度 NMI，对增强概率图 $P_R(x)$ 和 $P_F(x)$ 执行细配准，得到细配准的变换矩阵 $\boldsymbol{T}_{final}$ 以及最终的配准结果 $S_{final}(x)$。

3) 结果分析与总结

该配准算法在 12 位先心病患者数据集上进行测试(标识为 Patient1～12)，每位患者的数据包括 CT 图像和部分相对应的 TEE 图像，每位患者具有的对应 CT-TEE 图像大致有 4～6 对，仅对能够互相对应上的 CT-TEE 图像对进行配准。Patient11 和 12 是成年患者，其余 10 位均为不大于三岁的婴幼儿。由于医学影像的配准对噪声非常敏感，因此在配准前，首先采用基于上下文 BM3D 的去噪算法对 CT 及 TEE 图像进行预处理。

在进行去噪预处理后，对去噪图像配准，配准参数设置如下：CT 与 TEE 在利用 Grab-cut 算法进行分割时的迭代次数为 5 次；CT 图像区域增强时的 $N=80$，TEE 图像区域增强时的 $N=100$。

通过指标来定量地评估 VPMMI 算法及对比算法 VMI、ICPMI 的配准性能。表 6.6 展示了 12 位患者的平均 Dice 系数(DI)以及平均目标配准误差(TRE)。TRE 计算过程如下，首先手动分割出 ROI，然后对 ROI 中每一个像素点分别采用本文算法变换矩阵以及金标准配准的变换矩阵进行坐标变换，再计算对应位置处的均方根误差(Root Mean Square, RMS)，即可得到 TRE 值。TRE 值越小，表明配准效果越好。

表 6.6　**VPMMI 算法与 VMI、ICPMI 算法的配准指标对比**

| 患者编号 | 平均 DI | | | 平均 TRE/mm | | |
|---|---|---|---|---|---|---|
| | VPMMI | VMI | ICPMI | VPMMI | VMI | ICPMI |
| 1 | 0.88 | 0.45 | 0.80 | 1.7290 | 9.5789 | 3.0710 |
| 2 | 0.89 | 0.80 | 0.82 | 1.2701 | 3.6162 | 1.8111 |
| 3 | 0.90 | 0.45 | 0.79 | 0.6013 | 11.5463 | 2.7112 |
| 4 | 0.95 | 0.95 | 0.84 | 1.1176 | 1.6780 | 8.0261 |
| 5 | 0.89 | 0.00 | 0.60 | 1.1179 | 12.3223 | 9.3880 |
| 6 | 0.87 | 0.80 | 0.88 | 2.2345 | 3.5837 | 2.8235 |
| 7 | 0.89 | 0.65 | 0.59 | 1.4118 | 7.5647 | 9.1564 |
| 8 | 0.91 | 0.32 | 0.89 | 0.8496 | 7.3520 | 0.8964 |
| 9 | 0.91 | 0.42 | 0.92 | 0.7337 | 5.7968 | 0.6936 |
| 10 | 0.95 | 0.83 | 0.85 | 0.6760 | 3.8212 | 2.9338 |
| 11 | 0.90 | 0.58 | 0.69 | 1.7191 | 13.4195 | 6.6400 |
| 12 | 0.92 | 0.62 | 0.86 | 1.7260 | 13.9903 | 2.2362 |
| 平均值 | 0.91 | 0.57 | 0.79 | 1.2655 | 7.8558 | 4.1990 |

表 6.6 中的所有测量值都基于每位患者所有 2D 图像切面配准指标的平均值。由表 6.6 的最后一行可以看出，VPMMI 算法的平均 DI 达到了 0.91，平均 TRE 为 1.2655 mm。这两个指标均明显优于对比算法 VMI 对 12 例患者数据配准获得的指标，而除了患者 6 和患者 9 之外，VPMMI 算法的 DI 及 TRE 指标也均好于对比算法 ICPMI。此外，对比了 VPMMI 算法在成人患者数据（Patient11～12）和婴幼儿患者数据（Patient1～10）上的配准效果，从 DI 和 TRE 这两个指标上看，两者的配准表现并没有什么差别，这定量地验证了 VPMMI 算法的泛化能力和鲁棒性。综上所述，不管是对婴幼儿数据还是成人数据，VPMMI 算法的配准性能均远优于对比算法 VMI，且在整体上好于 ICPMI 算法。特别地，从 DI 和 TRE 的指标上可以看到，VMI 算法的配准表现非常差，这说明了对增强的概率图进行相似度优化的配准表现要远优于直接对原始灰度图像进行相似度优化。

由上述配准结果指标分析可以看出 VPMMI 算法对心脏 CT-TEE 图像配准的有效性。由于婴幼儿心脏器官发育不完善，组织结构都比较小，因而婴幼儿数据相比成人数据更具挑战性。而 VPMMI 算法在婴幼儿及成人数据的配准上都取得了令人满意的结果，表明其对不同心脏图像具有较强的泛化能力。

目前常用的心脏部位的医学成像方式主要有 CMR、CT 以及 TEE 等。大多数现有的术中影像导航系统都基于传统的单模态成像，难以提供心脏解剖结构的全面信息。研究的目的就是希望通过将术前的 CT 图像与术中的 TEE 图像进行配准融合，为复杂先心病手术提供更为详细的影像导航。为了解决这个问题，提出了一种大变形动态图像配准方法，以满足复杂先心病手术导航的需求，该方法使用了瓣膜的空间位置来执行粗配准，并且在细配准中使用了增强的概率图模型以及参数迁移。但是，该算法也存在一定的局限性。首先，在粗配准阶段，分割及特征点的选取都需要人工介入，这会增加医生的工作量并且延长配准时间。其次，TEE 图像的 3D 重建是一项复杂且困难的工作，目前只进行了 2D-2D 图像的配准，而没有将配准扩展到 3D 空间。

## 6.3.2　基于深度学习的配准技术与应用

### 1. 卷积神经网络影像配准

1）研究背景

形变配准是在一对图像之间建立解剖学上的对应关系。尽管在过去的几十年中已经提出了许多配准算法，但是配准仍然是一个具有挑战性的问题，因为它经常涉及计算量大的高维优化和依赖于任务的参数调整。此外，尽管深度学习技术已经在许多医学影像分析任务中显示出高性能，例如分割或分类，但是由于缺乏理想的标签，在实际应用中很难人工标注，直接解决配准问题仍然很困难。为解决训练缺乏标签的问题，一种新的分层双监督全卷积神经网络（Hierarchical Dual-Supervised Fully Convolutional Neural Network）被引入，该方法出自范敬凡 2019 年发表于 *Medical Image Analysis* 的文献"BIRNet：Brain Image Registration Using Dual-Supervised Fully Convolutional Networks"[6]。通过基于学习的可变形配准的脑图像配准网络（Brain Image Registration Network，BIRNet），可以一次预测变形场，且对参数调整不敏感。实验结果证明，该方法具有较高的准确性和鲁棒性。

2）算法简介

图像配准的目标是确定变形场 $\varphi$，将被试图像 $S$ 变形为模板图像 $T$，使变形后的图像 $S \circ \varphi$ 与 $T$ 相似。将其表示为一个优化问题，其目标是找到最优化的 $\varphi$ 以最小化能量：

$$\varphi = \operatorname{argmin}_{\varphi} M(T, S \circ \varphi) + R(\varphi) \qquad (6-20)$$

第一项 $M(T, S \circ \varphi)$ 量化了模板图像和扭曲的主体图像之间的距离。第二项 $R(\varphi)$ 正则化 $\varphi$，使其表现良好。

将分层双监督 FCN 用于大脑变形配准，相关网络结构细节可在 github 网站检索下载，将基于重叠的 $64 \times 64 \times 64$ 图像块，输出为 $24 \times 24 \times 24$ 的位移矢量。变形预测与图像局部信息高度相关，且一般只能估计中心区域变形场。与典型的卷积网络从图像中估计单个类/回归标签不同，由于其双重收缩和扩展路径，U-Net 在像素级和局部学习中显示出强大的能力，利用基于 U-Net 回归模型对整个形变场进行端到端预测，使用了以下四项改善配准的策略：

（1）分级双重监管。除了变形场，还利用图像之间的差异作为监督训练的附加信息。在 U-Net 的上采样路径中使用分层损失层，以及在额叶层中给出更多的约束，以便于收敛。

（2）间隙填充。为了提高预测精度，在 u 型端之间进一步插入额外的卷积层，以连接低层和高层特征。

（3）多通道输入。除了图像强度，差分图和梯度图也被用作网络的输入。

（4）数据扩充。为了克服过度拟合，用不同程度的标签变形扭曲对象来扩充训练数据，以生成用于训练的新图像对。

3）结果分析与总结

为了评估本方法的性能，将其与几种最先进的可变形配准算法进行比较，使用 LPBA40 数据集训练 BIRNet，将 LPBA40 中的第一幅图像选为模板图像，第 1~30 幅图像作为训练样本，第 31~40 幅图像作为验证数据。然后，将其应用于四个不同的测试数据集，包括 IBSR18、CUMC12、MGH10 和 IX30。在预处理过程中，所有的图像都被线性配准到模板空间，Dice 用于评估基于感兴趣区域标签的配准性能。一共选择 4 种最先进的配准方法，分别是 Diffeomorphic Demons、LCC-Demons、FNIRT 和 SyN，并进行比较。

（1）基于 LPBA40 的评估。

在 LPBA40 数据集上测试了 BIRNet 的性能，对 180 个训练图像中的每一个，分别提取 300 个大小为 $64 \times 64 \times 64$ 的 patch，这样总共得到 54 000 个训练 patch。表 6.7 中显示层次监督（HS）、间隙填充（GF）、多通道输入（MI）和双重监督（DS）性能，在表 6.7 中，定量地比较内存占用、每次迭代的计算时间以及在 54 个脑感兴趣区域上计算的 DSC。与 U-Net 结构相比，由于额外的卷积层，间隙填充策略增加了一些内存负载和计算时间。除此之外，所有这三种策略都在不增加额外计算负担的情况下提高了配准性能。

**表 6.7 对提出的训练策略的不同效果进行评价**

| | 方 法 | 平均值 | 标准差 |
|---|---|---|---|
| 内存占用 | U-Net | 4786 | — |
| | U-Net＋HS | 4789 | — |
| | U-Net＋HS＋GF | 6437 | — |
| | U-Net＋HS＋GF＋MI(BIRNet_WOS) | 6438 | — |
| | BIRNet_WOS＋DS(BIRNet) | 6438 | — |
| 每次迭代的平均训练时间 | U-Net | 0.24 | 0.08 |
| | U-Net＋HS | 0.25 | 0.07 |
| | U-Net＋HS＋GF | 0.27 | 0.08 |
| | U-Net＋HS＋GF＋MI(BIRNet_WOS) | 0.27 | 0.08 |
| | BIRNet_WOS＋DS(BIRNet) | 0.38 | 0.09 |
| 训练集的平均 DSC | U-Net | 65.3 | 2.4 |
| | U-Net＋HS | 67.4 | 2.1 |
| | U-Net＋HS＋GF | 68.2 | 1.9 |
| | U-Net＋HS＋GF＋MI(BIRNet_WOS) | 68.9 | 1.9 |
| | BIRNet_WOS＋DS(BIRNet) | 69.8 | 1.8 |
| 验证集的平均 DSC | U-Net | 64.4 | 2.8 |
| | U-Net＋HS | 65.8 | 2.3 |
| | U-Net＋HS＋GF | 66.3 | 2.4 |
| | U-Net＋HS＋GF＋MI(BIRNet_WOS) | 66.7 | 2.0 |
| | BIRNet_WOS＋DS(BIRNet) | 69.2 | 2.1 |

（2）基于 IBSR18、CUMC12、MGH10、IXI30 的评估。

为了进一步评估 BIRNet 的准确性和可推广性，在来自四个不同数据集的共 70 幅脑图像上进一步测试，即 IBSR18、CUMCC 1、MGH10 和 IX30，通过直接应用 LPBA40 数据集训练的模型，无需任何额外的参数调整。表 6.8 给出了基于这四个数据集所提供的 GM 和 WM 标签的灰质和白质的 DSC。BIRNet

的性能与经过微调的 SyN 和 FNIRT 相当(特别是对于这四个数据集),但不需要参数调整。这验证了 BIR 网络的通用性。

**表 6.8　IBSR18、CUMC12、MGH10、IXI30 的 DSC(%)结果**

| 数据集 | 脑组织 | Affine | D. Demons | LCC-Demons | FNIRT | FNIRT (default) | SyN | SyN (default) | BIRNet |
|---|---|---|---|---|---|---|---|---|---|
| IBSR18 | GM | 65.4±3.4 | 73.7±2.4 | 74.4±1.7 | 74.3±1.8 | 73.1±2.3 | 73.9±2.2 | 72.9±2.8 | 74.2±2.2 |
|  | WM | 61.7±2.5 | 75.8±1.5 | 76.8±1.5 | 76.5±2.0 | 75.1±1.9 | 77.6±1.7 | 75.2±2.3 | 77.0±2.1 |
| CUMC12 | GM | 57.2±4.2 | 74.6±2.2 | 74.9±2.1 | 74.4±2.4 | 73.4±3.1 | 75.1±1.8 | 73.2±3.4 | 74.3±2.5 |
|  | WM | 58.1±4.0 | 75.5±2.0 | 76.8±1.7 | 76.3±1.5 | 74.9±2.0 | 76.7±1.2 | 74.3±2.2 | 76.7±1.3 |
| MGH10 | GM | 61.7±4.5 | 73.1±3.4 | 73.3±2.9 | 74.1±2.8 | 73.1±3.1 | 73.6±2.3 | 72.8±4.1 | 73.8±2.4 |
|  | WM | 61.2±3.3 | 78.3±1.6 | 78.7±2.2 | 78.8±2.1 | 77.9±2.5 | 79.1±1.9 | 77.7±2.8 | 79.7±1.6 |
| IXI30 | GM | 61.6±3.8 | 72.4±2.5 | 74.1±2.2 | 74.4±2.5 | 72.7±2.5 | 75.2±1.6 | 71.6±2.9 | 74.7±2.2 |
|  | WM | 61.4±3.4 | 76.9±1.9 | 77.9±1.7 | 78.1±2.0 | 77.4±2.7 | 78.3±1.7 | 76.5±3.0 | 77.7±1.8 |

为了解决缺乏标签的问题,引入双重引导的全卷积神经网络 BIRNet。BIRNet 使用预先配准的标签变形场和图像相似/差异度量来指导训练阶段,从而使深度学习模型能够进一步细化结果。BIRNet 采用诸如间隙填充、分级监督、多通道输入和数据扩充等策略来提高配准精度。实验结果表明,BIRNet 在不需要参数调整的情况下实现了最先进的性能。综上所述,BIRNet 方法是一种快速、准确、易于使用的脑图像配准方法,可以直接应用于许多实际的配准问题。

**2. 无监督深度学习可形变影像配准**

1) 研究背景

图像配准是一个对齐两幅或多幅图像的过程,是许多(半自动)医学图像分析任务的核心技术。最近的研究表明,深度学习方法,特别是卷积神经网络,可以用于图像配准。有监督的深度学习的配准方法通常依赖于示例配准来进行训练或者需要手动分割,但是获得示例并非易事,无监督仿射和可变形图像配准的深度学习图像配准(Deep Learning Image Registration,DLIR)框架可以避免对预定义示例的需要,从而增加训练图像配准的便利性。该方法出自 2019 年发表于 *Medical Image Analysis* 的文献"A Deep Learning Framework for Unsupervised Affine and Deformable Image Registration"[7]。在 DLIR 框架中,通过利用固定图像对和运动图像对之间的图像相似性来训练用于图像配准的 ConvNet，从而避免配准示例的需要。

2）算法简介

（1）仿射图像配准。

仿射变换通常是图像配准的第一步，因为它简化了后续更复杂的图像配准步骤的优化。考虑到仿射变换模型是全局的，DLIR 框架设计可全局分析一对输入图像的 ConvNet。考虑到医学影像通常具有不同的尺寸，ConvNet 分析了在不同管道中的固定和运动图像，相关网络结构细节可在 github 网站检索下载。

（2）可变形图像配准。

可变形模型可以解释医学影像中经常出现的局部变形。可变形图像配准可以通过几种变换模型来实现。在 ConvNet 设计中，选择 b 样条，因为它具有内在平滑性和局部支持特性。b 样条控制点只影响图像中的特定区域，而不是像薄板样条那样具有全局支持，通过选择与 b 样条基函数的支持大小重叠的接受域来利用这个特性，即对一个三阶 b 样条核，至少是网格间距的四倍。ConvNet 从固定和移动图像中获取小块，并预测该块内的 b 样条控制点位移。

如图 6.4 所示，ConvNet 需连接一对大小相等的固定图像和运动图像。根据配准问题，移动图像可能必须首先进行预对齐，例如仿射配准。拼接后，交替应用 3×3×3 卷积（带 0 填充）和 2×2×2 下采样层。用户选择的 b 样条网格间距决定了所需的下采样量。更大的网格间距意味着更少的控制点，因此需要更多下采样层；通过增加更多下采样层，ConvNet 接受域同时增加。最后一个下采样层之后的两个额外的 3×3×3 卷积层将感受域扩大到三阶 b 样条控制点的支持大小。此后，应用两个 1×1×1 卷积层，这些卷积层连接到最终卷积输出层，并使用三个 1×1×1 核预测三个方向上的 b 样条控制点。用于图像重采样的最终位移矢量场（Displacement Vector Field，DVF）可以通过 b 样条插值从估计的控制点生成。

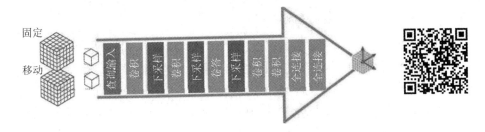

图 6.4　基于 patch 的可变形图像配准 ConvNet 设计

b样条插值是通过转置卷积有效实现的，也称为分布卷积或反卷积。转置卷积是 ConvNet 实现的基础，它被用于通过卷积层反向传播损耗。由于 $2 \times 2 \times 2$ 下采样因素导致整数网格间距，可使用固定预计算 b 样条核向上采样 b 样条控制点到密集 DVF，在 ConvNet 设计中，使用一个离散 b 样条核作为卷积核。

（3）多级图像配准。

传统的图像配准通常是从仿射配准开始分多个阶段进行的，随后是使用 b 样条从粗到细的可变形图像配准阶段。这种分层多阶段策略使得传统的迭代图像配准对局部最优和图像折叠的敏感性降低。在 DLIR 框架中采用了这种策略，通过叠加多个阶段的 ConvNet，每个阶段都有自己的配准任务。例如，一个用于仿射配准的转换网后面是多个用于粗到细 b 样条配准的转换网，每个 ConvNet 具有不同的 b 样条网格间距和不同分辨率的图像作为输入。当多级配准需要不同的输入分辨率时，建议使用平均池（即窗口平均），这是深度学习框架中非常常见的构建模块。

图 6.5 为用于多分辨率和多层次图像配准的多级 ConvNet 分级训练的 DLIR 框架示意。DLIR 框架第一阶段对图像进行仿射配准，随后阶段执行从粗到细的可变形图像配准。通过优化图像相似度，对每个阶段的 ConvNet 进行特定配准任务的训练。变换参数通过网络传递，并在每个阶段组合以创建扭曲的图像。扭曲的图像被传递到后续阶段，被用作运动图像输入。经过训练，多级 ConvNet 可以应用于一次图像配准，类似于单个 ConvNet。

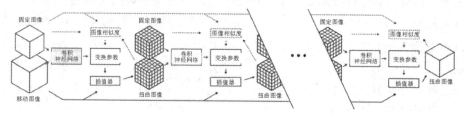

图 6.5 用于多分辨率和多层次图像配准的多级 ConvNet 分级训练的 DLIR 框架示意图

（4）损失函数。

配准卷积网络采用小批量随机梯度下降来训练，因此需要可微损失。由于执行的是单模态配准实验，所以使用归一化互相关。选择从粗到细的多级 b 样条配准水平可能会防止图像折叠并导致平滑变形。ConvNet 设计中提出的损失函数结合了归一化互相关和这种损失：

$$L = L_{\text{NCC}} + \alpha P \tag{6-21}$$

其中,对于仿射配准,$L_{NCC}$ 是负归一化互相关,$P$ 是 $\alpha = 0$ 的弯曲能量损失,对于所有可变形图像配准实验,$\alpha$ 根据经验确定为 0.05。弯曲能量损失定义为

$$P = \frac{1}{V} \int_0^X \int_0^Y \int_0^Z \left[ \left(\frac{\partial^2 T}{\partial x^2}\right)^2 + \left(\frac{\partial^2 T}{\partial y^2}\right)^2 + \left(\frac{\partial^2 T}{\partial z^2}\right)^2 + 2\left(\frac{\partial^2 T}{\partial xy}\right)^2 + \right.$$

$$\left. 2\left(\frac{\partial^2 T}{\partial xz}\right)^2 + 2\left(\frac{\partial^2 T}{\partial yz}\right)^2 \right] \mathrm{d}x \, \mathrm{d}y \, \mathrm{d}z \tag{6-22}$$

其中,$V$ 是图像域的体积,$T$ 是局部变换。在配准过程中添加该项可以最小化 DVF 局部变换的二阶导数,从而产生局部仿射变换,增强全局平滑性。

3) 结果分析与总结

在 DLIR 框架内训练了 3 个多级卷积神经网络,分别用于心脏快速动态 MRI 患者配准、胸部 CT 患者间配准和 4D 胸部 CT 患者配准。在所有配准实验中,该方法的配准结果与传统图像配准相似,但是执行时间非常短,这在时间关键的应用中是特别理想的。

(1) 心脏快速动态 MRI 患者配准。

使用心脏快速动态 MRI 进行患者内配准实验。任务是在 4D 扫描中配准体积(即三维图像)。实验采用三次交叉验证。在每次折叠中,30 幅图像用于训练,15 幅用于评估。假设每次扫描 20 个时间点,则每次折叠可获得 11 400 个不同排列的图像对用于训练。通过人工左心室腔分割标记传播,使用在 ED 和 ES 处的图像之间的配准来评估性能。总共有 90 个不同的配准结果可供评估。

为了评估多阶段图像配准的影响,对卷积神经网络进行了单阶段和多阶段变形图像配准的训练。初始全局仿射配准不是必需的,因为心脏快速动态 MRI 图像仅显示时间点之间的局部变形。此外,还进行了弯曲惩罚效应的实验研究。

可变形配准卷积神经网络使用平均池进行下采样。为了保留贯面轴的信息,仅在短轴平面中应用下采样。实验设置详见表 6.9。

**表 6.9　心脏快速动态 MRI 单阶段和多阶段患者内配准中可变形图像配准设计**

| | 单阶段 | 多阶段 | |
| --- | --- | --- | --- |
| | DIR | DIR-1 | DIR-2 |
| 图像分辨率/mm | $1.25 \times 1.25 \times 8$ | $2.50 \times 2.50 \times 16$ | $1.25 \times 1.25 \times 8$ |
| 网格大小/mm | $10 \times 10 \times 8$ | $20 \times 20 \times 16$ | $10 \times 10 \times 8$ |
| 网格平均点数 | $64 \times 64 \times 10$ | $32 \times 32 \times 5$ | $64 \times 64 \times 10$ |
| Mini-batch size | 8 | 16 | 8 |

表 6.10 将单级、多级常规配准和 DLIR 配准与有无弯曲惩罚(Bending Penalties,BP)比较。假设结果不符合正态分布,则提供四分位数范围的中位数。执行时间以平均值(标准偏差)提供。注意,弯曲惩罚仅在训练期间应用于 DLIR 框架,因此在应用期间它不限制执行时间。用 Wilcoxon 符号秩检验进行的统计分析表明,具有弯曲惩罚的多级 DLIR 相比其他方法具有明显更少的折叠和更低的雅可比标准偏差($p \ll 0.0001$)。与传统图像配准相比,Dice 和 ASD 配准率一样高,且明显优于单级实验。多级 DLIR 比单级传统图像配准实验快大约 350 倍,且包括中间和最终图像重采样的多级图像配准只需要 39 ms。

**表 6.10 心脏快速动态 MRI 配准实验的结果**

| | | Dice | HD | ASD | Jacobian 系数标准差 | 采用 CPU 运行时间/s | 采用 GPU 运行时间/s |
|---|---|---|---|---|---|---|---|
| 配准前 | | 0.70±0.30 | 15.46±4.50 | 4.66±4.26 | — | — | — |
| 单级 | SE | 0.86±0.18 | 9.76±4.78 | 1.14±1.40 | 0.15±0.08 | 13.49(3.27) | — |
| | SE+BP | 0.86±0.17 | 9.64±4.15 | 1.13±1.38 | 0.15±0.08 | 14.89(3.07) | — |
| | DLIR | 0.87±0.18 | 9.47±5.26 | 0.98±1.12 | 0.14±0.04 | 1.71(0.45) | 0.03±0.01 |
| | DLIR+BP | 0.86±0.18 | 9.10±4.26 | 1.01±1.42 | 0.09±0.03 | — | — |
| 多级 | SE | 0.89±0.17 | 9.18±5.42 | 0.88±1.25 | 0.17±0.11 | 15.51(3.67) | — |
| | SE+BP | 0.89±0.16 | 9.01±5.23 | 0.89±1.21 | 0.16±0.11 | 20.06(3.68) | — |
| | DLIR | 0.89±0.18 | 9.84±5.93 | 0.93±0.97 | 0.15±0.06 | 2.35(0.60) | 0.04(0.01) |
| | DLIR+BP | 0.88±0.14 | 9.01±3.89 | 0.97±1.14 | 0.11±0.04 | — | — |

(2) 低剂量胸部 CT 的患者间配准。

通过 NLST 不同受试者的胸部 CT 扫描进行患者间登记。在这一组中,由于扫描协议的差异和使用的不同的 CT 扫描仪,视野出现了很大的变化。由于这些变化以及受试者之间解剖结构的变化,仿射配准对于初始对齐是必要的。因此,通过连续的仿射和可变形图像配准两个阶段来执行多阶段图像配准。

患者间胸部 CT 配准需要患者扫描的初始对齐。因此,实现了一个多级 ConvNet,包括一个仿射配准阶段,随后是由粗到细的可变形图像配准。使用 CT 数的完整 Hounsfield 单位范围($-1000 \sim 3095$)将输入图像强度从 0 重新缩放到 1。硬件和软件施加的内存限制将可变形图像配准限制为三个阶段和 2 mm 的最终图像分辨率。面内切片大小从 115×115 到 250×250 体素不等,切片数量从 109 到 210 不等。所有卷积网络设计为每个卷积层有 32 个核,但下采样是用具有 2×2×2 下采样和 4×4×4 内核的跨卷积来执行的,而不是有利的平均池，以进一步限制内存消耗。然而，仿射配准转换网络中的独立管道允许分析具有不同尺寸的固定图像和运动图像。仿射卷积将运动图像配准到固定图像空间。因此，可将固定和运动图像对连接起来，用于随后的可变形图像配准 ConvNet。

多级卷积神经网络由随机选择的图像对组成小批量进行训练。假设训练集由 2000 次扫描组成，那么几乎有 400 万个可能的图像对可供训练。并不是所有的扫描都是在训练中看到的，但是平均每个扫描被分析了 674 次。此外，随机扩增是通过在任何方向随机剪切 32 mm 而形成的。第三和第四阶段分析更高分辨率的图像，并输出更精细的 b 样条网格。因此，与之前的配准阶段相比，相异度增加，更精细的变形增加了弯曲惩罚，导致更高的启动损失。

表 6.11 给出了所有配准结果和执行时间结果。将 DLIR 与使用 Simple Elastix 的传统图像配准进行了比较。所有阶段的结果以四分位数范围的中位数给出。执行时间以秒为单位表示为平均值（标准偏差）。结果表明，在 DLIR 框架下可实现快速配准。包括图像重采样，在 GPU 上每对图像配准大约需要 0.43 s。

**表 6.11　患者间胸部 CT 配准实验的结果**

| | | Dice | HD | ASD | Jacobian 系数标准差 | 采用 CPU 运行时间/s | 采用 GPU 运行时间/s |
|---|---|---|---|---|---|---|---|
| 配准前 | | $0.31\pm0.21$ | $32.62\pm12.21$ | $9.21\pm4.53$ | — | — | — |
| SE | AIR | $0.60\pm0.19$ | $25.81\pm15.34$ | $4.89\pm2.36$ | — | 3.73(0.26) | |
| | DIR-1 | $0.69\pm0.11$ | $20.30\pm13.26$ | $3.39\pm1.11$ | $0.19\pm0.11$ | 11.67(1.07) | |
| | DIR-2 | $0.75\pm0.08$ | $21.26\pm11.31$ | $2.67\pm0.87$ | $0.27\pm0.13$ | 14.83(3.37) | |
| | DIR-3 | $0.77\pm0.08$ | $20.83\pm11.81$ | $2.45\pm0.89$ | $0.30\pm0.15$ | 20.36(8.41) | |
| DLIR | AIR | $0.58\pm0.16$ | $26.79\pm13.05$ | $5.24\pm2.19$ | — | 1.02(0.29) | 0.17(0.05) |
| | DIR-1 | $0.64\pm0.11$ | $21.68\pm13.09$ | $3.86\pm1.74$ | $0.16\pm0.09$ | 3.85(0.99) | 0.18(0.05) |
| | DIR-2 | $0.70\pm0.10$ | $19.95\pm13.30$ | $3.21\pm1.15$ | $0.19\pm0.10$ | 8.18(2.03) | 0.30(0.07) |
| | DIR-3 | $0.75\pm0.08$ | $19.34\pm13.41$ | $2.46\pm0.80$ | $0.45\pm0.21$ | 15.41(4.38) | 0.43(0.10) |

（3）4D 胸部 CT 的患者内配准。

为了进一步了解本方法的性能，使用公开的 DIR-Lab 数据进行了实验。所使用的数据集由 10 个 4D 胸部 CT 组成，包含 10 个时间点的完整呼吸周期。对于每次扫描，在两个时间点（最大吸气和最大呼气）提供 300 个人工识别的肺部解剖标志。该方法可作为评估可变形图像配准算法的参考。

因为扫描的次数非常有限，实验采用留-法进行交叉验证。由于数据集大小有限，因此只训练用于可变形图像配准的卷积网络。图像灰度范围设定在[−1000，−200]，并归一化到[0，1]，使得卷积神经网络能够主要关注肺部解剖结构。将每个患者随机时间点作为固定图像和运动图像来进行患者内配准训练。采用 10 个相同结构的卷积神经网络对不同患者间的胸部 CT 进行配准。

表 6.12 显示基于 Simple Elastix 的传统图像配准方法和基于监督深度学习的方法的配准结果。最终平均配准误差为 2.64 mm，标准偏差为 4.32。误差受异常值的影响很大，可能是有限的数据集大小造成的。

**表 6.12　在 DIR-Lab 4D-CT 数据上 10 次扫描配准结果**

| 病例号 | 初始值 | 对比方法 1[8] | 对比方法 2[9] | DLIR | | |
| --- | --- | --- | --- | --- | --- | --- |
| | | | | Stage 1 | Stage 2 | Stage 3 |
| Case 1 | 3.89(2.78) | 1.00(0.52) | 1.65(0.89) | 2.34(1.76) | 1.72(1.37) | 1.27(1.16) |
| Case 2 | 4.34(3.90) | 1.02(0.57) | 2.26(1.16) | 2.28(1.52) | 1.61(1.31) | 1.20(1.12) |
| Case 3 | 6.94(4.05) | 1.14(0.89) | 3.15(1.63) | 3.89(1.77) | 2.32(1.58) | 1.48(1.26) |
| Case 4 | 9.83(4.85) | 1.46(0.96) | 4.24(2.69) | 3.78(1.95) | 2.49(1.90) | 2.09(1.93) |
| Case 5 | 7.48(5.50) | 1.61(1.48) | 3.52(2.23) | 3.51(2.28) | 2.66(2.15) | 1.95(2.10) |
| Case 6 | 10.89(6.96) | 1.42(1.71) | 3.19(1.50) | 7.58(6.46) | 6.04(6.64) | 5.16(7.09) |
| Case 7 | 11.03(7.42) | 1.49(1.06) | 4.25(2.08) | 5.05(2.36) | 3.90(2.46) | 3.05(3.04) |
| Case 8 | 14.99(9.00) | 1.62(1.71) | 9.03(5.08) | 8.57(3.55) | 6.99(4.52) | 6.48(5.37) |
| Case 9 | 7.92(3.97) | 1.30(0.76) | 3.85(1.86) | 6.12(2.79) | 3.51(2.02) | 2.10(1.66) |
| Case 10 | 7.30(6.34) | 1.50(1.31) | 5.07(2.31) | 3.76(2.36) | 2.85(2.11) | 2.09(2.24) |
| Total | 8.46(6.58) | 1.36(1.01) | 4.02(3.08) | 5.12(4.64) | 3.40(4.17) | 2.64(4.32) |

为了减少对预定义示例的依赖，提出了一个用于三维图像配准的卷积神经网络无监督训练的新框架：深度学习图像配准（DLIR）框架。DLIR 框架利用固定图像和运动图像对之间的图像相似性来训练图像配准的卷积神经网络，可以训练卷积神经网络进行分层、多分辨率和多层次的图像配准，并且可以获得准确的配准结果。DLIR 框架允许无监督训练卷积网络用于仿射和可变形图像配准。通过将多个卷积神经网络（每个卷积神经网络都有自己的配准任务）组合在一起，就可以形成一个多级的卷积神经网络，该卷积神经网络能够执行复杂的配准任务，如患者间图像配准。

**3. 半监督循环 GAN 的心脏图像配准**

1) 研究背景

心脏 CT-TEE 图像配准的难点在于图像模态差异巨大，且由于心脏运动还会带来较大的位移。基于半监督 Cycle GAN 网络的 CT-TEE 图像配准模型能够在不引入人工交互的前提下克服模态差异大的问题，该模型出自 2018 年西安电子科技大学陈琳琳的硕士毕业论文《心脏 CT-TEE 图像配准》[5]。由于没有大量互相配对的 CT-TEE 图像对，但有较多的 CT 与 TEE 图像数据，可借助半监督 Cycle GAN 网络学习 CT-TEE 图像间的映射关系，然后将 CT 图像转换至 TEE 图像域，缩小两种成像模态间差异，为后续基于相似度优化配准降低难度。此外，考虑到图像空间和几何结构特性以及医学影像中组织器官的局部结构特点，采用对图像块配准并将其最好的块配准效果迁移至全图的方法。这种方法能借助不同图像域间的转换充分缩小图像模态间的差异性，解决数据由于模态差异而难以配准的问题。

2) 算法简介

(1) CT-TEE 配准的半监督 Cycle GAN 网络模型。

首先对经过去噪的 CT 与 TEE 图像进行分块，并将图像块作为训练数据集输入至半监督 Cycle GAN 网络，训练网络参数，以便学习出 CT-TEE 之间的映射关系；然后将需要进行配准的 CT-TEE 图像对进行分块，并将其作为测试数据集输入网络，输出即为生成的 TEE 图像块与生成的 CT 图像块；之后，需要将所有生成的 CT 图像块与真实的 CT 图像块进行基于相似度最大化的配准，同样地，也将所有生成的 TEE 图像块与真实的 TEE 图像块进行配准；最后，找到上述块配准中相似度最大的那组（即配准效果最好的那组），将其迁移至 CT-TEE 的全图配准。具体步骤如下：

① 对所有 CT 与 TEE 图像进行基于上下文 BM3D 算法的预处理。

② 构建半监督 Cycle GAN 网络的训练数据集。对去噪后的 CT 与 TEE 图像进行 $N$ 分块，这里采用滑窗操作，滑窗步长为 $s$，块大小为 $k \times k$，分别将 CT 图像块及 TEE 图像块输入半监督 Cycle GAN 网络，训练网络模型，得到 CT→TEE 映射网络以及 TEE→CT 映射网络。

③ 对需要进行配准的 CT、TEE 图像分别进行 $N$ 分块，块大小为 $k \times k$，这里不进行滑窗操作，即块间没有重叠区域。

④ 将 CT 图像块作为测试数据输入 CT→TEE 映射网络，可以得到 $N$ 块生成的 TEE 图像块。将 TEE 图像块作为测试数据输入 TEE→CT 映射网络，可以得到 $N$ 块生成的 CT 图像块。

⑤ 对 $N$ 块原始 CT 图像块与生成 CT 图像块进行配准,同时对 $N$ 块原始 TEE 图像块与生成 TEE 图像块进行配准,可以得到 $2N$ 个图像块配准的结果。

⑥ 选取上述 $2N$ 个图像块配准中归一化互信息(NMI)最大的一组结果,将其迁移至全图配准,得到最终的配准结果。

(2) CT-TEE 配准中的半监督 Cycle GAN 网络构造。

半监督 Cycle GAN 网络本质上是由两个互相镜像的生成对抗网络(GAN)构成的循环,其由 2 个生成器和 2 个判别器组成了一个对偶结构。如图 6.6 所示,对于配对的图像数据集 A 和 B,生成器 A2B 表示由图像域 A 至图像域 B 的映射,而生成器 B2A 表示由图像域 B 至图像域 A 的映射。对于输入图像,判别器 A 和 B 需要尽可能判别其真实性(是真实图像还是生成图像)以及类别(属于 CT 图像还是 TEE 图像)。而生成器 A2B 和 B2A 则需要尽可能使生成的图像接近真实图像,使得判别器无法判断其真假。于是,生成器与判别器之间形成对抗关系,可以得到其对抗损失函数。

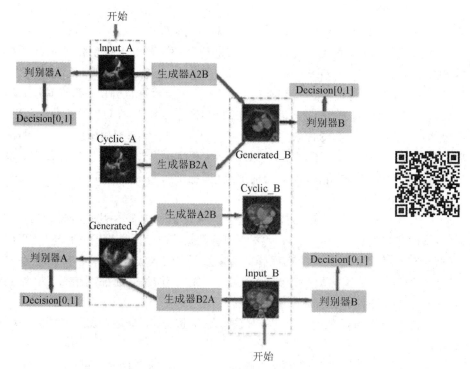

图 6.6 半监督 Cycle CAN 网络结构示意图

值得注意的是,对于半监督的 Cycle GAN 网络,判别器不仅要判断出输入图像是否是真实的，还需要进行类别判断，即判断该输入图像是 CT 还是 TEE 图像，这是半监督 Cycle GAN 网络与 Cycle GAN 网络的区别所在，如图 6.6 所示。于是，在半监督网络中，判别器 $D_Y$ 应该由两部分构成：判断图像是否真实的判别器 $D_{Y\_tru}$ 以及判断是 CT 图像还是 TEE 图像的 $D_{Y\_cls}$，即判别器损失由判断图像是否真实的损失以及分类损失两部分组成。因此，对于映射函数 $G : X \rightarrow Y$ 以及其判别器 $D_Y$，对抗损失函数应当变为

$$L_{GAN}(G, D_Y, X, Y) =$$

$$E_{y \sim p_{data}(y)} \left[ \log D_{Y_{tru}}(y) \right] + E_{x \sim p_{data}(x)} \left[ \log(1 - D_{Y_{tru}}(G(x))) \right] +$$

$$\alpha \{ E_{y \sim p_{data}(y)} \left[ \log D_{Y_{cls}}(y) \right] + E_{x \sim p_{data}(x)} \left[ \log(1 - D_{Y_{cls}}(G(x))) \right] \} \quad (6-23)$$

其中，$\alpha$ 表示分类损失的权重，在训练判别器时，$\alpha = 1$，表示其同等重视判别器对于真实性和类别的判断；而在训练生成器时，$\alpha$ 可以取小于 1 的值，表示训练器更专注于生成尽量真实的图像。同样地，以相同的方式对映射函数 $F : Y \rightarrow X$ 及其判别器 $D_X$ 引入对抗损失函数。

对于图像集 A 中的图像 Input_A，其通过生成器 A2B 生成图像 Generated _B(图像域 B 中的虚假图像)。Generated_B 再通过生成器 B2A 生成图像 Cyclic _A，Cyclic_A 实际上是输入图像 Input_A 的重建图像，其应当满足循环一致性：(Input_A) $\rightarrow$ (Generated_B) $\rightarrow$ (Cyclic_A) $\approx$ (Input_A)。于是可以得到循环一致性损失函数。同样地，对于图像集 B 中的图像 Input_B，其循环结构为：(Input_B) $\rightarrow$ (Generated_A) $\rightarrow$ (Cyclic_B) $\approx$ (Input_B)。于是，判别器 A 的任务是尽可能区分出图像域 A 中的真实图像 Input_A 和虚假图像 Generated_A，并且判别出该图像为 CT 图像还是 TEE 图像。判别器 B 的任务则是尽可能区分出图像域 B 中的真实图像 Input_B 和虚假图像 Generated_B，同样判别该图像为 CT 图像还是 TEE 图像。整个半监督 Cycle GAN 网络构成一个对偶的大循环，可看成是一个自动编码机，2 个生成器分别是编码器和解码器，而 2 个判别器则作为准则。

3) 结果分析与总结

(1) 半监督 Cycle GAN 网络进行图像生成。

当半监督 Cycle GAN 网络完成模型训练后，得到了 CT-TEE 图像的映射关系。若输入一张 CT 图像，可以生成一张与之在空间位置保持一致的 TEE 图像，该 TEE 图像是由网络映射获得的伪图像，并不是通过医学成像设备获取的 TEE 图像。同样地，也可以通过输入 TEE 图像，获取生成的 CT 图像。

(2) 真实图像块与生成图像块的配准。

当半监督 Cycle GAN 网络完成训练后，得到了 CT-TEE 之间的映射关系。

输入 CT 图像经过 $N$ 分块后的图像块，可以得到生成的 CT 图像块。同样地，可以得到生成的 TEE 图像块。接下来进行真实 CT 图像块与生成 CT 图像块、真实 TEE 图像块与生成 TEE 图像块间共 $2N$ 次的图像块配准。最后将图像块配准迁移至全图配准，并根据相似度最大的原则挑选出最终的全图配准结果。

挑选 Patient6 患者进行视觉效果的展示，Patient6 是婴幼儿数据，黄色箭头标示了心脏瓣膜对齐情况，如图 6.7 所示。在婴幼儿数据及成人数据上对该配准算法进行对比分析，对比算法选用 VPMMI 配准算法以及 VMI 和 ICPMI 算法。

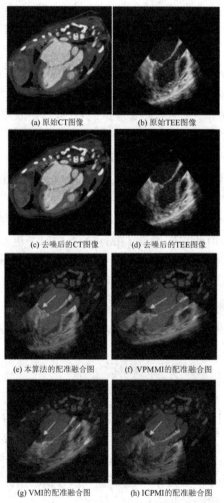

图 6.7　一个婴幼儿患者其中一个切面的配准过程图

　　图 6.7 用黄色箭头标识了 CT 与 TEE 配准后的瓣膜对齐情况,可以看到经过本算法的配准后,CT-TEE 不管是在瓣膜等微小组织的对齐上还是在整体心房心室对齐上,都具有相对较好的效果。对比图 6.7(e)、(f)中本算法与 VPMMI 的配准融合图,由黄色箭头标识的地方可以看到,本算法在瓣膜及器官边缘的对齐上要好于 VPMMI 算法。此外,可以明显看出,本算法的配准精度要好于 VMI 以及 ICPMI 这两个对比法。综上分析,从视觉效果上看,本算法的配准效果要稍优于其他配准效果。此外,对比图 6.7 配准结果融合图可以看出,本算法在婴幼儿数据及成人数据的配准表现并无区别,这说明了基于半监督 Cycle GAN 网络的心脏 CT-TEE 图像的配准具有较强的数据泛化能力,尽管婴幼儿的数据配准难度更大。

　　(3) 指标分析。

　　通过 Dice 系数和目标配准误差(TRE)这两个指标来定量描述本算法以及 3 个对比算法 VPMMI、VMI 以及 ICPMI 的配准性能。表 6.13 详细列举了 12 位患者 2D 图像切面配准指标的平均值。

**表 6.13　本算法及 VPMMI、VMI、ICPMI 算法的配准指标对比**

| 患者编号 | 平均 DI | | | | 平均 TRE/mm | | | |
|---|---|---|---|---|---|---|---|---|
| | 本算法 | VPMMI | VMI | ICPMI | 本算法 | VPMMI | VMI | ICPMI |
| 1 | 0.92 | 0.88 | 0.45 | 0.80 | 1.5302 | 1.7290 | 9.5789 | 3.0710 |
| 2 | 0.91 | 0.89 | 0.80 | 0.82 | 1.1279 | 1.2701 | 3.6162 | 1.8111 |
| 3 | 0.90 | 0.90 | 0.45 | 0.79 | 0.5831 | 0.6013 | 11.5463 | 2.7112 |
| 4 | 0.96 | 0.95 | 0.95 | 0.84 | 1.0240 | 1.1176 | 1.6780 | 8.0261 |
| 5 | 0.89 | 0.89 | 0.80 | 0.60 | 1.1023 | 1.1179 | 12.3223 | 9.3880 |
| 6 | 0.90 | 0.87 | 0.80 | 0.88 | 1.9308 | 2.2345 | 3.5837 | 2.8235 |
| 7 | 0.93 | 0.89 | 0.65 | 0.59 | 1.4012 | 1.4118 | 7.5647 | 9.1564 |
| 8 | 0.92 | 0.91 | 0.32 | 0.89 | 0.8310 | 0.8496 | 7.3520 | 0.8964 |
| 9 | 0.90 | 0.91 | 0.42 | 0.92 | 0.6341 | 0.7337 | 5.7968 | 0.6936 |
| 10 | 0.93 | 0.95 | 0.83 | 0.85 | 0.7003 | 0.6760 | 3.8212 | 2.9338 |
| 11 | 0.88 | 0.90 | 0.58 | 0.69 | 1.9251 | 1.7191 | 13.4195 | 6.6400 |
| 12 | 0.92 | 0.92 | 0.62 | 0.86 | 1.7135 | 1.7260 | 13.9903 | 2.2362 |
| 平均值 | 0.91 | 0.91 | 0.57 | 0.79 | 1.2086 | 1.2655 | 7.8558 | 4.1990 |

　　由表 6.13 可以看出,只有患者 9、10、11 的 DI 略差于 VPMMI 或 ICPMI 算法,其中患者 10、11 的 TRE 略差于 VPMMI 算法。从 12 位患者的统计平均

值（表中最后一行）上看，本算法在 DI 指标上等同于 VPMMI 算法，而在 TRE 指标上则稍好于 VPMMI 算法。经分析，之所以本算法中有几位患者的配准指标要稍差于 VPMMI 算法，原因在于本方法完全自动，没有人工约束加以控制，而不同的配准图像对间存在一定的差异性，致使其在个别的配准上会稍逊于引入人工交互的 VPMMI 算法。而对比前 10 个婴幼儿数据和最后两个成人数据的指标，可以看出它们间的配准效果并无差异，这说明了本算法具有较强的泛化能力，其配准性能不受实验数据的影响。

**总结：**

基于半监督 Cycle GAN 网络的配准方法的配准效果在视觉上及指标上的表现均稍好于 VPMMI 方法。但是，本方法不需要引入人工交互，能够全自动进行配准，半监督 Cycle GAN 网络作为一个中间媒介，相当于一个黑盒子，对于每一对输入图像，省却了中间烦琐的过程，能够快速准确地输出后续配准中所需要的生成图像。此外，考虑到全图配准中局部图像块对最终结果的影响，本算法不再采用全图配准，而是进行图像块间的配准并将相似度最大的配准结果迁移至全图。通过对比可以看到，本算法在视觉效果以及配准指标上都稍优于 VPMMI 算法的配准表现。

## 本 章 小 结

本章首先介绍了图像配准的概念、常用方法及应用场景，随着智能医疗概念的提出，医学图像配准也被逐渐应用于临床，它可以帮助医生更好地融合图像信息，提升效率。紧接着介绍了几个智能医学影像配准方法：6.3.1 节提出的动态弹性配准模型可以将术中图像与术前图像进行准确融合，辅助医生更好地进行肝脏切除手术；马尔科夫随机域配准模型，通过改进能量函数的方法提高配准精度，在大形变多模态医学图像下能取得较好的结果；基于显著区域面积匹配的心脏 CT 图像与超声图像配准方法，经实验验证具有自动、高效等优点，可以直接应用于临床；在线鲁棒投影字典学习模型，通过将降维和字典学习集成在一个框架中，可更有效地利用数据中的关键信息，具有较好的内存和时间效率；基于瓣膜对齐及概率图的配准模型，通过粗配准和细配准两个步骤，缩小了 CT-TEE 间的像素级差异，且可以避免优化算法陷入局部最优；6.3.2 节提出的卷积神经网络配准模型，通过对 BIRNet 采用间隙填充、分级监督、多通道输入和数据扩充等策略来进行改进，显著提升了脑图像配准精度；无监督深度学习可形变影像配准模型通过训练 ConvNet 对参数进行间接优化，这种多阶段的 ConvNet 可以对不同尺寸的固定和移动对执行配准任务；

半监督循环 GAN 的心脏配准模型，解决了数据由于模态差异而难以配准的问题，且不需要进行人工交互，更加灵活方便。

## 本章参考文献

[1] IGOR P，HADRIEN C，ROBERT R，et al. Fast elastic registration of soft tissues under large deformations[J]. Medical Image Analysis，2018，45：24 - 4.

[2] 徐腾. 基于多模态的前列腺图像非刚性配准[D]. 西安：西安电子科技大学，2017.

[3] 猴水平，童诺，杨淑媛，等. 基于显著区域面积匹配的心脏 CT 与超声图像配准方法[P]. 2019.

[4] WANG Y，ZHENG Q Q，HENG P A. Online robust projective dictionary learning：shape modeling for MR-TRUS registration[J]. IEEE Transactions on Medical Imaging，2018，37(4)：1067 - 1078.

[5] 陈琳琳. 心脏 CT-TEE 图像配准[D]. 西安：西安电子科技大学，2018.

[6] FAN J F，CAO X H，YAP P T，et al. BIRNet：brain image registration using dual-supervised fully convolutional networks[J]. Medical Image Analysis，2019，54：193 - 206.

[7] BOBD D V，BERENDSEN F F，VIERGEVER M A，et al. A deep learning framework for unsupervised affine and deformable image registration[J]. Medical Image Analysis，2019，52：128 - 143.

[8] EPPENHOF K A J，Lafarge M W，MOESKOPS P，et al. Deformable image registration using convolutional neural networks[C]//Medical Imaging 2018：Image Processing. SPIE，2018(10574)：192 - 197.

[9] BERENDSEN F F，KOTTE A N T J，VIERGEVER M A，et al. Registration of organs with sliding interfaces and changing topologies[C]//Medical Imaging 2014：Image Processing. SPIE，2014，9034：95 - 101.

# 第 7 章　跨模态智能医学影像融合与报告生成

随着医学成像技术的不断进步，医学图像已经成为诊断疾病的有效工具。如今医学影像有多种模态，如磁共振（MR）图像、功能性 MRI（Functional Magnetic Resonance Imaging，FMRI）、计算机断层扫描（CT）图像、正电子发射断层扫描（PET）图像、单光子发射计算机断层扫描（SPECT）和 X 射线图像等，不同模态的医学影像有不同的成像原理，因此从不同角度呈现出人体器官不同的信息。这些模态主要分为两类：结构模式和功能模式。例如，CT 影像能很好地显示骨骼信息，但软组织等结构信息不能清晰展示；MR 影像对软组织信息的显示比较全面，但对骨骼及其轮廓边界信息的显示存在不足。CT 影像和 MR 影像能提供器官的结构信息，具有较高的空间分辨率，属于结构模式。PET 影像能够用于定量和动态检测人体内的代谢物质或药物情况，为临床诊断提供丰富的人体代谢信息，但分辨率较低；SPECT 影像能显示代谢物质的临床显著变化，但是在清晰度和空间分辨率方面有不足。PET、SPECT、FMR 影像提供了更好的关于功能组织的离子信息，如代谢和静脉血流等，属于功能模式。

这些不同模态的影像都有其自身的优点和局限性，很难从任何单一模态的图像中获得关于特定器官或组织的完整和准确的信息。因此，把不同模态的医学影像信息结合起来，形成多模态融合影像，既保留了原始影像的特征，又弥补了单模态医学影像的缺陷，展示了更加丰富的细节信息，为临床诊断和图像引导手术等治疗提供了较为全面的信息。更进一步可将不同类别的影像通过人工智能方法跨模态快速、准确地自动生成报告，对于提升医生工作效率和服务质量具有重要的实用价值，也成了近年来医学影像研究领域中的一个重要课题。

# 7.1　智能医学影像融合

多模态融合医学影像属于图像融合领域范畴，因此了解图像融合的基本概念及现状十分必要。图像融合是指对同一个具体的目标，用基于不同成像原理的传感器各自采集图像信息，然后根据一定的方法进行处理，从而生成一个新的、对目标具有更好适应性的，并且信息更全面、更丰富的图像。这个融合的新图像比融合前的源图像包含的信息更全面、更精准，其数据信息无法由单一的传感器得到。如今，医学影像分析已经成为临床诊断治疗和图像引导手术过程的必要手段，对清晰全面的融合图像信息的需求越来越多，因此多模态医学影像融合的研究也备受关注。本节给出影像融合实例，供读者参考。

## 7.1.1　字典学习的医学影像融合

周志华老师在《机器学习》这本书中曾写道："为普通稠密表达的样本找到合适的字典，将样本转化为合适的稀疏表达形式，从而使学习任务得以简化，模型复杂度得以降低，通常称为"字典学习"（Dictionary Learning），亦称"稀疏编码"（Sparse Coding）。稀疏表示在表示图像信号时表达出简洁有效的特性，在图像融合领域中被很多研究学者关注。这也推动了稀疏表示理论在图像融合领域的发展。下文所述内容出自 2017 年电子科技大学吴于忠的硕士毕业论文《基于结构化字典学习的图像融合算法研究及应用》[1]，将分析并比较现有的基于稀疏表示融合规则，并对其在医学影像融合任务的表现上作出评判。

基于自适应结构化字典学习融合框架如图 7.1 所示，其关键步骤有：

（1）对源图像进行滑窗大小为 $\sqrt{n} \times \sqrt{n}$，步长为 1 的滑窗操作，把这些滑出的小块转为列向量为训练样本，用自适应结构化字典学习算法得到结构化字典。

（2）根据（1）得到的结构化字典求各自源图像的稀疏表示系数矩阵。

（3）利用基于组结构范数最大融合规则对各源图像的稀疏表示系数矩阵进行融合，得到最终融合的稀疏表示系数矩阵。

（4）利用字典 $D$ 和融合的稀疏表示系数矩阵进行逆变换得到融合图像。

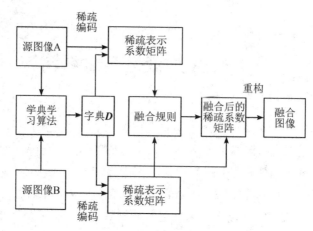

图 7.1　基于自适应结构化字典学习融合的总体框架

训练样本可通过对源图像进行滑窗操作得到。训练的字典用于对源图像融合，通过对各幅源图像滑窗并把每幅源图像的得到图像块向量组合在一起得到训练字典的样本，再根据样本用自适应结构化字典学习算法得到结构化字典，该过程如图 7.2 所示。

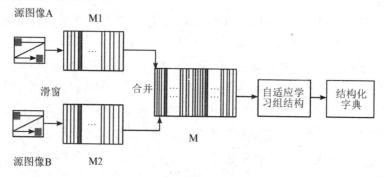

图 7.2　结构化字典训练过程

对信号进行稀疏表示时每个稀疏表示系数对应字典原子的强度，而字典原子是图像的边缘、纹理和图像内容等的一些显著特征。因此稀疏表示系数的绝对值大小能够反映对应图像特征的强度。在基于稀疏表示的图像融合中可以用稀疏表示系数的大小作为图像融合中的显著性度量。对现有的基于稀疏表示的融合规则的研究发现，最终的融合都是怎么去融合各源图像中对应的稀疏表示系数。现有的基于稀疏表示的图像融合最常用的融合规则是取稀疏表示系数的均值的融合规则、范数最大融合规则、基于 SOMP 的融合规则以及基于结构化字典的融合规则。

**1. 四种基于稀疏表示的图像融合规则**

1）取均值的融合规则

取均值的融合规则是直接对各幅源图像中对应的稀疏表示系数取均值，其融合过程如图 7.3 所示。

取均值的融合规则对源图像中的对比度保存比较好，然而细节特征例如边缘会被平滑。图像融合的目的是希望能够无失真地将源图像中的显著信息保存到融合图像中。但是取均值的融合规则是把各源图像中的所有信息都保存到融合图像中，这样各源图像中的内容会互相干扰，使得融合图像中得到的信息更加不全面。

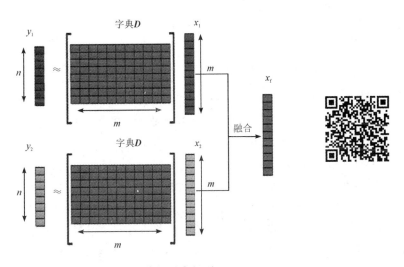

图 7.3  取均值的融合规则

2）范数最大融合规则

取均值的融合规则没有对源图像中的显著信息进行判断，这样会导致融合图像中含有的信息并不是需要保留的显著信息。范数最大融合规则制定了显著性判断的标准。范数最大融合规则是根据源图像的稀疏表示系数的范数来判断对应图像的显著性，只把范数大的图像内容融合进融合图像中。

研究基于稀疏表示的范数最大的融合过程中，发现以上的融合结果在保留显著特征方面表现并不是很好，尤其是在保留较小的显著特征时。这是因为在对信号融合时，只能选择一个信号保留，虽然这个信号的显著性在整体上比其他信号的显著性强，但是其他信号中的部分特征非常重要，也应该保留。

3）基于 SOMP 的融合规则

基于 SOMP 的融合规则提出，基于稀疏表示图像融合时为了保证不同源图像，使用的是较少的相同字典原子，因为只有这样才能够使各自源图像的稀疏表示系数拥有可比性。该融合规则提出了对多源图像信号同时进行稀疏分解算法即同步正交匹配跟踪（Simultaneous Orthogonal Matching Pursuit，SOMP）算法，使每个源图像信号能够通过少数的相同字典原子表示。

用 SOMP 算法得到信号的稀疏表示系数后，根据范数最大融合规则进行融合。该融合规则为使各源图像信号的稀疏表示系数的范数具有可比性，强制使对应源图像信号要用相同的一些字典原子进行表示。这会导致字典对每个信号的表示能力有所下降，因为最后选择的融合规则还是范数最大融合规则，所以同时它也会存在该融合规则存在的问题，即会丢失源图像的一些显著信息。

4）基于结构化字典的融合规则

在研究范数最大融合规则时，只能够从一些源图像中的图像块中选择一个源图像的图像块融合进融合图像。通过对自适应学习得到的结构化字典的分析可以发现，其每组字典原子是含有具体的物理意义的，即每组字典原子对应着图像中的有物理意义的图像特征。

在图像融合中根据结构化字典的这个特征，不再是针对一个信号对应的整列稀疏表示系数进行融合，而是针对每组字典原子对应的稀疏表示系数进行融合，即融合各源图像中显著的结构信息，这样在融合图像中就可以尽可能多地保留源图像中的显著信息。基于组结构的范数最大融合规则的过程如图 7.4 所示。

字典是结构化的字典，同一种颜色的字典列为一组，每组字典原子对应的稀疏表示系数也是同一组颜色。融合规则的数学模型如下（这里假设只对两幅图像进行融合）：

$$X_{F,G_j}^i \begin{cases} X_{A,G_j}^i, & \|X_{A,G_j}^i\|_1 > \|X_{B,G_j}^i\|_1, j \in [1, B] \\ X_{B,G_j}^i, & \text{其他} \end{cases} \quad (7-1)$$

式中，$i$ 代表的是源图像中滑窗得到的第 $i$ 个图像块，$G$ 是结构化字典的分组信息，$B$ 是该结构化字典含有的结构数量。$G_j = \{i \in 1, \cdots, m \mid G[i] = j\}$ 是属于第 $j$ 组的字典对应的列。

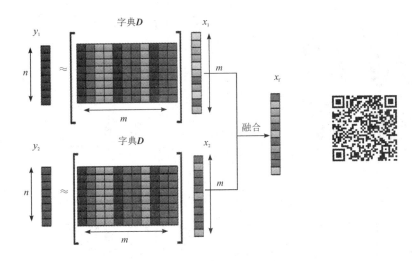

图 7.4　基于组结构的范数最大融合规则

基于组结构的 $l_1$ 范数最大融合规则根据结构化字典的特点，在融合的过程中深入到图像对应的结构特征进行融合。这样就能够解决前面介绍的融合规则存在的问题，尽可能使融合图像中保留源图像中的显著特征。

**2. 弱耦合几何协同正则化联合字典学习的多模态影像合成**

上面主要探讨了字典学习在多模态影像合成中的应用，接下来将在此基础上作进一步完善，加入弱耦合几何协同正则化的方法。以下所述内容出自 HUANG Y W 2018 年发表于 *IEEE Transactions on Medical Imaging* 的文献 "Cross-Modality Image Synthesis via Weakly Coupled and Geometry Co-Regularized Joint Dictionary Learning"[2]，主要介绍一种弱耦合和几何共正则的联合字典学习方法来解决跨模态综合问题，同时为了利用成对图像和大量未成对数据，介绍了一种跨模态图像匹配准则，通过将这样一个标准集成到联合词典检索和数据库检索的特征空间中，来关联跨模态数据，以便进行综合。此外，所介绍的模型增加了两个正则项来构造鲁棒的稀疏表示。

跨模态图像合成的通用框架如图 7.5 所示。该框架扩展了传统的字典学习方法，从构造的描述和关联跨模态数据的公共特征空间中联合学习一对字典，同时该框架还考虑了最小化两种模态之间的分布差异，并保留了模态特定的局部几何特性。最后该框架利用这两个领域中不成对的图像作为辅助训练数据来增强监督学习过程。这个额外的无监督步骤与训练图像对协作并对其进行补充。

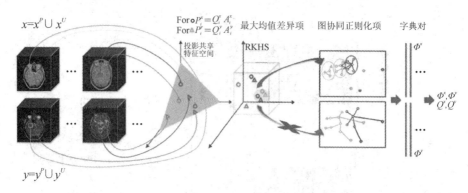

图 7.5　跨模态图像合成框架概述

跨模态图像合成是基于学习一个联合稀疏表示，该联合稀疏表示具有在源和目标图像模态之间共享的一组公共稀疏码，即 $\boldsymbol{A}^x \equiv \boldsymbol{A}^y$。这些稀疏代码作用于每个模态的独立字典，即 $\boldsymbol{\varPhi}^x$ 和 $\boldsymbol{\varPhi}^y$，重建相应的源图像和目标图像。为此，源和目标模态中的 3D patch 必须完美地共配准。为了跨模态映射组织外观，联合字典学习策略将两个独立的重建错误（即 $\| \boldsymbol{X} - \boldsymbol{\varPhi}^x \boldsymbol{A} \|_F^2$ 和 $\| \boldsymbol{Y} - \boldsymbol{\varPhi}^y \boldsymbol{A} \|_F^2$）形成单个优化目标函数：

$$\begin{cases} \min\limits_{\boldsymbol{\varPhi}^x, \boldsymbol{\varPhi}^y, \boldsymbol{A}} & \| \boldsymbol{X} - \boldsymbol{\varPhi}^x \boldsymbol{A} \|_F^2 + \| \boldsymbol{Y} - \boldsymbol{\varPhi}^y \boldsymbol{A} \|_F^2 + \lambda \| \boldsymbol{A} \|_1 \\ \text{s.t.} & \| \varphi_i^x \|_2^2 \leqslant 1, \ \| \varphi_i^y \|_2^2 \leqslant 1 \quad (\forall i = 1, \cdots, k) \end{cases} \tag{7-2}$$

其中，$\boldsymbol{A}$ 表示投影在公共特征空间中的配准数据对的待实施的相同系数。就像在单字典学习优化问题中一样，式（7-2）中的联合优化函数对于所学的字典 $\boldsymbol{\varPhi}^x$ 和 $\boldsymbol{\varPhi}^y$ 来说是凸的，因此，$\boldsymbol{A}$ 和字典对的计算可以交替进行。通过分析式（7-2），应当注意到该目标函数适合于协作学习一对字典，因此源模态空间 $M_1$ 中的稀疏代码可以在可转移的特征空间中直接重建目标模态图像 $M_2$。

虽然联合字典学习取得了非常好的结果，但它假设源图像和目标图像在用联合学习的字典对表示时，$\boldsymbol{\varPhi}^x$ 和 $\boldsymbol{\varPhi}^y$ 必须共享相同的稀疏代码。此外，所有先前的工作都要求训练数据集包含配准的图像对，这带来了额外的需求。放宽对公共稀疏表示的需求可以解决上述问题，并在将配准要求降低到极小的训练数据集方面提供更多的灵活性。

为了使方法对广义跨模态综合有效，该模型结合了以下思想：将两种模态中成对和不成对的训练数据集成到一个统一的框架中；放宽了对源域和目标域中共享稀疏代码的需求；处理不同的图像模态时，允许不同的数据分布；保留了特定于源图像和目标图像的模态的局部几何结构。

### 7.1.2　基于生成式对抗网络的医学影像融合

本小节将以生成式对抗网络为基调,介绍医学影像融合中的生成式对抗网络(GAN),同时选择视网膜、PET 影像合成以及胸腔 X 射线和这三个具体任务作为背景,这样读者就更加能体会到 GAN 以及 GAN 变体在医学影像融合中实际所能发挥的巨大优势。

**1. 视网膜图像合成**

视网膜图像合成通常采用两个网络组成的深层神经网络结构,一个称为生成器,另一个(对手)称为判别器。这两个网络之间产生了博弈,其中生成器被训练来产生真实的样本,而判别器被训练来区分生成的或合成的数据和真实的数据。它们是同时训练的,竞争驱使合成样本与真实数据无法区分。下文将介绍使用一类基于对抗策略的深度卷积生成对抗网络(DCGAN),出自 DLAZ-PINTO A 在 2019 年发表于 *IEEE transactions on medical imaging* 的文献 "Retinal Image Synthesis and Semi-Supervised Learning for Glaucoma Assessment"[3]。这种架构是对经典 GAN 的重大改进,在训练阶段产生了更好的图像质量和更高的稳定性。如同在 GAN 网络中一样,使用 DCGAN 的合成图像生成主要包括两个阶段:学习阶段和生成阶段。对于训练阶段,生成器从穿过生成器的 N 维正态分布中提取样本,以获得合成样本,判别器则尝试区分从生成器提取的图像和从训练集中提取的图像。DCGAN 架构如图 7.6 所示。

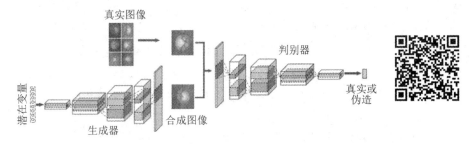

图 7.6　DCGAN 架构图

半监督分类是机器学习中的一个领域,是一种特殊的分类形式,其中大量的未标记数据和已标记数据一起被用来构建更好的分类器。这种技术的其他名称是"从标记和未标记的数据中学习"或"从部分标记/分类的数据中学习"。半监督学习无论在理论上还是在实践中都引起了极大的关注,因为它需要更少的人力但具有更高的准确性。鉴于青光眼标记图像数量稀少,该技术有助于开发使用视网膜图像的自动青光眼评估系统。为此，Andres 等人利用 DCGAN 的能力开发了一种半监督学习方法，用于训练青光眼分类器，同时训练图像合成器。DCGAN 架构在普通 GAN 上有几处改进，其中包括在判别器中用卷积和在发生器中用逆卷积替换所有的池化层，在发生器和判别器中使用 BN 正则化，在末端用平均池化替换全连接隐藏层，在发生器中对除输出之外的所有层使用 ReLU 激活，以及在判别器中对所有层使用 Leaky ReLU 激活。图像合成和半监督学习方法的架构仅在判别器的最后一个输出层（全连接层）上有所不同：一个神经元用于图像合成（合成或真实，FC-1），三个神经元用于半监督学习方法（正常、青光眼和合成类 FC-3）。

如同在常规的 GAN 中一样，DCGAN 模型模拟了一种竞争，在这种竞争中，生成器 G 试图产生逼真的图像，而判别器 D 在来自训练集的图像及其相应的标签和生成器产生的图像之间进行分类。DCGAN 模型的主要目标是最大化判别器的误分类误差，同时生成器产生更真实的图像来欺骗判别器。这场比赛可以看作一个双人的 minimax 博弈，如下：

$$\text{inmax}V(G,D)=E_{x\sim P_{\text{data}}(x)}[\log D(x)]+E_{z\sim Pz(z)}[\log(1-D(G(z))]$$

$$(7-3)$$

其中，$E_{x\sim P_{\text{data}}(x)}$ 是训练数据的期望，$E_{z\sim Pz(z)}$ 是生成器生成数据的期望。$D(x)$ 表示 $x$ 来自训练数据而不是生成器生成的数据的概率，$G(z)$ 表示生成器生成 $z$ 的概率。因此，系统训练的主要目标是最小化对数 $\log(1-D(G(z)))$ 并最大化对数 $\log D(x)$。

然而，使用 DCGAN 架构的半监督学习方法代替二分类，判别器被转换成 $K$ 类分类器。因此，半监督整定损失函数由监督和非监督损失函组成：

$$L=L_{\text{supervised}}+L_{\text{unsupervised}} \qquad (7-4)$$

其中监督损失由交叉熵损失函数定义，具有 $K$ 类的监督学习如下：

$$L_{\text{supervised}}=-E_{x,\,y\sim P_{\text{data}}(x,y)}\log(p_{\text{model}}(y\,|\,x,y<K+1)) \qquad (7-5)$$

无监督损失函数实际上是标准的 GAN 极小极大博弈，如下：

$$L_{\text{unsupervised}}=-\{E_{x\sim P_{\text{data}}(x)}[\log D(x)]+E_{z\sim Pz(z)}[\log(1-D(G(z)))]\} \qquad (7-6)$$

其中，$D(x)=1-p_{\text{model}}(y=K+1\,|\,x)$，$p_{\text{model}}(y=K+1\,|\,x)$ 为模型预测分布，$K$ 为实际的类别数。换句话说，计算无监督损失函数以区分真实训练图像和虚假图像，由监督损失计算各个真实类别概率。在这项工作中，这些类别分别是青光眼和正常。

青光眼是一种不可逆的眼病，被认为是全球第二大致盲原因。它的主要特征是视神经纤维损失，这是由眼内压（眼压）增加和/或流向视神经的血流损失引起的。在眼底图像中，视神经头或视盘可以在视觉上分为两个区域，一个明亮的中央区域称为视杯，一个外围部分称为神经视网膜边缘。虽然视盘和视杯存在于所有个体中，但视盘和视杯大小异常是青光眼眼睛的特征。了解视盘的解剖结构对青光眼诊断至关重要，因此对视网膜图像合成的需求非常大。从图7.7 中看出，DCGAN 模型获得的合成图像更清晰，呈现出清晰的视盘形状，可以看出血管如何清晰地汇聚到视盘中，并且在所得图像中证明了右眼/左眼的对称性。

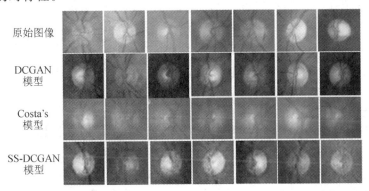

图 7.7　各种算法的图像合成效果

### 2. PET 影像合成

下文将介绍 PET 影像合成模型——基于自动上下文的"局部自适应"多模态 GANs(LA-GANs)模型，出自王艳 2019 年发表于"*IEEE Transactions on Medical Imaging*"的文献"3D Auto-Context-Based Locality Adaptive Multi-Modality GANs for PET Synthesis"[4]，它能从 L-PET 扫描图像和伴随的 MRI 图像（包括 T1 加权 MRI 和弥散张量成像 DTI）合成高质量的 F-PET 扫描图像。注意，常见的 DTI 度量包括分数各向异性(FA)、平均扩散率(MD)、径向扩散率(RD)等。该模型从 DTI 图像中计算 FA 和 MD 图像，用于 F-PET 图像合成。该方法将自动上下文策略应用到方案中，并采用一个自动上下文LA-GANs 模型来进一步提高合成图像的质量。与传统的用于深度网络的多模态融合方法相比，该方法可以获得更好的性能，同时产生更少的附加参数。

LA-GANs 模型如图 7.8 所示，它由三部分组成：局部自适应融合网络、生成器网络及判别器网络。

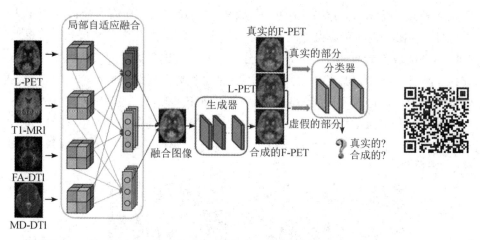

图 7.8　从 L-PET 和伴随的多模态 MRI 图像中合成 F-PET

1）局部自适应融合网络

局部自适应融合网络是一个多模态信息融合模块。L-PET、T1-MRI、FA-DTI 和 MD-DTI 图像分别被分割成 $N$ 个不重叠的小区域，即 $p_i^{\mathrm{L}}$、$p_i^{\mathrm{T1}}$、$p_i^{\mathrm{FA}}$、$p_i^{\mathrm{MD}}$，如图 7.9 中不同颜色的区域所示。然后，分别使用具有参数 $w_i^{\mathrm{L}}$、$w_i^{\mathrm{T1}}$、$w_i^{\mathrm{FA}}$、$w_i^{\mathrm{MD}}$ 的四个不同的 $1\times1\times1$ 滤波器对来自四种模态（$p_i^{\mathrm{L}}$、$p_i^{\mathrm{T1}}$、$p_i^{\mathrm{FA}}$、$p_i^{\mathrm{MD}}$）的相同位置（由相同颜色指示）的区域进行卷积。

$$P_i^{\mathrm{C}}=w_i^{\mathrm{L}}p_i^{\mathrm{L}}+w_i^{\mathrm{T1}}p_i^{\mathrm{T1}}+w_i^{\mathrm{FA}}p_i^{\mathrm{FA}}+w_i^{\mathrm{MD}}p_i^{\mathrm{MD}}$$
$$\mathrm{s.\,t.\,}w_i^{\mathrm{L}}+w_i^{\mathrm{T1}}+w_i^{\mathrm{FA}}+w_i^{\mathrm{MD}}=1 \qquad (7-7)$$
$$w_i^{\mathrm{L}},\,w_i^{\mathrm{T1}},\,w_i^{\mathrm{FA}},\,w_i^{\mathrm{MD}}>0,\,i=1,\,\cdots,\,N$$

这样，将为 $N$ 个局部区域学习 $N$ 组不同的卷积核，融合的输出被进一步组合以形成完整的融合图像，作为后续发生器网络的输入。

2）生成器网络

图 7.9 显示出了该三维 U-Net 生成器网络的架构，包括用于分析输入融合图像的收缩编码器部分和用于生成合成 F-PET 图像的输出的扩展解码器部分。由于池化层可能会降低特征图的空间分辨率，因此在生成器架构中不使用任何池化层。

该网络架构具有多个 Conv-BN-Leaky RELU 组件。具体来说，整个网络由 12 个卷积层组成。在包含前 6 个卷积层的编码器部分，该发生器网络使用 $4\times4\times4$ 滤波器，卷积步长为 2，Leaky ReLu 的负斜率为 0.2。特征图的数量从第 1 层的 64 个增加到第 6 层的 512 个，每个卷积层中的特征图数量见图 7.9

（参见每个蓝色块下的数量）。此外，由于应用了 1×1×1 卷积核的零填充，编码器部分的每个卷积层的输出将特征图的大小减半，在解码器部分，进行 2 倍的上采样恢复特征图大小。图中箭头使用跳跃连接，将来自编码器部分的特征图复制并与解码器部分的特征图连接，如图 7.10 中的蓝色箭头所示。最后，生成器网络的输出被认为是合成的 F-PET 图像。

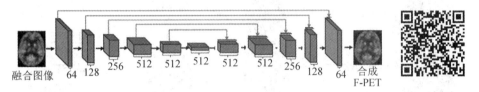

图 7.9　类似于 U-Net 的生成器网络架构

### 3）判别器网络

在判别器网络中使用了相同的 Conv-BN-Leaky ReLU 组件，如图 7.10 所示，判别器网络是典型的 CNN 架构，由 4 个卷积层组成，每个卷积层使用 4×4×4 个滤波器，步长为 2，类似于生成器的编码器结构。第一个卷积层产生 64 个特征图，后面的每个卷积层产生的特征图数量加倍。在卷积层之上，进一步应用全连接层，然后进行 Sigmoid 激活，以确定输入是真实对还是合成对。

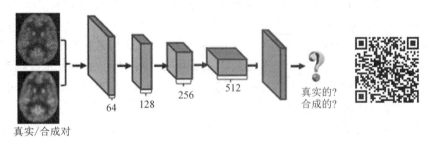

图 7.10　判别器网络架构

### 4）自动上下文 LA-GANs 模型

自动上下文 LA-GANs 模型如图 7.11 所示。给定多模态训练图像，首先使用原始训练模态训练 LA-GANs 模型，包括 L-PET、T1-MRI、FA-DTI 和 MD-DTI。然后，针对每个训练对象，利用训练好的模型生成相应的合成 F-PET 图像。之后，从 LA-GANs 生成的所有训练样本的合成 F-PET 图像与原始模态（即外观信息）一起被用作上下文信息，以训练新的自动上下文 LA-GANs 模型，这进一步细化了合成 F-ET 图像。在测试阶段，给定一个新的 L-PET 图像 $I_t^L$，连同其对应的多模态 MRI 图像 $I_t^{T1}$、$I_t^{FA}$、$I_t^{MD}$，可以使用训

练好的融合网络 $F$ 和 $F'$ 以及经过训练的生成器网络 $G$ 和 $G'$ 以获得最终结果。

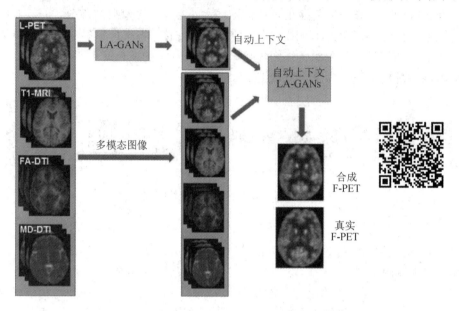

图 7.11　自动上下文 LA-GANs 模型

以上介绍了 LA-GANs 模型基础框架和原理，下面将介绍其在 PET 图像合成中的应用。正电子发射断层扫描（PET）是一种核成像技术，能够可视化人体的代谢过程，已越来越多地用于临床疾病诊断和干预。PET 系统通常使用制造商提供的软件在源头进行三角测量，通过检测注入人体的放射性示踪剂间接发射的伽马射线对，从而重建人体内示踪剂浓度的 3D PET 图像。通常，需要全剂量示踪剂来获得诊断质量的 PET 图像，然而，放射性暴露不可避免地引起人们对潜在健康危害的关注。作为治疗的一部分，经历多次 PET 的患者的患病风险会增加，为了解决辐射问题，一些研究人员试图在 PET 扫描期间减少示踪剂剂量。由于 PET 成像是一个量子积累过程，降低示踪剂剂量不可避免地会带来不必要的噪声和伪影，从而在一定程度上降低 PET 成像的质量。

现代 PET 扫描通常伴有其他形式，如计算机断层扫描（CT）和磁共振成像（MRI）。通过结合功能和形态学信息，PET/CT 和 PET/MRI 可以提高各种恶性肿瘤的诊断准确性。先前的研究也表明多模态数据给医学影像质量带来的好处。

LA-GANs 模型在图像质量和结构信息保存方面都优于所有其他竞争方法，证明了它的有效性和优势。此外，来自 $t$ 检验的小 $p$ 值进一步证明了所实现的改善的统计学意义。

### 7.2.3　Riesz 滤波器和 CNN 深度特征表示融合

上小节主要从识别脑异常的具体任务出发，介绍了一种深度时空特征融合的方法，而本小节则从间质性肺病诊断的具体任务出发，介绍一种基于 Riesz 和深度学习特征融合的检测和分类方法，出自 JOYSEEREE R 在 2019 年发表于 *Medical Image Analysis* 的文献 "Fusing Learned Representations from Riesz Filters and Deep CNN for Lung Tissue Classification"[5]。

#### 1. 使用 Riesz 滤波器学习纹理特征

1）可操纵的 Riesz 滤波器组

Riesz 滤波器组提供一组图像算子，其行为类似于任意阶的多尺度局部图像导数。设 $f(\boldsymbol{x})$ 代表对 patch 的内容进行建模，其中 $\boldsymbol{x}$ 代表像素坐标 $x_1$ 和 $x_2$。换句话说，$f: \boldsymbol{x} \rightarrow f(\boldsymbol{x})$，$\boldsymbol{x} \in \mathbb{R}^2$，$\boldsymbol{x} = (x_1, x_2)$。

由于纹理是在像素值之间的空间转换中编码的，成像特征的表征可以根据空间频率在傅里叶域中实现。$f(\boldsymbol{x})$ 的傅里叶域表示定义为

$$f(\boldsymbol{x}) \xleftrightarrow{\mathcal{F}} \hat{f}(\boldsymbol{\omega}) = \int_{\mathbb{R}^2} f(x) \mathrm{e}^{-j\langle \omega \cdot x \rangle} \mathrm{d}x_1 \mathrm{d}x_2 \tag{7-8}$$

其中 $\boldsymbol{\omega} = (\omega_1, \omega_2)$，$\langle \cdot, \cdot \rangle$ 表示点积。

包含 $N+1$ 个分量的 $N$ 阶 Riesz 变换是基于 $\mathcal{R}^{(n, N-n)}\{\cdot\}$ 收集得到，其定义为

$$\mathcal{R}^N\{f\}(\boldsymbol{x}) = \begin{cases} \mathcal{R}^{(0, N)}\{f\}(\boldsymbol{x}) \\ \quad\vdots \\ \mathcal{R}^{(n, N-n)}\{f\}(\boldsymbol{x}) \\ \quad\vdots \\ \mathcal{R}^{(N, 0)}\{f\}(\boldsymbol{x}) \end{cases} \tag{7-9}$$

其中，$n = 0, 1, \cdots, N$。$\mathcal{R}^{(n, N-n)}$ 表示滤波器组成员对输入信号的影响，在空间域和傅里叶域中定义为

$$\mathcal{R}^{(n, N-n)}\{f\}(\boldsymbol{x}) \xleftrightarrow{\mathcal{F}} \widehat{\mathcal{R}^{(n, N-n)}}\{f\}(\boldsymbol{\omega})$$

其中

$$\widehat{\mathcal{R}^{(n, N-n)}}\{f\}(\boldsymbol{\omega}) = \sqrt{\frac{N}{n!\,(N-n)!}} \cdot \frac{(-j\omega_1)^n (-j\omega_2)^{N-n}}{\|\omega\|^N} \hat{f}(\boldsymbol{\omega})$$

$$\tag{7-10}$$

根据式(7-10)，取模器中 $j\omega_1$ 和/或 $j\omega_2$ 的乘积，然后被 $\omega$ 的范数除，得到仅保留表征方向的相位信息的全通滤波器，$N$ 阶控制着 Riesz 透镜的角度选择性。因此，Riesz 的行为类似于全通 $N$ 阶偏图像导数。

(1) 参数鉴别纹理特征。

对纹理特征的学习表示是通过在每个尺度上为 Riesz 滤波器组设置相应的权重而获得的。图 7.12 说明了 5 阶 Riesz 滤波器组的情况，该滤波器组用于生成结节的标志。模型正在寻找一个最佳的纹理特征 $\Gamma_c^N$ 来自 Riesz 核的线性组合：

$$\Gamma_c^N = \boldsymbol{w}^{\mathrm{T}} \mathcal{R}^N = w_1 \mathcal{R}^{(0, N)} + w_2 \mathcal{R}^{(1, N-1)} + \cdots + w_{N+1} \mathcal{R}^{(N, 0)} \qquad (7-11)$$

其中 $\boldsymbol{w}$ 包含各个 Riesz 滤波器的权重。通过扩展等式获得多尺度纹理特征。式(7-12)使用多尺度 Riesz 滤波器组：

$$\Gamma_c^N = w_1 (\mathcal{R}^{(0, N)})_{s_1} + w_2 (\mathcal{R}^{(1, N-1)})_{s_1} + \cdots + w_{j(N+1)} (\mathcal{R}^{(N, 0)})_{s_j} \qquad (7-12)$$

其中 $j$ 表示各个尺度的索引下标。

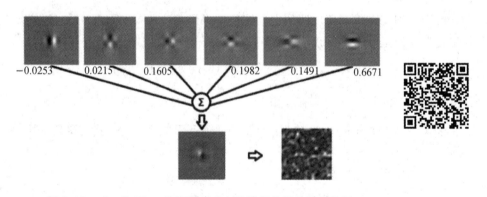

图 7.12　对 5 阶 Riesz 滤波器组建立的微模块类的纹理特征

使用一对一的 SVM 分类来确定权重方案。过滤器能量响应 $E(\mathcal{R}^{(n, N-n)} \{f\}(\boldsymbol{x}))$ 相对于其余类别中的每个类别，对每个类别 $c$ 进行计算和重新分组。然后，支持向量机根据最小化的结构风险找到最佳分离。每一个类都受益于与其余每个类相关的独特特征。对于五个类，该方法有望得到 $5 \times 4 = 20$ 个独立的最优 t 特征。然而，由于甲类和乙类之间的最佳分离与乙类和甲类之间的最佳分离相同，最佳特征的数量减少到 10 个。最佳权重 $\boldsymbol{w} = (w_1, \cdots, w_{N+1})$ 直接从最佳分离的支持向量中确定。

(2) 使用 Riesz 滤波器进行分类。

通过前面定义的方法，每一个类都会获得一个类纹理特征 $\Gamma_c^N$，然后使用转向纹理特征对输入图像进行滤波。具体来说，一个 Patch 的特征空间由 10 个滤波器响应、一个 HUs 直方图和空气像素数量组成。在对 Riesz 阶 $N$ 的适当值进行了一系列初步研究之后，选择 $N=5$，因为它在双向特异性和正则化之间提供了良好的折中。对于 $N=5$，得到 10 个长度为 $(N+1)\div J = 24$ 的纹理特征。为了创建最终输入特征向量，将上一步中获得的 $24\times10 = 240$ 个变量与来自直方图的 22 个变量以及空气含量的最后一个变量连接起来。结果，为每个 Patch 获得长度为 263 的特征向量。构建了最终的 Riesz 特征向量后，将会训练一个 Softmax 分类器，从 263 个 Riesz 特征向量映射到 5 个 ILD 类。Softmax 分类器单独使用相同的超参数来训练 DL 特征分类，以便评估特征本身的鉴别能力。

（3）使用深度 CNN 学习纹理特征。

深度学习在分析复杂的视觉模式方面表现出了明显的进步。CNN 是计算机视觉最突出的数字语言技术，它是一组特殊的监督多层感知器结构，受到视觉皮层局部激活的生物学启发。类似于 Riesz 滤波器组，这些局部激活可以被认为是作用于输入的某些区域（即感受野）的滤波器组。由于重叠，人们可以通过卷积找到局部相关性。形式上，给定一个输入向量 $\boldsymbol{x}$（它可以是前一层的输出），神经网络的一层中的单位 $\boldsymbol{a}$ 的计算是非线性加权和：

$$a(\boldsymbol{x}) = \sigma(\boldsymbol{Wx}) = \sigma\left(\sum_{j=1}^{M} w_j x_j + b\right) \tag{7-13}$$

其中，$\boldsymbol{W}$ 是维度为 $M$ 的权重矩阵，$b$ 是偏差项。深度学习文献中提出了几个激活函数 $\sigma()$。整流线性单位（ReLUs）为 $\sigma(\boldsymbol{x}) = \max(0, \boldsymbol{x})$，它在许多应用中一直使用，因为它的有效梯度传播避免了梯度的消失或爆炸。卷积单元 $h_j$ 的输出计算如下：

$$h_j(\boldsymbol{x}) = \sum_{i=1}^{C} (f_i * g_{ij})(\boldsymbol{x}) \tag{7-14}$$

其中卷积在原始图像的 $P\times Q$ 输入窗口中计算为

$$(f_i * g_{ij}) = \sum_{p=1}^{P} \sum_{q=1}^{Q} f_i(p, q) g_{ij}(x_1 - p, x_2 - q) \tag{7-15}$$

这些矩阵运算被有效地矢量化，以利用 GPU 的并行能力。与 Riesz 滤波器分析相反，在 Riesz 滤波器分析中，局部旋转方差被明确地硬编码在模型中，DL 在具有数百万个自由参数的模型中，通过方向不敏感滤波器和方向滤波器的多向性来学习相对旋转不变性。得益于低级特征的非线性分层组合，这允许学习到高级模式，代价是如果模型不符合规则，则更容易过度拟合。

2）结合 Riesz 滤波器和 CNN 特征融合

（1）早期特征向量融合。

给定两个特征向量，一种简单的方法是将它们连接成单个图像表示，并在该联合表示的基础上训练监督分类器 C，即 $\boldsymbol{x}_f^i = [\boldsymbol{x}_R^i, \boldsymbol{x}_D^i]$，其中 $\boldsymbol{x}_R^i \in \mathbb{R}^{263}$ 是 Riesz 特征向量，$\boldsymbol{x}_D^i \in \mathbb{R}^{1024}$ 是 DL 架构的提取嵌入向量，如下所述。形式上，这对应于 Riesz 和 DL 特征向量空间的直接和：$X_f = X_R \oplus X_D$，因此，$\dim(X_f) = \dim(X_R) + \dim(X_D)$。在该融合方案中，特征之间的交互有望帮助个体分类器。

（2）晚期概率融合。

这种方法包括简单地叠加每个分类器的输出概率。为了公平比较所有五种配置（即 Riesz、DL、早期和晚期融合），使用相同的超参数训练了具有中间 hid-den 层的 Softmax 分类器。事实证明，Softmax 分类器在医学成像中组合来自多个来源的特征时非常有用。对于深度学习表示，从输入图像中覆盖面积最大（即感受野最大）的层提取 1024 维特征向量。这恰好是分类层之前的一层：pool5 层，它承载了来自先前层的所有不同学习模式。分类器输出表示补丁被分类为 5 个 ILD 类别中的每一个的概率。为了证明性能增益来自其他表示或输出概率的交互，而不是来自可能导致不同局部极小值的权重矩阵的随机初始化，训练三个单独分类器集合（用 Riesz 或 DL 特征训练）以具有更稳健的预测。

### 2. 在间质性肺病诊断中的应用

欧洲呼吸学会白皮书指出，呼吸系统疾病是过早死亡的最常见原因之一。2008 年，全球每 6 例死亡中就有 1 例是由呼吸系统疾病造成的。因此，与这些疾病作斗争是医疗保健领域的优先事项，获得早期准确的诊断至关重要。在这种情况下，临床医生可能会尽早制订正确的治疗方案，从而防止疾病进一步发展。

影响肺实质的呼吸系统疾病很常见，其中最大和最多样的一类是间质性肺病（ILD）。医生需要通过分析 200 多种影响肺泡、小肺气道和肺间质的病理，从临床、放射和病理分析中收集信息来准确诊断。目前高分辨率计算机断层扫描（HRCT）图像是其表征的首选放射学形式。许多疾病很容易被误诊，这是因为它们的危险性以及放射科医生在解释图像内容时的主观性。因此，产生详尽且可再现的图像分析的计算机化辅助有利于改善 ILD 管理。

基于 Riesz 小波的学习表示可以精确地对多尺度和多方向信息进行建模，这些信息对于组织辨别非常重要。此外，利用模型的可操纵性，可以很容易地使所获得的表示对局部旋转不变。Riesz 表示法的一个缺点是它依赖于可能缺少跨度的参数基函数。此外，在训练数据集足够大的情况下，CNN 核不依赖于参数表示，并且大量学习的滤波器可以对几乎任何与辨别相关的模式进行建模。使用公开可用的 ILD 数据集，通过现有文献发现，通常将五种组织类型分类：健康、Emphysema、磨砂玻璃、纤维化和微结节。这些论文中一些学者最早将图像数据与临床参数相结合来进行分类。随后是手工可控的 Riesz 滤波器组、低水平局部特征和各向同性小波框架。之后使用了基于 Riesz 变换的学习表示法。最近，Joyseeree 等人提出了一种使用 Riesz 小波学习类纹理特征的旋转协变方法。这两种方法的互补性促使两种表示法融合成一个单一的模型，这也是上节中模型的主要贡献。

DL 和 Riesz 特征向量的早期融合方法产生了 78.1% 的平均折叠精度，并达到了 0.931 的 AUC 性能，这几乎等同于单独的 DL 特性的性能。因为融合特征空间是高维的，并且 DL 特征向量大约是 Riesz 表示的四倍大，所以融合向量倾向于单独反映 DL 分类器的性能，忽略了两种表示的互补性。为了缓解这个问题，实现了一个后期融合，它获得了 0.948 的最佳 AUC 性能，这表明它最好地利用了两个分类器，也证明了 Riesz 滤波器和 CNN 深度特征表示融合的有效性，能够对健康、Em-physima、磨砂玻璃、纤维化和微结节这几个类别进行很好的分类，从而有利于肺间质辅助诊断。

## 7.2 智能医学影像报告生成

医学报告生成任务，顾名思义，输入是医学图像，输出是该图像对应的医学报告，通常是一个描述影像内容的句子。显然，医学影像报告生成涉及计算机视觉和自然语言处理两大领域，而且与自然图像的描述任务不同，医学影像的描述不仅要识别出图像中的身体部位，而且要识别出部位正常与否。因此，开展医学影像报告生成领域的研究工作，不仅有助于促进图像和文本处理技术的发展，对于智能医疗领域的发展也有着重要的意义。医学影像报告生成技术所具有的重要学术价值和巨大应用前景，促使众多的学者从各自的领域出发，在不同层面和不同角度展开相关的研究。

### 7.2.1 多通道图文互相约束的喉镜报告生成

本小节探讨如何通过医学影像生成可解释报告。首先介绍喉镜报告生成模型，出自 2020 年西安电子科技大学李国栋的硕士毕业论文《基于图像描述的喉镜图像报告生成方法研究》[6]，该模型在时间轴上的展开图如图 7.13 所示，整个模型由编码和解码两部分构成。

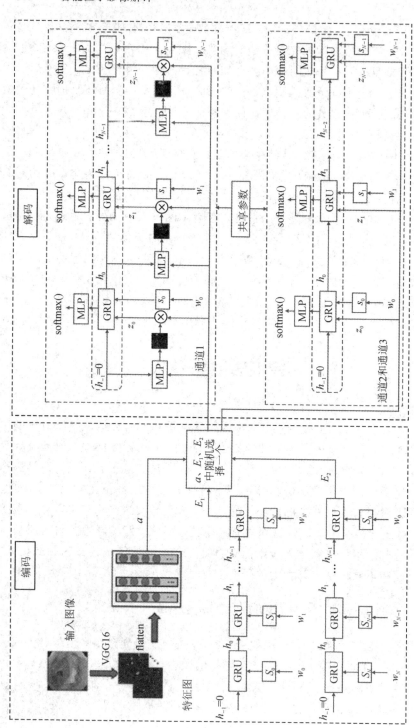

图7.13 多通道图文互相约束模型时间轴上的展开图

### 1. 图像特征提取

给定图像对应的报告 $S$，首先使用 python 中的 jieba 分词包将报告进行分词，然后使用 one-hot 方法对所有文本进行编码，编码后的文本记为 $S=(w_0, w_1, \cdots, w_N)$，$w_0$ 和 $w_N$ 表示特定的开始词"START"和结束词"END"对应的 one-hot 编码。在将文本输入模型之前，使用 Word2Vec 方法将词语转化为高维向量，计算方法为

$$s_t = \boldsymbol{W}_s \cdot \boldsymbol{w}_t, \ t \in \{0, 1, \cdots, N\} \tag{7-16}$$

其中，$w_t \in R^{N_0}$ 为 $t$ 时刻输入词语的 one-hot 向量，$\boldsymbol{W}_s \in R^{k \cdot N_0}$ 是将 one-hot 向量映射为词向量的转换矩阵，$N$ 为文本长度，$N_0$ 为词典大小，$k$ 为词向量的维数，$s_t \in R^k$ 为高维词向量。

给定图像 $I$，使用 VGG16 提取图像的特征作为图像生成文本通道的输入，将提取到的图像特征记为 $a$，特征 $a$ 为

$$a = \{a_1, a_2, \cdots, a_{512}\} = \text{flatten}(\text{conv}(I)) \tag{7-17}$$

其中，$\text{conv}(I)$ 为图像经过 VGG16 得到的第五卷积层特征，是 512 个大小为 $14 \times 14$ 的特征图，flatten 表示将特征图展平为 512 个长度为 196 的一维向量，$a_i \in R^{196}(i \in \{1, 2, \cdots, 512\}$ 表示通过图像 $I$ 的第 $i$ 个特征图得到的一维向量。

使用 GRU 结构对图像 $I$ 对应的文本进行正向和反向编码，作为文本生成文本通道的输入，GRU 编码过程如下：

$$s_t = \boldsymbol{W}_s \cdot \boldsymbol{w}_t, \ t \in \{0, 1, \cdots, N\} \tag{7-18}$$

$$h_t = \text{GRU}(s_t, h_{t-1}) \tag{7-19}$$

其中，$h_t$ 为 GRU 在 $t$ 时刻的输出，$s_t$ 为 GRU 在 $t$ 时刻的输入，即高维词向量。首先将 $w_0, w_1, \cdots, w_N$ 依次输入 GRU，经过 $N+1$ 个时刻得到 GRU 最后的输出，记为正向文本编码结果 $E_1$；然后将 $w_N, w_{N-1}, \cdots, w_0$ 依次输入另一个 GRU，经过 $N+1$ 个时刻得到 GRU 最后的输出，记为反向文本编码结果 $E_2$。

### 2. 报告生成

训练模型的时候，对于每个批次，在提取到的 $a$、$E_1$、$E_2$ 三种特征中随机选择一种作为解码部分的输入。若选择图像特征 $a$，则进入图 7.13 中的通道 1，任务为给定图像 $I$ 要生成与其对应的报告 $S=(w_0, w_1, \cdots, w_N)$，可以将其建模为一个条件概率问题，即

$$\sum_{(I, S)} \log p(S \mid I; \theta) \tag{7-20}$$

其中，$\theta$ 代表模型的参数，$\sum$ 代表对所有图像报告求和。式(7-20)中的条件

概率 $p(S|I;\theta)$ 可以化为

$$p(S \mid I; \theta) = \prod_{t=1}^{N} p(w_t \mid I, w_{0:t-1}; \theta) \qquad (7-21)$$

其中，$p(w_t|I, w_{0:t-1};\theta)$ 主要由 GRU 建模。在时刻 $t$，将 $w_t$ 对应的高维词向量 $s_t$ 和 $t$ 时刻注意力机制提取到的图像特征输入 GRU，GRU 接收输入后，将其与自己上一时刻输出融合并输出与需要预测词语相关的信息，再利用一个多层感知器（Multi-layer Perceptron，MLP）接收此信息并输出词典中每个词的相对概率，最后经过 softmax 函数将相对概率转化为一个标准概率分布，词典中对应概率最大词作为本时刻输出词语，计算过程如下：

$$x_t = [z_t; s_t] \qquad (7-22)$$
$$h_t = \text{GRU}(x_t, h_{t-1}) \qquad (7-23)$$
$$p(w_t|I, w_{0:t-1}; \theta) = \text{softmax}(g(h_t)) \qquad (7-24)$$

其中，$s_t$ 为 $t$ 时刻输入的高维词向量，$z_t$ 为 $t$ 时刻注意力机制提取的图像特征，$x_t$ 为 GRU 在 $t$ 时刻的输入，$h_{t-1}$ 为 GRU 在 $t-1$ 时刻的输出，$[\ ;\ ]$ 代表向量的堆叠，$g(\cdot)$ 代表多层感知机，$p(w_t|I, w_{0:t-1};\theta)$ 是维度为 $N_0$ 的向量，代表下一个词的概率分布。

输入 GRU 的图像特征 $z_t$ 由注意力机制动态选择。利用图像的卷积特征和 GRU 上一时刻的输出生成注意力权重，具体过程如下：

$$\tilde{\alpha}_t = f(a, h_{t-1}) \qquad (7-25)$$
$$\alpha_t = \text{softmax}(\tilde{\alpha}_t) \qquad (7-26)$$
$$z_t = a\alpha_t \qquad (7-27)$$

其中，$h_{t-1}$ 为 GRU 在 $t-1$ 时刻的输出，$f(\cdot)$ 为多层感知机，$\alpha_t$ 为 $t$ 时刻生成的时刻注意力权重。若选择文本特征 $E_1$ 或者 $E_2$ 作为本批次的输入特征，则进入右下方的通道 2 和通道 3，任务变为给定文本预测文本，即

$$\sum_S \log p(S \mid S; \theta) \qquad (7-28)$$

其中，$\theta$ 代表模型的参数，$\sum$ 代表对所有文本求和。式（7-28）中的条件概率 $p(S|S;\theta)$ 可以化为

$$p(S \mid S; \theta) = \prod_{t=1}^{N} p(w_t \mid S, w_{0:t-1}; \theta) \qquad (7-29)$$

主要利用 GRU 对 $p(w_t|S, w_{0:t-1};\theta)$ 进行建模，在时刻 $t$，将编码得到的文本向量 $E_1$ 或者 $E_2$ 和词向量输入 GRU，通过 GRU 建模得到与当前输出词语相关的信息后，利用多层感知机分类得到输出词语的概率分布，词典中对应概率最大的词作为本时刻的输出词语，具体如式（7-30）～式（7-32）所示：

$$x_t = [E \; ; \; s_t] \qquad (7-30)$$

$$h_t = \mathrm{GRU}(x_t, \; h_{t-1}) \qquad (7-31)$$

$$\boldsymbol{p}(w_t | \mathrm{S}, \; w_{0:t-1}; \theta) = \mathrm{softmax}(g(h_t)) \qquad (7-32)$$

其中，$s_t$ 为 $t$ 时刻输入的高维词向量，$z_t$ 为 $t$ 时刻注意力机制提取的图像特征，$x_t$ 为 GRU 在 $t$ 时刻的输入，$h_{t-1}$ 为 GRU 在 $t-1$ 时刻的输出，[ ；]代表向量的堆叠，$g(\cdot)$ 代表多层感知机，$\boldsymbol{p}(w_t | \mathrm{S}, \; w_{0:t-1}; \theta)$ 是维度为 $N_0$ 的向量，代表下一个词的概率分布。

**3. 多通道图文互相约束模型**

如图 7.13 所示，在训练模型的时候，$t$ 时刻的输入词语为图像对应报告 S 中的 $w_t$，$t$ 时刻的输出与报告 S 中的 $w_{t+1}$ 计算误差。另外在训练过程中三个通道的解码部分是共享参数的，也就是说在解码过程中，除了通道 1 中多出的注意力机制的参数，剩余所有参数在通道 1、通道 2 和通道 3 中共享。设置 GRU 运行的总时刻为训练集中最长的文本长度，文本长度不足的用结束词语 "END" 补充，但是在计算损失时不计算补充词语 "END" 的损失。整个模型的训练通过端到端最小化损失函数完成，损失函数如式（7-33）所示：

$$J(\theta) = - \sum_{(Q, \mathrm{S})} \frac{1}{N} \sum_{t=1}^{N} \log \boldsymbol{p}(w_t \mid Q, \; w_{0:t-1}; \theta) + \lambda_\theta \| \theta \|_2^2 \qquad (7-33)$$

其中，第一项为交叉熵损失函数，第二项为 L2 正则项。$Q$ 代表 $I$ 或者 $S$，$N$ 代表 GRU 运行总时间，$\theta$ 代表模型的所有参数，$\lambda_\theta$ 代表正则化系数。

在模型测试的时候只有给定的图像，所以任务为给定图像生成文本。首先输入起始词语 "START" 预测下一个词语，然后将得到的词语作为下一时刻的输入词语，输入 GRU 生成第二个词语，如此循环，直到输出结束词语 "END" 或者输出文本长度达到 $N$ 为止。

## 7.2.2　视觉-语义属性相互注意的内窥镜图像报告生成

以上阐述了基于多通道图文相互约束的喉镜报告生成方法，本小节将介绍一种新的语义上和视觉上可解释的医学影像报告生成模型，即视觉-语义属性相互注意的内窥镜图像报告生成模型，出自 2022 年西安电子科技大学马兰的硕士毕业论文《基于深度学习的内窥镜图像报告生成研究》[7]。

视觉-语义属性相互注意的内窥镜图像报告生成模型框架主要由特征提取和报告生成两部分组成。

## 1. 特征提取

### 1) 图像特征提取

首先，从输入的医学图像中获取视觉特征。为图像分类任务预先训练的 CNN 通常用作图像描述的编码器-解码器框架中的编码器，以提取输入图像的全局表示和局部表示。完全连接层的输出通常是全局表示，而卷积层的输出通常是局部区域表示。作为编码器，本小节使用 ResNet 提取图像的卷积特征。网络越深，模型越会提取到含有丰富语义信息的视觉特征，视觉特征可以为报告生成模型提供图像中区域的描述指南。针对每个图像 $I$，采用预训练的 ResNet50 模型获取视觉特征 $V$。具体地，将倒数第一个卷积层的输出特征用作图像的视觉信息。

$$V = \text{ResNet}(I) \tag{7-34}$$

提取到的视觉特征尺寸为 $2048 \times 7 \times 7$，其中 2048 是特征图的通道数，$7 \times 7$ 是特征图尺寸，分别代表高度和宽度。将提取到的图像特征转化为 $2048 \times 49$ 维矩阵，再将其转置为 $49 \times 2048$ 维矩阵，其中 49 是指图像特征中的区域数量，每个区域是一个 2048 维向量。最后将嵌入矩阵转换为 $49 \times 512$ 维矩阵。

### 2) 语义属性特征提取

挖掘图像的语义属性可以认为是丰富图像表示的重要线索。每个语义属性特征对应于从训练图像描述中挖掘出的一个单词，并表示关于图像内容的更高层次的内容。从图像中可以获得与图像视觉要素相关的语义属性信息，以增强模型的语义表达。

因为每个单词出现的频次都相对较低，在图像中识别视觉单词的问题也可看作一项多标签分类任务。如图 7.14 所示，通过预训练的卷积神经网络 ResNet101，将最后的全连接层的维度调整为 2048 维。假设有 $N$ 个训练示例，

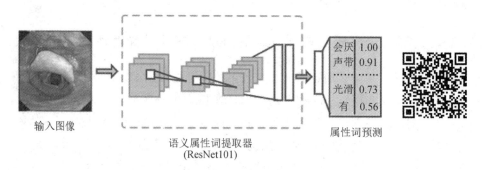

图 7.14　语义属性词提取过程图

$y_i=[y_{i1},y_{i2},\cdots,\ y_{ic}]$ 是第 $i$ 个图像的语义属性向量，如果图像用属性 $j$ 注释，则 $y_{ij}=1$，否则 $y_{ij}=0$。如果预测概率向量 $p_i=[p_{i1},p_{i2},\cdots,\ p_{ic}]$，则要最小化的代价函数为

$$J=\frac{1}{N}\sum_{i=1}^{N}\sum_{j=1}^{c}\log(1+\exp(-y_{ij}p_{ij}))\tag{7-35}$$

**3）相互注意**

采用一种同时关注视觉和语义属性的相互注意机制，融合 ResNet50 提取的图像特征和语义属性词提取器得到的语义属性特征。特征融合模型在生成句子时为不同的图像区域分配相应的权重，以便它可以专注于相关的图像区域和视觉单词。相互注意模块由两部分组成：多头注意力层和全连接网络层。多头注意力层可通过查询另一个模态的信息来学习某个模态中的相关特征。使用全连接网络层可以增加足够的表达能力。多头注意力层由 $k$ 个平行头组成。

$$\mathrm{MutAtt}(\boldsymbol{I},\boldsymbol{S})=\mathrm{Concat}_{i=1,\cdots,k}(\mathrm{Att}_i(\boldsymbol{I},\boldsymbol{S}))\boldsymbol{W}^o\tag{7-36}$$

$$\mathrm{Att}_i(\boldsymbol{I},\boldsymbol{S})=\mathrm{softmax}\left(\frac{\boldsymbol{I}\boldsymbol{W}_i^Q(\boldsymbol{S}\boldsymbol{W}_i^K)^{\mathrm{T}}\boldsymbol{S}\boldsymbol{W}_i^V}{\sqrt{d_k}}\right)\tag{7-37}$$

其中，$\boldsymbol{I}\in R^{li\times d}$、$\boldsymbol{S}\in R^{ls\times d}$ 分别表示查询矩阵和键值矩阵；$d_k\in d/k$ 是每个多头注意力层的输出特征的大小。$W_i^Q,W_i^K,W_i^V\in R^{d\times d_k}$ 是线性变换的可学习参数，$W^O\in R^{d\times d}$ 是可学习的参数。

全连接网络层公式如下：

$$\mathrm{FCN}(\boldsymbol{I})=\max(0,\boldsymbol{I}\boldsymbol{W}^f+b^f)\boldsymbol{W}^{ff}+b^{ff}\tag{7-38}$$

其中 $\max(0,*)$ 指的是 ReLU 激活函数；$\boldsymbol{W}^f$ 与 $\boldsymbol{W}^{ff}$ 是可学习矩阵；$b^f$ 和 $b^{ff}$ 是偏差项。

利用相互注意模块实现视觉与语义特征的关联，相互注意模块使用一个模态的特征作为指导，集成当前模态的特征。

$$I_N=\mathrm{FCN}(\mathrm{MutAtt}(\boldsymbol{S},\boldsymbol{I}))\tag{7-39}$$

$$S_N=\mathrm{FCN}(\mathrm{MutAtt}(I_N,\boldsymbol{S}))\tag{7-40}$$

当 $N=0$ 时，$I_0$、$S_0$ 分别代表初始视觉特征、语义特征，通过重复相同的过程 $N$ 次，得到两个堆栈的最终输出 $I_N$、$T_N$。首先使用语义属性特征 $S$ 作为查询，以查找 $\boldsymbol{I}$ 中最相关的视觉区域，生成与语义属性相关的视觉特征 $I_N$。接着以 $I_N$ 作为查询，进一步查找最相关的语义属性单词，并过滤掉 $S$ 中不相关的语义属性单词。视觉特征与语义特征之间迭代地执行相互注意，使得视觉感受野逐渐集中在显著的视觉区域，原有的语义特征逐渐融合，概括出相应的视觉区域。因此，可以通过上述过程获得视觉区域和语义属性单词之间的对

齐。最后可以将两者相加，以获得基于疾病的视觉特征 $a$，充分利用它们各自的优势。由于视觉特征和文本概念已经对齐，可以直接将它们相加以获得相互注意模块的输出：

$$a = \text{LayerNorm}(I_N + S_N) \tag{7-41}$$

引入图像的语义属性特征，对于理解与细粒化图像有很大的帮助。

**2. 报告生成**

将得到视觉语义属性特征表示传递给报告生成模型，逐词生成图像的描述。对于给定图像特征表示，整个报告 $S$ 生成的过程可以表示为

$$\log p(S \mid I) = \sum_{i=1}^{N} \log(w_i \mid I, w_0, w_2, \cdots, w_{i-1}; \theta) \tag{7-42}$$

其中，$\theta$ 表示报告生成模块可学习的参数。

堆叠多个 LSTM 网络单元构成一个深层的 LSTM 网络，则医学图像报告生成的计算过程如下：

$$x_t = [a_t, s_t] \tag{7-43}$$

$$h_t = \text{LSTM}(x_t, h_{t-1}) \tag{7-44}$$

$$\text{output} = \text{softmax}(\text{MLP}(h_t)) \tag{7-45}$$

其中，$a_t$ 代表对齐后的视觉特征，$s_t$ 为 $t$ 时刻输入的高维词向量，$x_t$ 为 LSTM 在 $t$ 时刻的输入，$h_{t-1}$ 为 $t-1$ 时刻的输出。通过 LSTM 模型获取与当前生成单词有关的信息之后，再利用多层感知器（MLP）根据信息输出分析预测词的概率分布，选取得分最高的词作为当前时间的输出。单词嵌入层和预测层共享其权重，以减少参数数量。

为了约束医学图像报告生成模型的训练并增强其性能，采用了联合损失函数来优化参数。使用 $t$ 时刻的输出与 $t+1$ 时刻的输出 $w_{t+1}$ 计算误差。对总长度为 $N$ 的语句来说，"<start>"代表句子的第一个单词，"<end>"代表句子的结尾。"<end>"的产生就表示模型已经得到了一个完整的句子，模型不会预测下一个单词。将 LSTM 的运行总时间设定为训练数据集中报告长度最长的文本长度，对长度不够的用<end>补充。

模型的损失函数如下：

$$\text{Loss}_m = -\frac{1}{N} \sum_{i=1}^{N} \log(w_i \mid I, w_0, w_1, \cdots, w_{i-1}; \theta) \tag{7-46}$$

$$\text{Loss}_\lambda = \lambda \parallel \theta \parallel_2^2 \tag{7-47}$$

$$\text{Loss} = \text{Loss}_m + \text{Loss}_\lambda \tag{7-48}$$

其中，$\text{Loss}_m$ 输出报告的交叉熵损失，$\text{Loss}_\lambda$ 为 L2 正则项，这里引入正则项的

目的是避免减缓模型出现过拟合的现象。$\theta$ 表示报告模型中可训练的参数，$\lambda_{\theta}$ 为正则化系数。

最小化模型的损失函数，模型的参数通过反向传播算法来改变，可以让模型获得更优的性能。此外，还采用了一些通用策略，使给定图像模型生成的句子更接近自然表达。使用波束搜索技术来迭代地将最佳句子的集合时间 $t$ 作为生成 $t+1$ 的句子的候选，最后，仅保留最好的句子。这将使得模型生成的句子更接近给定输入图像的真实报告描述。为了提高句子的多样性，避免过度拟合，在实验中将光束大小设置为 3。

### 3. 视觉-语义属性相互注意模型

视觉-语义属性相互注意模型由一个图像模型和一个语言模型组成，图像模型包括一个由特征提取网络和语义属性特征网络组成的细化模块、一个相互注意模块。该模型的内窥镜图像报告生成框架图如图 7.15 所示。

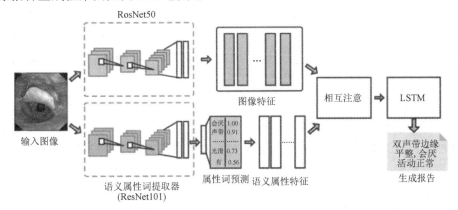

图 7.15　视觉-语义相互注意的内窥镜图像报告生成框架图

#### 1) 实验数据

为了有效评估内窥镜图像报告生成方法，收集了西安交通大学第二附属医院(以下简称交大二附院)和西京医院的内窥镜图像作为评估模型的图像数据集。

西安交通大学第二附属医院的内窥镜图像数据集来自 242 位患者，共 972 张图像，每张图像尺寸为 419×463。数据集中的每张图像，都对应一张人工标注的诊断报告。

西京医院的内窥镜图像数据集来自 149 位患者，共 27 163 张内窥镜图像，每张图像尺寸为 419×463。每张内窥镜图像均附带由人工标注的医学诊断报告，篇幅一般为 10～40 字。

实验采用 5 折交叉验证的方法，将所有数据按人数随机地平均分成 5 个子样本，再将其按照 3 ∶ 1 ∶ 1 的比例将图像随机分为训练集、验证集和测试集，这些图像是互不相交的。交叉验证过程重复 5 次。

2）实验环境

内窥镜图像报告生成模型使用 python 语言，Pytorch 框架在一个 NVIDIA GeForce RTX 2080Ti GPU 上进行训练。模型采用单层的 LSTM，将隐藏状态和单词嵌入的维度设置为 512，使用向量独特编码方法来表示所有模型中单词，给 LSTM 增加 dropout 层以免网络训练过程中出现过拟合。使用 jieba 开源工具实现对报告分词。LSTM 运行的总时间即为最大文本长度设置 20。在两个数据集中，生成报告中的句子中的最大单词数分别设置为 20。批量设置训练设置为 16，使用 Adam 优化器对网络模型参数进行训练，其中 Adam 优化器的动量为 0.9，权重衰减为 0.999，学习率初始化为 5e-5。

实验参考 Google NIC 模型的训练策略对图像模型进行微调，刚开始只训练 LSTM，对 CNN 网络没有微调。训练达到一定阶段，开始训练 CNN 网络。这种方式可以使图像特征愈加地适应数据集，提取到的特征更适合 LSTM 网络。

3）数据预处理

医学报告生成的基本框架类似于图像描述，目前，大部分图像描述模型采用的主流数据集是 MS COCO 数据集，下文将参照 COCO 数据集标注格式将内窥镜图像及其对应报告整理成图像-报告对的格式，保存为 json 格式的文件。

通过测试，少量的图像数据在训练时表现好，而在验证测试时的结果并不理想。由于图像数量较少，为了防止过拟合，通过随机裁剪、水平翻转的方式进行数据增强，将内窥镜图像数据集中的每张图像的大小由 419×463 缩放至 256×256，由于 ResNet 网络的输入为 224×224，因此在训练过程中，将图像大小调整至 224×224。

提取报告中的所有单词，得到一个描述内窥镜图像内容的词典。具体地，利用 jieba 工具对数据集中的每个报告加以分词，并利用空格代替报告中的字符，为了便于模型更好地识别报告语句，在每个人工标注的报告前后添加"<start>"和"<end>"表示语句的起始与结尾，未知的单词用"<unk>"填补，并将所有报告长度使用"<end>"补齐至最大的报告长度，统计并编码每个分词。将报告中的单词编码为 one-hot 独热向量。该单词向量的长度与词典的长度相同。通过预处理后，在交大二附院的数据集上最终得到的词典大小为 215，在西京医院数据集上得到的词典大小为 190。据统计，在所有报告中少于 20 个单词的报告占 91.3%，所以，将生成报告中的句子中的最大单词数设为 20 以便模型训练。

由于要训练语义属性词提取器，还要构建一个语义属性表，因此需要进行报告分词、词性标注的处理，选取出名词、动词和形容词。然后计算这些单词出现的频率，最后，获得了 134 个属性词汇组成图像的语义属性表。根据得到的语义属性表，可以根据给定的文本将每个图像与一组属性相关联。然后使用多标签分类来预测给定测试图像的属性。

4）评价指标

医学影像报告生成和图像描述的评价指标类似，使用 BLEU、CIDEr 和 Rouge-L 三种常见的医学影像报告生成评价指标，客观评价算法的影像报告生成质量，验证所提模型的性能。

5）结果分析

（1）不同数据增强方式对模型的影响。

由于交大二附院数据量较少，考虑通过随机裁剪和水平翻转组合、图像缩放与水平翻转组合的方式将交大二附院数据进行数据增强，验证不同数据增强方式对模型的影响。

从表 7.1 中可看出，两种数据增强的方式对模型的影响效果不是很明显。采用随机裁剪＋水平翻转组合的数据增强方式，虽然采用随机裁剪的方式会丢失一些信息，但可以使模型对缺失值不敏感，也就可以产生更好的学习效果，提高模型精度，并且可以增强模型稳定性。

**表 7.1　不同数据增强方式在交大二附院数据集上的评估结果**

| 数据增强方式 | B-1 | B-4 | Rouge-L | CIDEr |
|---|---|---|---|---|
| 随机裁剪＋水平翻转 | 70.80 | 62.48 | 73.78 | 5.991 |
| 图像缩放＋水平翻转 | 70.60 | 62.52 | 72.83 | 6.027 |

（2）对比模型结果。

在内窥镜图像数据集上评估内窥镜图像报告生成的方法，并将本方法与其当前主流的相关方法作比较。

表 7.2 和表 7.3 分别表示不同模型在交大二附院内窥镜图像数据集和西京医院内窥镜图像数据集的指标评估结果。其中 Ours 代表本小节的方法。

表 7.2　不同模型在交大二附院数据集上的评估结果

| 模型 | B-1 | B-4 | Rouge-L | CIDEr |
|---|---|---|---|---|
| Google NIC | 64.06 | 48.21 | 72.91 | 4.127 |
| LRCN | 57.34 | 41.36 | 64.12 | 4.326 |
| Soft-ATT | 62.1 | 43.84 | 65.90 | 4.345 |
| Co-ATT | 72.74 | 58.64 | 74.19 | 5.927 |
| MIA | 69.88 | 61.49 | 72.11 | 5.713 |
| Ours | 70.80 | 62.48 | 73.78 | 5.991 |

表 7.3　不同模型在西京医院数据集上评估结果

| 模型 | B-1 | B-4 | Rouge-L | CIDEr |
|---|---|---|---|---|
| Google NIC | 72.21 | 63.32 | 75.18 | 6.102 |
| LRCN | 61.84 | 51.66 | 67.14 | 5.131 |
| Soft-ATT | 73.46 | 61.58 | 76.10 | 5.992 |
| Co-ATT | 73.76 | 62.90 | 78.27 | 6.394 |
| MIA | 73.70 | 63.69 | 77.00 | 6.202 |
| Ours | 73.96 | 65.01 | 77.54 | 6.414 |

　　由表 7.2 和表 7.3 可以看出，本模型几乎在所有评价指标上都比较好，特别是在 B-4 和 CIDEr 评价指标上明显优于其他方法，说明本模型承载了更多的语义信息，使得生成的句子可读性较好，更接近专业医学人员书面描述。本模型在 CIDEr 上相较于其他几个对比模型有着显著的提高，CIDEr 综合考虑了语句的单词正确性、词序正确性、语义表现和内容表现的正确性。这也证实了互相关注的对齐模型在处理视觉特征和属性语义之间对齐一致性问题上的效果。在医学影像报告生成任务中，模型是从图像的视觉信息向语义信息转化的，因此相对来说，视觉信息属于底层信息，而语义属性信息则属于相对高级的信息，也就是说图像与文字之间的信息传递在异构的信息空间之中。若从视觉图像与语义信息之间的关系入手，使得特征趋于对齐，则模型在生成报告的

时候就能更好地理解视觉信息中表达的含义。

与常见的自然图像不同，医学影像中视觉特征的差异并不明显，模棱两可的情况也相当普遍，例如具有不同视觉特征的同一疾病，或者归因于不同疾病的相似图像特征。本小节提出的报告生成模型基于 ResNet50 提取图像特征，涉及相互注意模块。相互注意模块的引入，选择合理的特征来生成不同类型的单词，这在一定程度上缓解了非视觉单词和图像特征没有对齐的问题。对两种特征进行相互注意对齐来指导句子生成的同时，也减缓了图像视觉内容与文本关联性弱的问题。语义特征的引入有助于更为全面完整地表述画面中蕴涵的视觉信息。最关键的是让视觉特征和语义属性对齐，才能进一步缩短视觉特征与语义之间的跨模态差距。

医学影像报告生成的关键在于对图像视觉特性的重新提炼，因为不同模态信息可以互相辅助，对图像进行编码有利于发掘更多的语义。为进一步提高生成报告问题的句子质量，本小节中所给出的网络同时兼顾了图像视觉特性与语义属性特点，并采用对比实验验证了网络在生成内窥镜医学报告问题上的有效性。最后，优化损失函数，促进生成报告的语句质量。由于医学影像报告生成问题具有挑战性，医学影像数据难获取，公开数据集较少，生成报告的描述语句不仅要理解图像，还需要用自然语言的方式表达其之间的关系。

虽然本模型解决了视觉内容与语义之间存在的"语义鸿沟"问题，但前面特征提取的过程会引起信息的缺失，使得生成的报告对病变区域描述有遗漏，而丰富的特征信息对于报告的生成是非常重要的。

## 7.2.3　基于 Transformer 的医学影像报告生成

本小节将具体介绍基于 Transformer 的医学影像报告生成模型，出自陈志鸿 2020 年收录于 EMNLP-2020（The 2020 Conference on Empirical Methods in Natural Language Processing）的文献"Generating Radiology Reports via Memory-driven Transformer"[8]。医学影像经常用于临床实践和诊断治疗试验，写影像报告很费时间，对于没有经验的放射科医生来说容易出错。因此，为了减轻放射科医生的工作量并相应地促进临床自动化，需要自动生成放射学报告，这是将人工智能应用于医疗领域的基本任务。

### 1. 基于记忆驱动的 Transformer 生成放射学报告

生成放射学报告本质上是一个图像到文本的生成任务，有几种解决方案，对于这个任务，遵循标准的"序列到序列"范例。这样，将来自放射学图像的输入视为源序列 $X = \{\boldsymbol{x}_1, \boldsymbol{x}_2, \cdots, \boldsymbol{x}_S\}$，$x_s \in \mathbb{R}^d$，其中 $x_s$ 是从视觉提取器中提取的面片特征，$d$ 是特征向量的大小。对应的报告是目标序列 $Y = \{y_1, y_2, \cdots, y_T\}$，$y_t \in \mathbb{V}$，其中 $y_t$ 是生成的记号，$T$ 是生成的记号的长度，$\mathbb{V}$ 是所有可能的记号的词汇。该模型整体框架如图 7.16 所示。

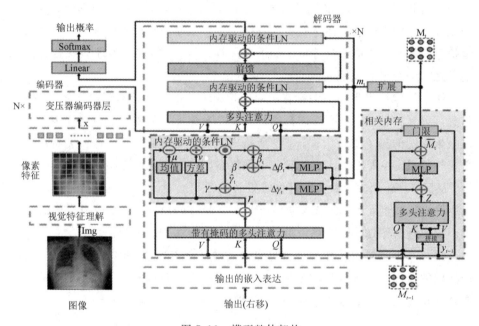

图 7.16　模型整体架构

模型可以分为三个主要部分，即视觉提取器、编码器和解码器，三个组成部分的总体描述和任务的训练目标详述如下。

1）视觉提取器

给定放射学图像 Img，其视觉特征 $X$ 由预先训练的卷积神经网络（CNN）提取，并且编码的结果被用作所有后续模块的源序列。该过程被表述为

$$\{\boldsymbol{x}_1, \boldsymbol{x}_2, \cdots, \boldsymbol{x}_S\} = \{\boldsymbol{x}_1, \boldsymbol{x}_2, \cdots, \boldsymbol{x}_S\} = f_v(\text{Img}) \qquad (7-49)$$

其中 $f_v(\cdot)$ 表示视觉提取器。

2）编码器

在该模型中使用 Transformer 的标准编码器，其中输出是从视觉提取器提

取的输入特征 $\boldsymbol{x}_i$ 中隐藏的状态 $\boldsymbol{h}_i$：

$$\{\boldsymbol{h}_1, \boldsymbol{h}_2, \cdots, \boldsymbol{h}_S\} = f_{\mathrm{e}}(\boldsymbol{x}_1, \boldsymbol{x}_2, \cdots, \boldsymbol{x}_S) \tag{7-50}$$

其中 $f_{\mathrm{e}}(\,\cdot\,)$ 表示编码器。

3) 解码器

模型中的骨干解码器是来自 Transformer 的解码器，通过对每个解码层使用记忆驱动的条件层归一化（Memorg-driven Conditional LN，MCLN）改进原始层标准化，为其引入了一个额外的内存模块。解码过程为

$$y_t = f_{\mathrm{d}}(\boldsymbol{h}_1, \cdots, \boldsymbol{h}_S, \mathrm{MCLN}(\mathrm{RM}(y_1, \cdots, y_{t-1}))) \tag{7-51}$$

其中 $f_{\mathrm{d}}(\,\cdot\,)$ 表示解码器。

4) 目标函数

给定上述结构，整个生成过程可以形式化为链式规则的递归应用。

$$p(Y \mid \mathrm{Img}) = \prod_{t=1}^{T} p(y_t \mid y_1, \cdots, y_{t-1}, \mathrm{Img}) \tag{7-52}$$

其中 $Y = \{y_1, y_2, \cdots, y_T\}$ 是目标文本序列。然后训练模型以最大化 $P(Y \mid \mathrm{Img})$ 通过给定 Img 时 $Y$ 的负条件对数似然：

$$\theta^* = \underset{\theta}{\mathrm{argmax}} \sum_{t=1}^{T} \log p(y_t \mid y_1, \cdots, y_{t-1}, \mathrm{Img}; \theta) \tag{7-53}$$

对于任何相关的 Img，它们可能在报告中共享相似的模式，并且可以用作彼此的良好参考，以帮助生成过程。如图 7.16 所示，类似图像的报告中总是出现"肺部双侧清晰"和"没有病灶实变或胸腔积液的证据"等模式，并同时显示。为了利用这些特性，建议使用一个额外的组件，即相关内存（RM），来增强 Transformer 从模式中学习，并促进模式之间的交互和生成过程的计算。

相关内存使用一个矩阵在生成步骤中传递其状态，记录重要的模式信息，每行（即存储槽）代表一些模式信息。在生成过程中，矩阵逐步更新，合并了前面步骤的输出。然后，在时间步骤 $t$，来自前一步骤的矩阵 $\boldsymbol{M}_{t-1}$ 被功能化为查询，并且其与前一输出的连接用作输入多头注意力模块的键和值。给定 Transformer 中三个线性变换：查询、键和值。对于每个头，通过 $\boldsymbol{Q} = \boldsymbol{M}_{t-1} \cdot \boldsymbol{W}_{\mathrm{q}}$，$\boldsymbol{K} = [\boldsymbol{M}_{t-1}; y_{t-1}] \cdot \boldsymbol{W}_{\mathrm{k}}$，$\boldsymbol{V} = [\boldsymbol{M}_{t-1}; y_{t-1}] \cdot \boldsymbol{W}_{\mathrm{v}}$，其中 $y_{t-1}$ 是最后一个输出的嵌入（在步骤 $t-1$）；$[\boldsymbol{M}_{t-1}; y_{t-1}]$ 是 $\boldsymbol{M}_{t-1}$ 和 $y_{t-1}$ 的逐行连接。$\boldsymbol{W}_{\mathrm{q}}$、$\boldsymbol{W}_{\mathrm{k}}$ 和 $\boldsymbol{W}_{\mathrm{v}}$ 是查询、键和值的线性变换的可训练权重。用多头注意力对 $\boldsymbol{Q}$、$\boldsymbol{K}$、$\boldsymbol{V}$ 进行建模，刻画不同模式的关系，因此：

$$\boldsymbol{Z} = \mathrm{softmax}\left(\frac{\boldsymbol{Q}\boldsymbol{K}^{\mathrm{T}}}{\sqrt{d_k}}\right) \cdot \boldsymbol{V} \tag{7-54}$$

其中，$d_k$ 是 $\boldsymbol{K}$ 的维度，$\boldsymbol{Z}$ 是多头注意力模块的输出。考虑到随着解码过程，关系存储器以循环的方式被执行，它潜在地遭受梯度消失和爆炸。因此，引入了残差连接和闸门机制。前者表述为

$$\widetilde{\boldsymbol{M}}_t = f_{\mathrm{mlp}}(\boldsymbol{Z} + \boldsymbol{M}_{t-1}) + \boldsymbol{Z} + \boldsymbol{M}_{t-1} \qquad (7-55)$$

其中 $f_{\mathrm{mlp}}(\cdot)$ 是多层感知器（MLP）。遗忘门和输入门分别用于平衡来自 $\boldsymbol{M}_{t-1}$ 和 $y_{t-1}$ 的输入。为了确保 $y_{t-1}$ 可用于 $\boldsymbol{M}_{t-1}$ 的计算，将其复制到多行从而扩展到矩阵 $\boldsymbol{Y}_{t-1}$。因此，遗忘门和输入门被形式化为

$$\begin{cases} \boldsymbol{G}_t^{\mathrm{f}} = \boldsymbol{Y}_{t-1}\boldsymbol{W}^{\mathrm{f}} + \tanh(\boldsymbol{M}_{t-1}) \cdot \boldsymbol{U}^{\mathrm{f}} \\ \boldsymbol{G}_t^{\mathrm{i}} = \boldsymbol{Y}_{t-1}\boldsymbol{W}^{\mathrm{i}} + \tanh(\boldsymbol{M}_{t-1}) \cdot \boldsymbol{U}^{\mathrm{i}} \end{cases} \qquad (7-56)$$

其中 $\boldsymbol{W}^{\mathrm{f}}$ 和 $\boldsymbol{W}^{\mathrm{i}}$ 是每个门 $\boldsymbol{Y}_{t-1}$ 的可训练权重；同样，$\boldsymbol{U}^{\mathrm{f}}$ 和 $\boldsymbol{U}^{\mathrm{i}}$ 是每个门 $\boldsymbol{M}_{t-1}$ 的可训练权重。闸门机制的最终输出被形式化为

$$\boldsymbol{M}_t = \sigma(\boldsymbol{G}_t^{\mathrm{f}}) \odot \boldsymbol{M}_{t-1} + \sigma(\boldsymbol{G}_t^{\mathrm{i}}) \odot \tanh(\widetilde{\boldsymbol{M}}_t) \qquad (7-57)$$

其中，$\odot$ 指的是哈达玛乘积，$\sigma$ 为 sigmoid 函数，$\boldsymbol{M}_t$ 是整个关联记忆模块在步骤 $t$ 的输出。

记忆在许多自然语言处理任务中显示出其有效性，默认情况下，它适用于采用隔离设计的编码。然而，鉴于文本生成是一个动态过程，并且在很大程度上受到每个解码步骤的输出的影响，因此记忆被期望紧密集成到解码器中。

本小节将介绍一个新的 MCLN，并使用它来合并相关内存，以加强 Transformer 的解码器。回想一下，在传统的 Transformer 中，为了提高泛化能力，$\gamma$ 和 $\beta$ 分别是缩放和移动所需表示的两个关键参数。因此，建议通过 MCLN 将关联记忆的输出 $\boldsymbol{M}_t$ 馈入 $\gamma$ 和 $\beta$ 中。因此，这种设计从记忆中获益，同时防止它影响 Transformer 的太多参数，从而不会影响用于产生的一些核心信息。

在每个 Transformer 解码层中，使用三个 MCLN，其中第一个 MCLN 的输出被功能化为查询，并与来自编码器的隐藏状态一起作为键和值被馈送到下面的多头注意力模块。为了馈送每个 MCLN，在步骤 $t$，通过简单地连接来自 $\boldsymbol{M}_t$ 的所有行，关联记忆 $\boldsymbol{M}_t$ 的输出扩展成向量 $\boldsymbol{m}_t$。然后，使用 MLP 预测 $\gamma_t$ 上来自 $\boldsymbol{m}_t$ 的变化 $\Delta\gamma_t$，并更新它：

$$\begin{cases} \Delta\gamma_t = f_{\mathrm{MLP}}(\boldsymbol{m}_t) \\ \hat{\gamma}_t = \gamma + \Delta\gamma_t \end{cases} \qquad (7-58)$$

类似地，$\Delta\beta_t$ 和 $\hat{\beta}_t$ 更新如下：

$$\begin{cases} \Delta\beta_t = f_{\text{MLP}}(\boldsymbol{m}_t) \\ \hat{\beta}_t = \beta + \Delta\beta_t \end{cases} \qquad (7-59)$$

随后，预测的 $\hat{\gamma}_t$ 和 $\hat{\beta}_t$ 应用于多头自注意力产生的均值和方差结果。

$$f_{\text{mcin}}(\boldsymbol{r}) = \hat{\gamma}_t \odot \frac{r-\mu}{v} + \hat{\beta}_t \qquad (7-60)$$

其中，$\boldsymbol{r}$ 指前一模块的输出，$\mu$ 和 $v$ 分别是 $\boldsymbol{r}$ 的平均值和标准差。来自 MCLN 的结果 $f_{\text{MCLN}}(\boldsymbol{r})$ 然后被馈送到下一个模块（用于第一和第二 MCLN）或用作最终输出（用于第三 MCLN）。

**2. Transformer 生成报告模型的应用**

放射学报告旨在自动生成临床射线照片（例如胸部 X 光片）的自由文本描述，已经成为人工智能和临床医学中引人注目的研究方向。它可以大大加快工作流程的自动化，提高医疗保健的质量和标准化程度。实际上，放射学报告生成的一个重大挑战是放射学报告是由多个句子组成的长叙述。

通过记忆驱动的 Transformer 生成放射学报告，详细来说，即采用一种相关内存（RM）网络来记录来自上一代过程的信息，并且设计了一种新颖的记忆驱动的条件层归一化（MCLN）来将关联记忆器合并到 Transformer 中（Vaswani 等人，2017）。结果，在生成过程中，不同医疗报告中的相似模式可以被隐式建模和存储，从而可以促进 Transformer 的解码，并且能够生成具有信息内容的长报告。在两个基准数据集上的实验结果证实了该方法的有效性，其中带有 RM 和 MCLN 的 Transformer 在所有数据集上都达到了最先进的性能。

## 本章小结

本章主要包含跨模态智能医学影像融合以及医学影像报告生成这两个模块。在跨模态智能医学影像融合模块，介绍了字典学习方法、生成式对抗网络方法、Riesz 和深度 CNN 融合方法。在医学影像报告生成模块中，介绍了多通道图文互相约束的喉镜报告生成模型、语义和视觉可解释模型和基于 Transformer 模型生成医学影像报告。

## 本章参考文献

[1]　吴于忠. 基于结构化字典学习的图像融合算法研究及应用[D]. 成都：电子科技大

学，2017.

[2] HUANG Y W, SHAO L, FRANGI A F. Cross-Modality image synthesis via weakly coupled and geometry co-regularized joint dictionary learning[J]. IEEE Transactions on Medical Imaging, IEEE, 2018, 37(3): 815 – 827.

[3] DIAZ-PINTO A, COLOMER A, NARANJO V. Retinal image synthesis and semi-supervised learning for glaucoma assessment [J]. IEEE transactions on medical imaging, 2019, 38(9): 2211 – 2218.

[4] WANG Y, ZHOU L, YU B. 3D auto-context-based locality adaptive multi-modality gANs for PET synthesis[J]. IEEE Transactions on Medical Imaging, 2019, 38(6): 1328 – 1339.

[5] JOYSEEREE R, OTÁLORA S, MÜLLER H. Fusing learned representations from riesz filters and deep CNN for lung tissue classification[J]. Medical Image Analysis, Elsevier B. V. , 2019(56)172 – 183.

[6] 李国栋. 基于图像描述的喉镜图像报告生成方法研究[D].西安：西安电子科技大学，2020.

[7] 马兰. 基于深度学习的内窥镜图像报告生成研究[D]. 西安：西安电子科技大学，2022.

[8] CHEN Z, SONG Y, CHANG T-H. Generating radiology reports via memory-driven transformer[J]. EMNLP 2020, 2020: 1439 – 1449.

# 第8章 智能医学影像评估与预测

医学影像是疾病疗效评估和预后预测的重要辅助手段，其研究一直是医学领域的焦点。随着人工智能技术的快速发展，基于影像学特征及机器学习方法，结合临床指标建立的预测模型在疾病分类及患者预后生存的研究中发挥了重要作用。预测模型构建的经典方法有多元线性回归分析法、Logistic 回归分析法、岭回归分析法、Lasso 回归分析法、Cox 回归分析法及 Kaplan-Meier 回归分析法等。基于机器学习的算法模型得到了越来越多的应用，其常用的算法包括聚类、决策树、支持向量机、贝叶斯分类、人工神经网络和集成学习等。本章通过传统方法和深度学习的方法介绍医学影像评估和预测方法。

## 8.1 基于传统方法的评估与预测

### 8.1.1 基于贝叶斯框架的重建 CT 图像质量评估

本小节将以重建 CT 图像质量评估与预测作为背景，重点介绍在评估与病情预测场景下贝叶斯框架实现的具体原理，内容出自 KHANIN A 在 2018 年发表于"*IEEE Transactions on Medical Imaging*"的文献"Assessment of CT Image Quality using a Bayesian Framework"[1]。

假设在两个类 $c_0$ 和 $c_1$ 下有 $n_0$ 和 $n_1$ 独立的实现，并用 $\bar{x}_0$、$\bar{x}_1$ 表示它们的平均值。

$$V = \sum_{i=1}^{n_0} (x_0(i) - \bar{x}_0)(x_0(i) - \bar{x}_0)^{\mathrm{T}} + \sum_{j=1}^{n_1} (x_1(j) - \bar{x}_1)(x_1(j) - \bar{x}_1)^{\mathrm{T}} \quad (8-1)$$

假设 $V$ 有满秩。$V$、$\bar{x}_0$、$\bar{x}_1$ 构成了一个充分的统计量，并且根据

$$V \sim W_p(\boldsymbol{\Lambda}^{-1}, n_0 + n_1 - 2)$$

$$\bar{x}_0 \sim N(\boldsymbol{\theta}_0, n_0^{-1} \boldsymbol{\Lambda}^{-1})$$

$$\bar{x}_1 \sim N(\boldsymbol{\theta}_1, n_1^{-1} \boldsymbol{\Lambda}^{-1}) \tag{8-2}$$

其中 $W_p(\boldsymbol{\Sigma}, \nu)$ 表示自由度为 $\nu$，正定矩阵为 $\boldsymbol{\Sigma}$ 的 $p$ 维的 Wishart 分布。假设模型参数的独立性-杰弗里斯先验为

$$\Pr(\boldsymbol{\theta}_0, \boldsymbol{\theta}_1, \boldsymbol{\Lambda}) \propto |\boldsymbol{\Lambda}|^{-(p+1)/2} \tag{8-3}$$

对独立性-杰弗里斯先验的使用允许导出在参数化变化下不变的结果，这是用来选择非信息先验的标准。基于这个先验，导出了 $\boldsymbol{\theta}_0$、$\boldsymbol{\theta}_1$、$\boldsymbol{\Lambda}$ 的联合后验分布：

$$\Pr(\boldsymbol{\theta}_0, \boldsymbol{\theta}_1, \boldsymbol{\Lambda} \mid \bar{x}_0, \bar{x}_1, \boldsymbol{V}) \propto |\boldsymbol{\Lambda}|^{1/2} e^{-(\bar{x}_0 - \boldsymbol{\theta}_0)^T n_0 \boldsymbol{\Lambda} (\bar{x}_0 - \boldsymbol{\theta}_0)/2} \times$$

$$|\boldsymbol{\Lambda}|^{1/2} e^{-(\bar{x}_1 - \boldsymbol{\theta}_1)^T n_1 \boldsymbol{\Lambda} (\bar{x}_1 - \boldsymbol{\theta}_1)/2} \times$$

$$|\boldsymbol{\Lambda}|^{(n_0 + n_1 - p - 3)/2} e^{-\mathrm{tr}[\boldsymbol{V}\boldsymbol{\Lambda}]/2} \tag{8-4}$$

下面将使用这个后验来导出这个分类问题的贝叶斯因子的解析表达式。基于这个贝叶斯因子，引入了一个新的分类器图像分类，称之为贝叶斯二进制分类器（以下简称 BBC）。之后用后验概率开发一个采样程序。同时解释了如何使用这个框架来对单个图像进行概率陈述。

### 1. 贝叶斯因子的推导

在该模型中，给定图像 $x$ 的贝叶斯因子可以写成

$$B_{10} = \frac{\Pr(\boldsymbol{x} \in c_1 \mid \boldsymbol{x}, \bar{x}_0, \bar{x}_1, \boldsymbol{V}) / \Pr(\boldsymbol{x} \in c_0 \mid \boldsymbol{x}, \bar{x}_0, \bar{x}_1, \boldsymbol{V})}{\Pr(\boldsymbol{x} \in c_1) / \Pr(\boldsymbol{x} \in c_0)} \tag{8-5}$$

还可以改写为

$$B_{10} = \frac{\Pr(\boldsymbol{x} \mid \boldsymbol{x} \in c_1, \bar{x}_0, \bar{x}_1 B_{10} \boldsymbol{V})}{\Pr(\boldsymbol{x} \mid \boldsymbol{x} \in c_0, \bar{x}_0, \bar{x}_1, \boldsymbol{V})} \tag{8-6}$$

贝叶斯因子量化了对两个模型相对可信性的信任程度在观察 $\boldsymbol{x}$ 后的变化程度。分子和分母因此是边缘似然函数：

$$\Pr(\boldsymbol{x} \mid \boldsymbol{x} \in c_i, \bar{x}_0, \bar{x}_1, \boldsymbol{V})$$

$$= \int \Pr(\boldsymbol{\theta}_0, \boldsymbol{\theta}_1, \boldsymbol{\Lambda} \mid \bar{x}_0, \bar{x}_1, \boldsymbol{V}) \Pr(\boldsymbol{x} \mid \boldsymbol{x} \in c_i, \boldsymbol{\theta}_i, \boldsymbol{\Lambda}) \mathrm{d}\boldsymbol{\theta}_0 \mathrm{d}\boldsymbol{\theta}_1 \mathrm{d}\boldsymbol{\Lambda} \tag{8-7}$$

贝叶斯因子的最终表达式可以写成

$$B_{10} = \left(\frac{n_1 + 1}{n_1}\right)^{-p/2} \left(\frac{n_0}{n_0 + 1}\right)^{-p/2} \times \left(\frac{1 + \dfrac{n_1}{n_1 + 1}(\boldsymbol{x} - \bar{x}_1)^T \boldsymbol{V}^{-1}(\boldsymbol{x} - \bar{x}_1)}{1 + \dfrac{n_0}{n_0 + 1}(\boldsymbol{x} - \bar{x}_0)^T \boldsymbol{V}^{-1}(\boldsymbol{x} - \bar{x}_0)}\right)^{-(n_0 + n_1 - 1)/2}$$

$$\tag{8-8}$$

贝叶斯因子的表达式是一个全新的概念。以前针对正态分布观测值的二进制分类问题的贝叶斯方法没有假设两个图像类中的协方差矩阵是相同的，因此没有得到这个特定的结果。

为了在图像分类问题中使用贝叶斯因子，可以说，对于某些阈值 $\gamma$

$$x = \begin{cases} c_1, & B_{10} > \gamma \\ c_0, & \text{其他} \end{cases} \tag{8-9}$$

式(8-6)和式(8-8)描述了贝叶斯因子，它是边缘似然比。为了计算贝叶斯因子，忽略种群参数。结合式(8-6)和式(8-8)，可以得到

$$t_{\text{ideal}}(x) = \frac{\Pr(x \mid x \in c_1, \boldsymbol{\theta}_1, \boldsymbol{\Lambda})}{\Pr(x \mid x \in c_0, \boldsymbol{\theta}_0, \boldsymbol{\Lambda})} \tag{8-10}$$

### 2. 后验概率抽样

如果假设两个图像类中的图像遵循具有相同协方差矩阵的正态分布，可以将 AUC 的表达式写为

$$f_{\text{AUC}}(\boldsymbol{\theta}_0, \boldsymbol{\theta}_1, \boldsymbol{\Lambda}) = \Phi\left(\frac{\text{SNR}}{\sqrt{2}}\right) \tag{8-11}$$

其中，$\Phi()$ 是标准正态偏差的分布函数，SNR 是信噪比，定义为

$$\text{SNR}^2 = (\boldsymbol{\theta}_1 - \boldsymbol{\theta}_0)^{\text{T}} \boldsymbol{\Lambda} (\boldsymbol{\theta}_1 - \boldsymbol{\theta}_0) \tag{8-12}$$

因此表达式可以写为

$$f_{\text{AUC}}(\boldsymbol{\theta}_0, \boldsymbol{\theta}_1, \boldsymbol{\Lambda}) = \Phi\left(\frac{\sqrt{(\boldsymbol{\theta}_1 - \boldsymbol{\theta}_0)^{\text{T}} \boldsymbol{\Lambda} (\boldsymbol{\theta}_1 - \boldsymbol{\theta}_0)}}{\sqrt{2}}\right) \tag{8-13}$$

AUC 的这个表达式是根据未知的总体参数写成的。为了导出作为样本估计函数的 AUC 的后验分布，利用了后验 $\Pr(\boldsymbol{\theta}_0, \boldsymbol{\theta}_1, \boldsymbol{\Lambda} \mid \bar{\boldsymbol{x}}_0, \bar{\boldsymbol{x}}_1, \boldsymbol{V})$：

$$\Pr(\text{AUC} \mid \bar{\boldsymbol{x}}_0, \bar{\boldsymbol{x}}_1, \boldsymbol{V}) = \int \Pr(\boldsymbol{\theta}_0, \boldsymbol{\theta}_1, \boldsymbol{\Lambda} \mid \bar{\boldsymbol{x}}_0, \bar{\boldsymbol{x}}_1, \boldsymbol{V}) \times$$
$$\delta(\text{AUC} - f_{\text{AUC}}(\boldsymbol{\theta}_0, \boldsymbol{\theta}_1, \boldsymbol{\Lambda})) \mathrm{d}\boldsymbol{\theta}_0 \mathrm{d}\boldsymbol{\theta}_1 \mathrm{d}\boldsymbol{\Lambda} \tag{8-14}$$

其中，$\delta(\cdot)$ 是狄拉克 $\delta$ 函数。

请注意，经典统计方法通常将总体参数的估计值直接插入式(8-13)，这导致 AUC 的点估计。贝叶斯方法导致 AUC 的完全后验分布，因此提供了一种自然的方法来量化对该参数的不确定性。

对先验的选择导致了一个解决方案，即允许使用一个简单的蒙特卡罗抽样程序对后验进行抽样。从式(8-4)可以得出

$$\Pr(\boldsymbol{\Lambda} \mid \bar{\boldsymbol{x}}_0, \bar{\boldsymbol{x}}_1, \boldsymbol{V}) = W_p(\boldsymbol{V}^{-1}, n_0 + n_1 - 2) \tag{8-15}$$

对于 $\boldsymbol{\theta}_0$、$\boldsymbol{\theta}_1$，有

$$\Pr(\boldsymbol{\theta}_0 \mid \bar{\boldsymbol{x}}_0, \bar{\boldsymbol{x}}_1, V, \boldsymbol{\Lambda}) = N(\bar{\boldsymbol{x}}_0, n_0^{-1} \boldsymbol{\Lambda}^{-1})$$
$$\Pr(\boldsymbol{\theta}_1 \mid \bar{\boldsymbol{x}}_0, \bar{\boldsymbol{x}}_1, V, \boldsymbol{\Lambda}) = N(\bar{\boldsymbol{x}}_1, n_1^{-1} \boldsymbol{\Lambda}^{-1}) \tag{8-16}$$

为了获得 AUC 后验的样本，首先在式（8-15）中从边缘后验提取直接样本 $\boldsymbol{\Lambda}$。Wishart 分布的样本是通过创建维度 $(n_0+n_1-2)\times(p)$ 的矩阵 $\boldsymbol{X}$ 获得的，矩阵 $\boldsymbol{X}$ 的每一行都独立于 $p$ 变量正态分布 $N^p(0, \boldsymbol{V}^{-1})$。从 Wishart 分布得出的结论是通过评估散射矩阵获得的：

$$S = \boldsymbol{X}^{\mathrm{T}}\boldsymbol{X} \tag{8-17}$$

使用来自 Wishart 分布的样本，从式（8-16）和式（8-18）中的 $\boldsymbol{\theta}_0$ 和 $\boldsymbol{\theta}_1$ 的条件边际后验得到样本。然后，将这些样本插入式（8-13），以计算相应的 AUC 值。

**3. 进行概率陈述**

该框架的一个重要方面是，它允许对单个图像进行概率陈述。对于给定的图像 $x$ 和图像类 $c_i$，可以计算表达式：

$$\mathrm{Pr}(\boldsymbol{x} \in c_i | \boldsymbol{x}, \bar{\boldsymbol{x}}_0, \bar{\boldsymbol{x}}_1, \boldsymbol{V}) = \frac{\mathrm{Pr}(\boldsymbol{x} \in c_i)\mathrm{Pr}(\boldsymbol{x} | \boldsymbol{x} \in c_i, \bar{\boldsymbol{x}}_0, \bar{\boldsymbol{x}}_1, \boldsymbol{V})}{\displaystyle\sum_{j=0,1} \mathrm{Pr}(\boldsymbol{x} \in c_j)\mathrm{Pr}(\boldsymbol{x} | \boldsymbol{x} \in c_j, \bar{\boldsymbol{x}}_0, \bar{\boldsymbol{x}}_1, \boldsymbol{V})}$$

$$\tag{8-18}$$

其中 $\mathrm{Pr}(\boldsymbol{x} \in c_i | \boldsymbol{x}, \bar{\boldsymbol{x}}_0, \bar{\boldsymbol{x}}_1, \boldsymbol{V})$ 由公式（8-7）给出。通过评估等式（8-18），获得了图像 $x$ 是类别 $c_i$ 的一部分的假设的概率估计。这是该方法的一个特征，这在模型观察者分析二元分类任务时通常是不可能的。传统的模型观察者只能对属于类别 $c_0$ 或 $c_1$ 的图像进行二进制分类。

以上介绍的是贝叶斯框架，下面具体介绍其在重建 CT 图像质量评估任务中的应用。在计算机断层摄影中，为了在重建图像的图像质量和辐射剂量之间找到适当的折中，重要的是要有可靠的方法来评估重建图像的质量。用于评估图像质量的一系列成功的方法是基于任务的图像质量评估，通常涉及模型观察者的使用，并且通过导出品质因数来评估图像重建的质量。贝叶斯框架可用于基于任务的图像质量评估，适用于具有正态分布观测值的二进制分类问题，并且附加假设协方差矩阵在两个图像类中是相同的。同时，选择模型参数的信息先验，使得能够推导出二元分类问题的贝叶斯因子表达式，这是一个全新的表达式。此外，还介绍了一种方法来估计这类分类问题的 AUC 的后验分布。与传统的统计方法相比，该贝叶斯方法的优势在于它提供了品质因数不确定性的完整描述。对先验的选择可以允许自己设计一个简单的蒙特卡罗算法来有效地对理想观测器的 AUC 的后验进行采样，这与依赖于需要昂贵的计算资源的马尔科夫链的普通贝叶斯过程形成对比。对于足够大的训练样本，上述贝叶斯框架估计的品质因数可信区间的覆盖概率接近其可信度，因此上述方法也可以合理地用于经典统计框架。

## 8.1.2　基于回归的阿尔茨海默病评估与预测

上小节主要介绍了基于贝叶斯的评估预测，本小节将进一步介绍基于回归的评估与预测，内容出自王佩瑶 2019 年发表于 *IEEE Transactions on Medical Imaging* 的文献"Flexible Locally Weighted Penalized Regression With Applications on Prediction of Alzheimer's Disease Neuroimaging Initiative's Clinical Scores"[2]。本小节将以预测阿尔茨海默病纵向临床评分这个任务作为背景，重点介绍在评估与病情预测场景下回归框架实现的具体原理。

在本地模型框架中有两个关键要素。首先，在局部线性拟合中嵌入正则化步骤；其次，通过自适应地组合来自截断高斯核的权重和来自随机森林的权重来构造局部核权重。高斯核函数定义在一个新定义的级数分数空间上，分数由序数逻辑回归给出，以捕捉序数总体中的异质性。除了级数得分，随机森林的样本权重自适应地包含在局部权重中，使该方法比全局方法更灵活。

现在介绍一些符号。假设有 $n$ 个训练样本和 $p$ 个预测变量。设 $\boldsymbol{X} = (X_1, \cdots, X_p) = (x_1, \cdots, x_n)^{\mathrm{T}}$ 描述预测变量的 $n \times p$ 训练数据矩阵。设 $\boldsymbol{y} = (y_1, \cdots, y_n)^{\mathrm{T}}$ 表示长度为 $n$ 的反应向量，假设群体中有 $K$ 个有序组，设 $c = (c_1, \cdots, c_n)^{\mathrm{T}}$ 表示 $n$ 个受试者的类标签的观察向量，其中 $c_i$ 表示集合$\{1, \cdots, K\}$中的离散值。

本地模型非常灵活，有可能对异构性保持稳健。在本小节中，拟合了一个不同的局部模型，该模型使用平方误差损失，并在每个查询点 $x_0 \in \mathbb{R}^p$ 的函数空间中取线性函数。为了克服大规模数据的高维性，对加权平方损失进行了惩罚。将权函数表示为 $w(\cdot, \cdot): \mathbb{R}^p \times \mathbb{R}^p \to [0, \infty)$，这是一个由$\mathbb{R}^p$ 中两点之间的距离决定的映射。距离越小，重量越大。

对于给定的查询点 $x_0 \in \mathbb{R}^p$，将 $w_i(x_i, x_0)$ 表示为训练样本 I 给定的权重，为了简单起见，在本小节中使用符号。然后，通过求解以下惩罚加权最小二乘来估计与 $x_i$ 相关联的局部线性系数$(\beta_{x_0}^0, \boldsymbol{\beta}_{x_0}) \in \mathbb{R}^{p+1}$：

$$(\beta_{x_0}^0, \boldsymbol{\beta}_{x_0}) = \underset{(\beta^0, \boldsymbol{\beta}) \in \mathbb{R}^{p+1}}{\operatorname{argmin}} \sum_{i=1}^n w_i (y_i - \beta^0 - \boldsymbol{\beta}^{\mathrm{T}}(x_i - x_0))^2 +$$
$$\lambda(\alpha \|\boldsymbol{\beta}\|_1 + (1-\alpha)\|\boldsymbol{\beta}\|_2^2) \tag{8-19}$$

其中，$\|\cdot\|_1$ 表示 L1 惩罚，如 Lasso，$\|\cdot\|_2^2$ 表示 L2 惩罚，如岭回归，$\lambda$

是调谐参数，$\alpha$ 是平衡 L1 惩罚和 L2 惩罚的参数。L1、L2 惩罚的线性组合形成了弹性净惩罚。

注意，在调优过程中，基于 $\boldsymbol{x}_0$ 确定 $\lambda$ 候选集。给定 $\boldsymbol{x}_0$，计算最大候选 $\lambda_{\max}$，$\boldsymbol{x}_0$ 的 $\lambda$ 候选集是选择最小值 $\lambda_{\min}=0.001\times\lambda_{\max}$ 并构造一个 100 个 $\lambda$ 值的序列，这些 $\lambda$ 值在对数尺度上从 $\lambda_{\max}$ 到 $\lambda_{\min}$ 递减。在模拟研究和实际数据应用中，选择 $\alpha=0,0.5$ 或 1，选择取决于问题。通过交叉验证来调整参数 $\lambda$。利用估计的局部线性系数，查询点 $\boldsymbol{x}_0$ 的响应由下式给出：

$$\hat{y_0}=\beta_{x_0}^0+\boldsymbol{\beta}_{x_0}^{\mathrm{T}}(\boldsymbol{x}_0-\boldsymbol{x}_0)=\beta_{x_0}^0 \tag{8-20}$$

在一个有序的异质群体中，反应往往在不同的群体中产生聚集效应。因此，类标签中的信息会很有帮助。将序数类标签的变化建模为一个连续的过程，而不是将种群离散为不同的不重叠类。本小节定义了一个进展分数来量化受试者在班级进化谱上的进展程度。光谱上有 $K-1$ 个潜在阈值被设置为序数类别界限。然后，基于级数分数，介绍了样本权重函数，使得来自同一类别的样本和来自不同但相近类别的样本都将被用于局部拟合。

设 $C_i=1,K$ 表示来自 $K$ 个有序类的类标号随机变量，以及这个随机变量的实现。考虑序数逻辑回归模型。$C_i$ 的累积概率被建模为逻辑函数：

$$P(C_i\leqslant j\mid x_i)=\phi(\theta_j-\boldsymbol{\eta}^{\mathrm{T}}x_i)=\frac{1}{1+\exp(\boldsymbol{\eta}^{\mathrm{T}}x_i-\theta_j)} \tag{8-21}$$

其中，$j=1,\cdots,K-1,i=1,\cdots,n,\boldsymbol{\eta}\in\mathbb{R}^p,\theta=(\theta_1,\cdots,\theta_{K-1})\in\mathbb{R}^{K-1}$ 为参数的向量，$\phi$ 定义为逻辑函数 $\phi(t)=1/(1+\exp(-t))$。此外，$\theta$ 被约束为非递减的 $(-\infty=\theta_0<\theta_1\leqslant\theta_2\leqslant\cdots\leqslant\theta_{K-1}<\theta_K=+\infty)$ 以表征 $K$ 类的序数结构。

基于序数逻辑模型的总体似然函数可以表示为

$$\prod_i^n P(C_i=c_i\mid x_i)=\prod_i^n\left[P(C_i\leqslant c_i\mid x_i)-P(C_i\leqslant c_i-1\mid x_i)\right]$$

$$=\prod_i^n\left[\phi(\theta_{c_i}-\boldsymbol{\eta}^{\mathrm{T}}x_i)-\phi(\theta_{c_i-1}-\boldsymbol{\eta}^{\mathrm{T}}x_i)\right] \tag{8-22}$$

如同在局部加权最小二乘法中一样，应用收缩来处理高维问题。参数 $\boldsymbol{\theta}$ 和 $\boldsymbol{\eta}$ 可以通过最小化惩罚负对数似然来估计，定义为：

$$\mathcal{L}_\gamma(\boldsymbol{\eta},\boldsymbol{\theta})=-\sum_{i=1}^n\log(\phi(\theta_{c_i}-\boldsymbol{\eta}^{\mathrm{T}}x_i)-$$

$$\phi(\theta_{c_i-1}-\boldsymbol{\eta}^{\mathrm{T}}x_i))+\gamma\cdot\|\boldsymbol{\eta}\|_2^2 \tag{8-23}$$

由于 $\boldsymbol{\eta}$ 的简性及其在处理异质数据集中多重共线性方面的有效性，在这里对它施加了 L2 惩罚。使用 $\boldsymbol{\gamma}$ 作为调谐参数。优化问题可以通过梯度方法解决。

从序数逻辑回归中，想定义一个量来捕捉序数类的连续进展。例如，在 ADNI 的研究中，想描述疾病是如何从正常大脑发展到最严重的阿尔茨海默病的。一个自然的想法是利用一个类的估计后验概率，但它只能解释与这个特定类的接近程度。更具体地说，如果让受试者患阿尔茨海默病的概率量化疾病进展，那么低概率将不会给出关于该受试者是否更接近 NC 或 MCI 状态的信息。另一方面，仿射函数 $\boldsymbol{\eta}^{\mathrm{T}}\boldsymbol{x}$ 自然地量化了疾病进展，因为存在一个潜在向量 $\tilde{\boldsymbol{\theta}}=(\tilde{\theta}_0, \cdots, \tilde{\theta}_K) \in \mathbb{R}^{K+1}$（$-\infty = \tilde{\theta}_0 < \cdots < \tilde{\theta}_K = \infty$），使得 $C_i = j$，$\boldsymbol{\eta}^{\mathrm{T}}\boldsymbol{x} \in (\tilde{\theta}_{i-1}, \tilde{\theta}_j)$，$j = 1, \cdots, K$。阈值向量 $\tilde{\boldsymbol{\theta}}$ 确定了序数逻辑模型中的类分配，然而，评分 $\boldsymbol{\eta}^{\mathrm{T}}\boldsymbol{x}$ 提供了所有受试者疾病严重程度的更详细信息。

出于对疾病进展的讨论，将受试者 $i$ 的进展评分 $s_i$ 定义为估计的仿射函数：

$$\hat{s}_i = \hat{\boldsymbol{\eta}}^{\mathrm{T}} x_i \tag{8-24}$$

如果查询点和训练样本在不同的类中，它们的进展分数之间的距离仍然可以很小，因此从这个训练样本给查询点的权重应该很大。如果查询点和训练样本之间的距离太大，那么根据这个计算权重是合理的训练样本小甚至为零。在文献中，高斯核是维数相对较低时常用的核。当两点之间的欧氏距离变小时，核变大，表明在局部拟合过程中应该从彼此中提取更多的信息。这促使模型构建一个截断的高斯核。对于查询点 $x_0$ 和训练样本 $x_i$，定义：

$$w_s(x_i, x_0) = \mathbb{I}\{|\hat{s}_i - \hat{s}_0| < D\} \cdot K_{\widetilde{D}_0}(\hat{s}_i, \hat{s}_0) \tag{8-25}$$

其中，$\hat{s}_i$ 和 $\hat{s}_0$ 是分别针对训练样本 $i$ 和查询点 $x_0$ 的估计进展分数。$\mathbb{I}\{|\hat{s}_i - \hat{s}_0| < D\}$ 是只允许那些与查询点的进展分数差距小于 $D$ 的观察值贡献权重的指标函数，其中 $D$ 是截止阈值参数。函数 $K_{\widetilde{D}_0}(\cdot, \cdot)$ 是带宽参数为 $\widetilde{D}_0$ 的单变量高斯核。

## 8.2　基于深度学习的评估与预测方法

### 8.2.1　卷积神经网络的评估与预测

除了贝叶斯与回归框架，卷积神经网络也可用于疾病的评估与预测。本小节将以胎儿头部超声图像质量评估这个任务作为背景，重点介绍在评估与病情预测场景下卷积神经网络框架实现的具体原理。本小节内容出自 Majol Zreik 2019 年发表于 *IEEE Transactions on Medical Imaging* 的文献"A Recurrent CNN for Automatic Detection and Classification of Coronary Artery Plaque and Stenosis in Coronary CT Angiography"[3]。

### 1. 模型介绍

神经网络是分层模型，主要由非线性卷积层和池化层组成。通过改变网络的深度和宽度，可以有效地控制模型功率。在 CNN 模型中，卷积层计算像素相关性，而池化层用于通过降低图像分辨率来减少计算负担，同时增加感受野和不变性。从前几层获得的低级特征更一般化，在高级层中发现了更多特定于任务的特征。

多任务模型被细分为三个部分，如图 8.1 所示。Faster R-CNN 可以从训练数据中学习提取有用的特征，并使用联合训练和替代优化。区域提议网络（RPN）模块和 Fast R-CNN 模块共享卷积层特征，构建完整的端到端的快速反应网络目标检测模型来检测目标。在多任务模型中，第一部分包含所有任务共享的低级特征，它结合了这些分层特征，并保留了非常独特和有效的深度表示。第二和第三部分分别是检测和分类模块，它们进一步学习每个特定于任务的特征。这种 CNN

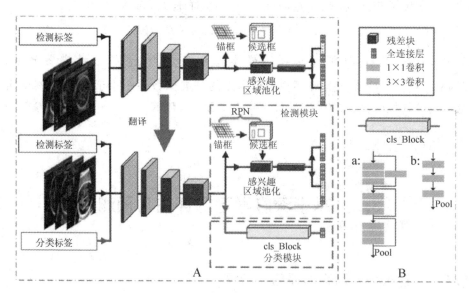

图 8.1　多任务模型概述

体系结构可以避免对每个任务进行单独的 CNN 训练,利用不同任务之间的相关性,并提供对学习共享功能的更多监督。在训练过程中,利用了联合优化和交替训练,既保证了低层特征的不变性,还可以确保特定于任务的功能操作的七个任务的可区分性。

在本小节介绍的架构中,输入图像大小为 $960 \times 720$ 或 $1027 \times 813$。受 Fast R-CNN 的启发,重新缩放图像,使其较短的边为 600 像素。所有卷积层使用固定的核大小,滑动步长 $\delta = 2$。在网络中,每一个 CNN 层之后都使用 BN 层来解决收敛问题并加速训练过程。在每一个 BN 层之后,使用整流线性单元激活。最终,网络从卷积层分支出来,为每个特定的任务产生输出。

在检测模块中,为了获得解剖结构的精确位置,使用来自 Faster R-CNN 的区域提议网络(RPN)来生成更精确的候选区域。这里,RPN 在共享低级卷积层的特征图上使用 $3 \times 3$ 滑动窗口来生成长度为 512 维的全连接特征。然后,采用了一系列矩形区域的候选框。根据候选框,ROI 池化层从共享的低层特征图中提取固定长度的特征向量($7 \times 7$),然后添加两个平行的全连接层作为输出层。一个输出解剖位置的边界框,而另一个输出预测解剖的类别和分数。

在分类模块中,由于网络的输入图像尺寸相对较大($800 \times 600 \times 3$ 或 $713 \times 600 \times 3$),与传统的 $224 \times 224 \times 3$ 或 $227 \times 227 \times 3$ 的图像尺寸相比,共享低层后分类模块的低层特征维数仍然较大。为了充分利用特征的大维度,在分类模块中加入了 cls_block,进一步学习有效特征。cls_block 由分类模块中不同数量(0、1、2 或 3)的块 A 或块 B 组成。这里,区块 A 由三个剩余层堆叠而成,而区块 B 由堆叠在一起的共三个 CNN 层组成。通过对比实验,根据经验选择最合适的 cls_block 和最佳块数。

**2. 算法简介**

检测和分类模块都经过独立训练,以不同的方式修改它们的卷积层。因此,采用一种联合学习技术,允许在两个模块之间共享卷积层,而不是分别学习两个模块。下面将介绍一个包含两者的单一网络检测和分类模块,然后结合反向传播对其进行优化。通过分段训练和替代优化来学习共享功能。

由于分类模块的损失比检测模块的损失下降得快,因此需要采用基于迁移学习的分段训练,先单独训练检测模块,然后再联合训练检测和分类模块。下面是一个实用的分段训练算法,通过替代优化来训练这两个模块。

步骤 1:通过 ImageNet 初始化预训练模型的共享卷积层,并在前 10 个时期分别训练检测模块的网络。

步骤 2:将检测模块中初始训练的低层特征的参数转移到 MF R-CNN。然后，使用 10 个时期联合训练检测和分类模块。在联合训练之前，共享低层学习的特征都来自检测模块。

步骤 3：为了训练分类模块，用步骤 2 中的训练结果初始化共享卷积层，并且只微调与分类模块不同的层，使得两个模块共享卷积层的特征。

步骤 4：在重新训练检测模块并保持共享卷积层固定后，微调来自检测模块的唯一特征。

因此，分类和检测模块共享相同的卷积层，并通过改变原生和迭代训练形成统一的网络。

多任务模型分为两个模块：分类和检测模块。将分类模块和检测模块的损失分别定义为 $L_c$ 和 $L_d$。

分类模块输出离散的概率分布，$p = (p^0, \cdots, p^K)$，在 $K+1$ 个类别上，本小节中 FS 为二分类问题，$K=1$。分类损失定义为

$$L_c(p, u) = -\log p \tag{8-26}$$

其中 $u$ 是 FS 的 ground truth 标签。

检测模块由 RPN 和 Fast R-CNN 组成，因此，检测模块的损耗分别由这两部分的损耗 $L_r$ 和 $L_f$ 组成。RPN 中有两个类似的输出：第一个是离散概率分布（每个锚）$y_i$，$i$ 是锚的索引。当 $y_i$ 为 1 时，锚的预测标签为正；当 $y_i$ 为 $-1$ 时，预测标签为负。第二个是表示预测边界框的 4 个参数化坐标的向量。像 RPN 一样，Fast R-CNN 有两个输出，第一个输出是每个类的预测概率，$q = (q^0, \cdots, q^L)$，在 $L+1$ 个类别上。本小节中 $L=6$，因为有 6 个检测类。第二个输出是每个 $L$ 对象类的边界框回归偏移量 $t$，$t^L = (t_x^L, t_y^L, t_w^L, t_h^L)$。因此，检测模块 $L_d(y_i, v_i, q, t)$ 的损失函数由下式给出：

$$L_d(y_i, v_i, q, t) = L_r(y_i, v_i) + L_f(q, t) \tag{8-27}$$

最后，使用在 Fast R-CNN 和 Faster R-CNN 中开发的多任务损失 $L$ 设计了一个目标函数，表示为

$$L = \alpha_1 L_c(p, u) + \alpha_2 L_d(y_i, t_i, q, v) \tag{8-28}$$

其中 $\alpha_1$ 和 $\alpha_2$ 指两个模块的权重。对于训练的前 10 个时期，只训练检测模块，所以 $\alpha_1 = 0$，$\alpha_2 = 1$；对于最后 10 个时期，两个模块一起训练，所以 $\alpha_1 = \alpha_2 = 1$。值得注意的是，在网络中，分类模块的损失比定位模块的损失收敛得更快。不通过改变权重 $\alpha_1$ 和 $\alpha_2$ 来使用联合训练，因为即使 $\alpha_1$ 很低，分类模块在训练过程中的干扰仍然非常大。

**3. 分析与总结**

以上介绍了卷积神经网络框架，下面具体介绍其在胎儿头部超声图像质量

评估任务中的应用。测量产前超声图像中的解剖参数对于胎儿的生长和发育至关重要，这高度依赖于获得标准平面。然而，标准平面的获取反过来是高度主观的，并且取决于声谱仪医师的临床经验。本小节介绍的新的多任务学习框架使用 Faster R-CNN 架构进行标准平面检测和质量评估，可以识别胎儿头部的关键解剖结构，并分析超声图像的放大倍数是否合适，然后基于临床协议对超声图像进行质量评估。具体来说，Faster R-CNN 的前五个卷积块学习输入数据中共享的特征，这些特征可以与检测和分类任务相关联，然后扩展到特定任务的输出流。在训练中，为了加快不同任务的不同收敛速度，设计了一种基于迁移学习的分段训练方法。通过识别超声图像的关键解剖结构和放大倍数，对胎儿头部超声平面进行评分，判断是否为标准图像。在数据集上的实验结果表明，该方法可以在半秒内准确地对超声平面进行质量评估。与现有方法相比，该方法取得了令人满意的性能，可以提高检查的有效性，并减轻由不适当的超声扫描引起的测量误差。

## 8.2.2　基于深度学习特征和临床特征的宫颈癌预测

宫颈癌是全世界女性中第二常见的癌症，大多数具有早期病变的妇女仅通过手术即可治愈(有时接受辅助近距离治疗)。但是，晚期(国际妇产科联合会定义为 IB2～ⅣA 期)宫颈癌患者复发的风险更高，并且这些患者的治疗因国家和机构而异。本小节主要介绍宫颈肿瘤预测，其方法出自缑水平发表在 *Biomedical Signal Processing and Control* 上的论文"Automated cervical tumor segmentation on MR images using multi-view feature attention network"[4]，和杨华发表在 *Frontiers in Artificial Intelligence* 上的论文"Automated Prediction of Complete Pathological Response to Neo-Adjuvant Chemoradiotherapy Using Hybrid Model-Based MRI Radiomics in Locally Advanced Cervical Cancer"[6]。

近年来，深度学习推动了众多研究领域的发展，医学影像分析领域也深受影响。有研究表明，深度学习神经网络模型可能是宫颈癌生存结果预测的一种有用的分析工具。但目前基于宫颈癌医学影像的预测问题较少，并且没有将深度学习方法应用于宫颈癌患者放疗后反应预测问题的先例。

本小节从宫颈癌患者术前 T2 加权核磁共振影像中分别提取传统影像组学特征和基于迁移学习的深度特征，结合少量临床特征构造了两个放疗后反应预测模型，最后，通过模型融合方式将手工特征、深度特征、临床特征结合，实现了较好的预测效果。

### 1. 宫颈癌预测模型

首先对原始数据进行预处理，预处理阶段主要包括重采样、归一化。第一阶段从 MR 影像中提取手工特征，然后选择适合该特征的机器学习方法进行分类预测，之后在手工影像特征的基础上加上可用的临床特征，即年龄、分期、病理，再次进行分类预测。第二阶段利用迁移学习方法从 MR 影像中提取了基于深度学习的特征，并选择适合该特征的机器学习方法进行预测，随后再加入临床特征一起构建预测模型。最后，将手工特征和临床特征构建的模型与深度特征和临床特征构建的模型进行特征融合，以实现更好的预测效果。模型框图如图 8.2 所示。

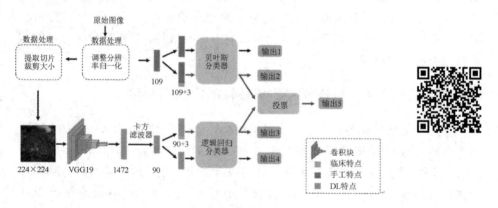

图 8.2 宫颈癌预测模型框图

1）数据预处理

在宫颈癌 MRI 数据集中，不同患者影像的分辨率和扫描层厚是不一致的，这将影响后续工作，所以需要对不同患者的影像数据进行重采样，使其分辨率达到一致。本模型使用 SimpleITK 工具包对所有数据进行重采样处理，将分辨率统一采样到 0.5×0.5×3。同时，由于 MR 影像的灰度值由负几千到正几千不等，将灰度值归一化到 0～255 范围内。

2）基于手工特征和临床特征的分类预测

本模型利用 PyRadiomics 开源包从 MRI 影像中提取了 109 个影像组学特征，包括一阶统计量、基于 3D 形状的特征、基于 2D 形状的特征、描述纹理的灰度共生矩阵、描述纹理的灰度级运行长度矩阵、描述纹理的灰度区域大小矩阵、描述纹理的灰度依赖性矩阵、描述纹理的邻域灰度差矩阵。基于形状的特征描述了肿瘤靶区（GTV）轮廓的形状特征。一阶统计特征描述了 GTV 轮廓内体素强度的分布。纹理特征描述体素强度的模式或二阶空间分布。

获得手工特征后，选择合适的机器学习模型进行分类预测。通过测试多种传统机器学习模型，最终确定使用分类效果最好的高斯贝叶斯模型进行预测。

3）基于深度学习特征和临床特征的分类预测

迁移学习是将在之前的领域或任务中学习到的知识和技能应用到新的领域或任务中，其主要的思想是从相关领域中迁移标注数据或者知识结构，从而完成目标领域或任务的学习。公开可用的预先训练的 CNN VGG19 被用来提取基于深度学习的特征。该网络使用来自 Image Net 数据库的大约 120 万幅图像进行训练，将自然图像分类为 1000 个对象。由于用于训练 VGG19 的自然图像的物理大小不同，使用预先训练的 VGG19 提取的基于 DL 的特征与图像梯度等其他因素相比，可能对图像空间分辨率不太敏感。图 8.3 显示了 VGG19 网络结构。它包含 16 个卷积层以提取图像特征，然后使用 3 个全连接层进行分类。在卷积层和完全连接层上插入 5 个最大池化层，以减少模型参数从而防止过拟合，并帮助实现对小平移的部分不变性。

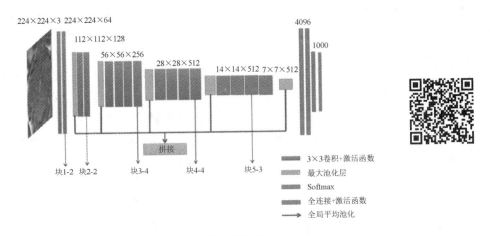

图 8.3　VGG19 的网络结构

对数据进行处理以实现基于迁移学习的特征提取，选择每位患者的 MR 影像中的最大感兴趣区域的切片。获取该 2D 切片后，根据医生勾画的 ROI 区域找到其外接矩阵，并以该外接矩阵的中心作为裁剪中心，向外裁剪出一个方形区域。为了匹配 VGG19 迁移学习网络的输入，需要将裁剪后的图像外推为 224×224 大小，同时将处理后的灰度图像通过复制的方式转换为三通道图像。将处理后的图像输入到训练好的 VGG19 迁移学习网络中以提取特征，在特征提取时采用了 Antropova 等人提出的特征提取方法。在每个最大池化层之后，通过全局平均池化获得 5 个特征向量。每个特征向量用其欧氏范数进行归一化后连接成一个特征向量，并且再次进行归一化，最后得到由 1472 个特征组成的特征向量。在提取所有患者的特征后，利用卡方检验特征选择方法从 1472 个特征中预选 90 个基于 DL 的特征来训练预测模型。在卷积神经网络中，底层卷积层通常提取颜色、边缘等特征，中层卷积层通常提取纹理特征，高层卷积层通常提取分类对象的更完整具体的特征。使用上述的特征提取方法可以充分利用各层次特征。分类模型选择后，测试了多种机器学习模型方法并最终选择了分类效果最好的逻辑回归模型。

4）模型融合

为了充分利用从图像中提取到的手工特征和基于深度学习的特征，本模型采用投票机制进行特征融合。投票是集成学习里面针对分类问题的一种结果融合策略。其基本思想是选择所有模型输出结果中最多的那个类，即少数服从多数。硬投票机制是指在不改变模型的情况下，直接对不同模型的预测结果进行投票或者平均，这是一种简单却行之有效的融合方式。软投票机制是指使用各个算法输出的类概率来进行类的选择，对每个类的概率取均值，值大的类会被选择。根据手工特征训练的模型以及基于深度学习特征训练的模型的结果，对特征融合方式进行了调整。基于深度学习特征训练的模型在 AUC 等评价指标上比基于手工特征训练的模型表现得更好，因此应该给深度学习特征模型设置更大的权重。基于高斯贝叶斯的手工特征模型输出概率总是趋于 1 或者 0，如果直接进行软投票，最终投票结果总是与高斯贝叶斯模型结果一致，投票机制将变得没有意义，因此更要给深度学习特征模型设置更大的权重。最终我们将权重比例设置为 6：1，使得基于深度学习的模型占主导，只有在其输出概率约小于 0.58 时才会结合高斯贝叶斯模型的预测结果。

**2. 结果与讨论**

临床医生往往通过患者临床信息来预测患者放疗后的反应，主要使用的临床信息有年龄、病理、分期。此处使用这三个特征训练高斯贝叶斯模型并通过 20 次重复的五折交叉验证实验取平均值来评价该模型，其结果如表 8.1 第一行所示，Cinical 表示临床特征。可以看出，仅使用临床信息训练高斯贝叶斯模型的模型性能表现并不好。

由表 8.1 第二行与第三行可知（handcraft 表示手工特征），从 MRI 中手工提取传统的影像组学特征能够有效预测宫颈癌患者放疗后的反应，与临床信息结合共同构造高斯贝叶斯模型可进一步提升模型效果。由表 8.2 第四行和第五行可知(DL 表示深度特征),使用 VGG19 迁移学习网络从 MR 影像中提取基于深度学习的特征并使用卡方检验筛选特征后,利用 90 个基于深度学习的特征训练逻辑回归模型,该模型的性能比手工特征模型更好,表明迁移学习提取深度学习特征是非常有效的。深度学习特征与临床信息结合可进一步提升模型性能。将使用手工特征和临床信息训练的高斯贝叶斯模型和使用深度学习特征和临床信息训练的逻辑回归模型融合后,各项指标有进一步提升,在 AUC 值上表现更加明显,具体指标如表 8.1 第六行所示。

　　同时,使用手工特征以及深度学习特征构造模型并测试多种机器学习方法,最终选择 AUC 值表现最好的机器学习模型。使用手工特征预测时各种机器学习模型的性能如表 8.2 所示。可以看出使用高斯贝叶斯模型是最好的。使用深度学习特征预测时各种机器学习模型性能如表 8.3 所示,可以看出使用逻辑回归模型是最好的。

表 8.1　使用不同的特征训练模型的模型性能

| 方　法 | AUC | ACC | TPR | TNR | Precision |
|---|---|---|---|---|---|
| Clinical | 0.665 | 0.561 | **1.000** | 0.066 | 0.546 |
| Handcraft | 0.674 | 0.622 | 0.739 | 0.494 | 0.625 |
| Handcraft+Clinical | 0.699 | 0.663 | 0.866 | 0.435 | 0.633 |
| DL | 0.760 | 0.678 | 0.765 | 0.611 | 0.683 |
| DL+Clinical | 0.777 | 0.704 | 0.763 | 0.645 | 0.702 |
| DL+Handcraft+Clinical | **0.797** | **0.705** | 0.750 | **0.660** | **0.711** |

表 8.2　使用手工特征构造多种机器学习模型的性能

| 模　型 | AUC | ACC | TPR | TNR | Precision |
|---|---|---|---|---|---|
| SVM | 0.554 | 0.549 | **0.888** | 0.227 | 0.567 |
| GaussianNB | **0.699** | **0.663** | 0.866 | 0.435 | 0.633 |
| LogisticRegression | 0.656 | 0.627 | 0.722 | 0.542 | **0.638** |
| KNN | 0.629 | 0.604 | 0.669 | 0.530 | 0.618 |
| GBDT | 0.603 | 0.588 | 0.637 | **0.547** | 0.611 |
| XGboost | 0.499 | 0.591 | 0.653 | 0.544 | 0.619 |

表 8.3 使用深度学习特征构造多种机器
学习模型的性能

| 模 型 | AUC | ACC | TPR | TNR | Precision |
|---|---|---|---|---|---|
| SVM | 0.683 | 0.616 | **0.945** | 0.252 | 0.587 |
| GaussianNB | 0.681 | 0.654 | 0.854 | 0.433 | 0.632 |
| LogisticRegression | **0.777** | **0.704** | 0.763 | **0.645** | **0.702** |
| KNN | 0.611 | 0.601 | 0.669 | 0.534 | 0.617 |
| GBDT | 0.674 | 0.611 | 0.677 | 0.552 | 0.632 |
| XGboost | 0.503 | 0.651 | 0.694 | 0.611 | 0.666 |

### 3. 分析与总结

宫颈癌预测模型主要提取宫颈癌患者的 MR 影像特征,将这些特征用于预测患者放疗后的反应(即 PCR 或者非 PCR),通过与仅使用临床特征对比发现放射学特征是非常有效的。在提取宫颈癌患者 MR 影像特征时,首先利用 PyRadiomics 开源包手工提取特征得到浅层特征。相比较而言,使用 VGG19 迁移学习网络提取 MR 影像中的深度特征更加抽象,但更能有效描述放疗后完全缓解和非完全缓解患者 MR 影像中的不同。同时,实验结果也表明深度学习特征比手工特征表现得更好。已有大量深度学习应用于医学影像处理的研究并且它们取得了比传统方法更好的效果,因此基于深度学习的特征有望在诊断、复发和其他部位的生存预测方面获得更好的性能和更广泛的结果。

## 本 章 小 结

临床中治疗效果评估和预后预测对于当前患者身体恢复以及后续患者的治疗方案选择都是非常重要的,本章主要介绍疾病预测和评估模型框架,其次在这些模型框架基础上进行实例研究完成算法设计和试验,对于不同器官的病变疗效评估采用了不同的影像和机器学习方法。对于越来越复杂的疾病诊断与治疗临床问题,多模态影像组学以及集成学习方法的应用将是一个值得关注的研究方向。

# 本章参考文献

［1］ KHANIN A，ANTON M，REGINATTO M. Assessment of CT image quality using a Bayesian framework［J］. IEEE Transactions on Medical Imaging，2018，37（12）：2687 – 2694.

［2］ WANG P Y，LIU Y F，SHEN D G. Flexible locally weighted penalized regression with applications on prediction of alzheimer's disease neuroimaging initiative's clinical scores ［J］. IEEE Transactions on Medical Imaging，2019，38（6）：1398 – 1408.

［3］ ZREIK M，VAN HAMERSVELT R W，WOLTERINK J M，et al. A recurrent CNN for automatic detection and classification of coronary artery plaque and stenosis in coronary CT angiography［J］. IEEE Transactions on Medical Imaging，2019，38（7）：1588 – 1598.

［4］ GOU S P，XU Y N，YANG H，et al. Automated cervical tumor segmentation on MR images using multi-view feature attention network［J］. Biomedical Signal Processing and Control，2022（77），103832.

［5］ YANG H，XU Y N，GONG J，et al. Automated prediction of complete pathological response to neo-adjuvant chemoradiotherapy using hybrid model-based MRI radiomics in locally advanced cervical cancer. Frontiers in Artificial Intelligence［J］. Accept.

# 第9章 医学影像智能解译应用系统

近年来，随着医疗大数据的兴起和人工智能技术的发展，智能医疗得到长足进步，并为疾病诊断和治疗提供新途径。目前，深度学习是人工智能领域最热门的研究方向之一，凭借着强大的学习能力和泛化能力，在自然图像解译方面取得了巨大成功，甚至某些场景下超越了人类。然而，这类方法也有缺陷，包括对大数据的依赖和较差的模型解释性等。医学影像本身获取难度较大，数据不如自然图像丰富，且成像质量通常不高，对分析方法有着更高的要求。深度学习自身的缺陷和医学影像的特殊性限制了这一最新方法在医学影像解译上的应用。为了进一步发挥人工智能的优势，推广其在医学影像解译上的应用，本章给出五大类智能辅助诊疗系统，涉及胃、乳腺、头颈等多部位、多器官，包括检测、分割、检索、剪辑等智能解译功能，对读者具有一定的启发意义。

## 9.1 胃部淋巴结检测与跟踪系统

胃癌是常见的恶性肿瘤之一，影响胃癌患者手术预后的因素有很多，如肿瘤的浸润深度、生长方式、分化、淋巴结转移的范围、数目等，基于此，设计了一个可以从患者的胃部序列图像中检测淋巴结的个数并辅助医生分析和诊断病情的软件。该软件主要由两个核心模块构成，一个是胃部淋巴结可能出现的感兴趣区域的提取，另一个是从提取的感兴趣区域中检测淋巴结、跟踪淋巴结并统计其个数。本节内容出自 2013 年西安电子科技大学王云利的硕士毕业论文《基于迁移学习的胃部 CT 序列图像 ROI 区域提取》[1]。

### 9.1.1　胃部淋巴结检测与跟踪系统框架

　　软件系统采用的是 Matlab GUI（Graphical User Interface，图形用户接口），具体实验环境为 Windows XP，SPI，CPU Pentium 4（R），Basic Frequency 2.4 GHz，软件平台为 Matlab 7.0.4。该系统包括四个界面：一个主界面、三个子界面。主界面上包括 6 个模块，分别为输入图像、图像格式转换、感兴趣区域提取、淋巴结检测、结果展示、退出，其中感兴趣区域提取、淋巴结检测、结果展示分别为其三个子界面。该软件系统的主要作用是从胃癌患者的胃部 CT 序列图像中检测淋巴结的个数。核心模块感兴趣区域提取及结果展示模块中修改当前结果功能的实现，采用的都是基于种子点迁移生长的胃部 CT 序列的分割方法。淋巴结检测部分是先通过学习的方式得到淋巴结的形状、位置、大小等一系列特征，然后逐帧去检测，用细胞跟踪的方法对这些淋巴结进行跟踪，最后确定该序列中淋巴结的个数。系统的功能模块如图 9.1 所示。

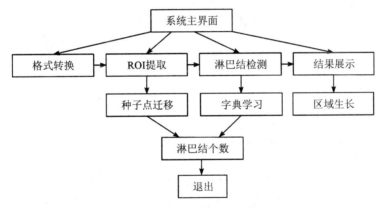

图 9.1　功能模块图

### 9.1.2　系统主要功能模块

　　胃部淋巴结检测软件系统包括五个功能模块。

**1. 图像格式转换模块**

　　图像格式转换模块的功能主要是将从 CT 机上直接获得的图像序列转换成医学图像处理常用的格式，如 jpg、bmp 等，该功能的实现主要是通过将 CDViewer 软件内嵌到该模块下来完成的。点击图像格式转换按钮后将出现图 9.2 所示界面，进而实现图像格式转换及存储。

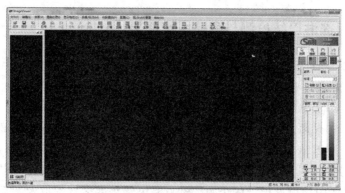

图 9.2　图像格式转换界面图

**2. 输入图像模块**

从当前路径中选择要处理的图像序列中的任意一幅图像后，系统将自动将该序列中的所有图像读入，并在主界面上显示该序列图像，输入图像界面如图 9.3 所示。

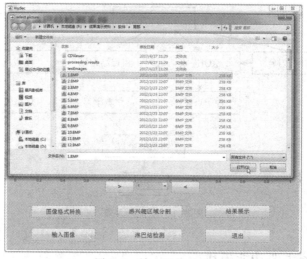

图 9.3　输入图像界面

**3. 感兴趣区域分割模块**

该模块的功能是对读入的图像序列进行感兴趣区域的提取，这些感兴趣区域指的是胃部淋巴结可能出现的区域。在感兴趣区域提取子界面上，"相似性阈值"是系统采用的分割算法的参数，该参数能调节分割效果，用户也可以选择从序列的哪幅图开始分割，到哪一幅图结束，"序列下限"控制起始图像的序号，"序列上限"控制末尾图像的序号，如图 9.4 所示。点击"开始分割"按钮后，将出现待分割图像,用户需在感兴趣的区域内点若干种子点(点完最后一个种子后双击),然后通过种子点迁移方法将淋巴结可能出现的感兴趣区域从整个CT序列中提取出来。再点击"目标区域提取",该按钮的功能是先对图像去模糊,然后将图像剪切成小图(只含感兴趣区域)。

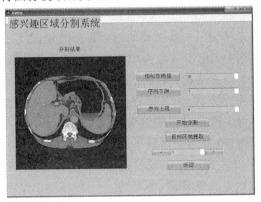

图 9.4　感兴趣区域分割

**4. 淋巴结检测模块**

淋巴结检测模块的功能主要是从 ROI 提取模块获得的感兴趣区域中检测淋巴结的个数,该功能的实现主要是先根据淋巴结的大小、形状、位置等特征学习一个目标字典,然后逐帧检测,并用细胞跟踪算法对相应的淋巴结进行跟踪显示,排除和淋巴结形状和位置相似的干扰元素如血管等,最终得到准确的淋巴结个数。执行过程中将出现图 9.5 所示界面(黄色的圈代表检测出的淋巴结)。

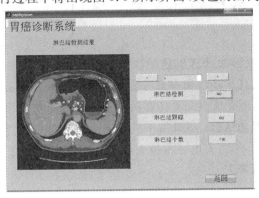

图 9.5　初始淋巴结检测结果

**5. 结果展示模块**

结果展示包含以下四种形式:分割结果、去模糊结果、剪切的小图、淋巴结检测结果。每查看一幅检测结果图，如果用户对当前检测结果不满意，例如发现漏掉了一些淋巴结，则可以点击"修改当前结果"按钮交互式修改当前结果。用户在当前检测结果中不满意的地方点一下（双击结束）即可执行修改操作，从而实现更为完备的淋巴结检测和跟踪。

**总结：**

胃癌是人类健康的常见杀手之一，其主要的治疗手段是通过手术。国内外大量研究资料表明，住院病例中，患者多数为中晚期，行根治手术受到极大的限制，部分探查术实际相当于剖腹活检，临床上一直在探索其他方法，避免不必要的手术探查和术前确定手术方式。CT 检查可为外科医生提供能否手术的依据，帮助确定可切除范围等。现在对胃癌的分期主要使用 TNM 分期系统，其中 N 分期的具体划定如下：N0 期——区域淋巴结无癌转移；N1 期——区域淋巴结有 1～2 枚有癌转移；N2 期——区域淋巴结有 3～6 枚有癌转移；N3 期——区域淋巴结有 7 枚或以上有癌转移；N3a 期——区域淋巴结有 7～15 枚有癌转移；N3b 及以上分期——区域淋巴结有 16 枚或以上有癌转移。国内外相关报道证实，淋巴结转移是胃癌最重要的预后因素之一，对淋巴结转移的正确评估对后续治疗起着至关重要的作用。胃部淋巴结检测软件系统的主要功能是从 CT 图像中先提取出淋巴结可能出现的感兴趣区域，然后在这些局部区域中检测出淋巴结的个数，来辅助放射科医生诊断胃癌患者的胃癌分期。

# 9.2　X 射线影像乳腺病灶辅助诊断系统

研制和开发乳腺 X 射线影像计算机辅助诊断系统是医学影像处理的一个热点，但是国内的研究现状几乎还停留在部分临床工作者的病例分析和经验分析上。另外，目前国内外的研究焦点几乎还在医学影像的检测与工程技术研究上。本系统将研究与临床密切结合，设计基于乳腺 X 射线影像的计算机辅助诊断系统。本节内容出自 2010 年西安电子科技大学姚瑶的硕士毕业论文《基于核匹配追踪的医学影像辅助诊断》[2]。

## 9.2.1　X 射线乳腺病灶辅助诊断系统框架

系统在 Windows XP, SPI, CPU Pentium(R)4，基本频率 2.4 GHz，软件平台为 Matlab 7.0.1 运行。X 射线乳腺病灶计算机辅助诊断系统包括图像预处理、图像灰度共生矩阵、Hu 矩、Contourlet 及 Brushlet 特征提取、基于医学影像的自适应核匹配追踪辅助诊断等功能。系统尽可能挖掘医学影像中许多不容易获取的或是不可理解的深层信息，接下来将详细介绍该系统的框架及各模块功能。

系统共分为四大部分：

第一部分主要是乳腺 X 影像预处理设计与应用，主要涉及乳腺 X 影像的去冗余和增强处理。

第二部分主要是采用个性化切分处理方法，将影像中感兴趣的部分进行各种切分处理，主要包括均匀四切分处理、不均匀十二切分处理以及滑窗处理。

第三部分主要是对乳腺 X 影像预处理后完成灰度共生矩阵、Hu 矩、Contourlet 及 Brushlet 特征提取，并将医学图像特征数据存入数据库。

第四部分主要是分类器模块的设计与运用，采用的分类器是核匹配追踪分类器，主要采用训练和测试方法，使得未知的乳腺 X 影像得到诊断。

本框架成功地在乳腺 X 射线影像辅助诊断系统设计中实现，系统主要包括影像预处理模块、影像个性化切分模块、影像特征提取模块和影像核匹配追踪集成分类诊断模块，如图 9.6 所示。

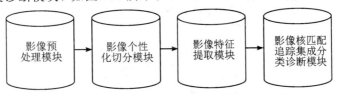

图 9.6　辅助诊断系统模块示意图

（1）影像预处理模块完成原始影像去冗余以及直方图均衡化增强处理。

（2）影像个性化切分模块对输入的影像进行均匀切分、不均匀切分或滑窗切分处理，再将其处理结果传至影像特征提取模块。该模块进一步包括影像个性化的均分切分处理子模块、影像个性化的不均分切分处理子模块和影像个性化的滑窗切分处理子模块，其中：影像个性化的均分切分处理子模块对原始影像集完成去冗余以及直方图均衡化增强处理后，对视觉效果较好的各医学影像采用均匀划分方法，将视觉效果较好的各医学影像横向均匀切分为四个医学影像块；影像个性化的不均分切分处理子模块对原始影像集完成去冗余以及直方图均衡化增强处理后，得到视觉效果较好的医学影像，在对视觉效果较好的各医学影像采用均匀划分处理的基础上，对均匀切分处理后的医学影像正中位置的两个均匀切分子块进行进一步的详细切分，对均匀切分处理后的医学影像上下两个均匀切分子块进行粗略切分，最终切分为十二块区域面积不等的医学影像块；影像个性化的滑窗切分处理子模块对原始影像集完成去冗余以及直方图均衡化增强处理后，得到视觉效果较好的医学影像，对视觉效果较好的各医学影像采用滑窗切分处理方法，将视觉效果较好的各医学影像采用边长为 X 的正方形滑窗进行带重叠的滑窗切分处理，切分处理后得到十五幅面积相等的具有重叠区域的医学影像块。

（3）影像特征提取模块对输入的个性化切分后的影像完成灰度共生矩阵和 Hu 矩特征提取。

（4）影像核匹配追踪集成分类诊断模块对输入的影像进行核匹配追踪集成分类诊断。

最后，输出最终诊断结果。

### 9.2.2 系统主要功能模块

实验选用的乳腺 X 影像来源于公共数据集 MIAS，共获取 150 幅原始乳腺 X 影像。实现了乳腺 X 影像辅助诊断系统的功能，完成了单幅影像、多幅影像以及钙化点影像的诊断。图 9.7 显示了医学多幅影像辅助诊断系统初始界面。

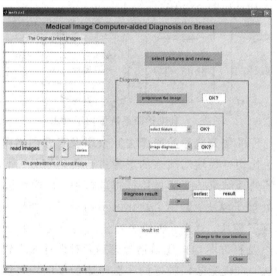

图 9.7　医学多幅影像辅助诊断系统初始界面

医学多幅影像辅助诊断系统主要是自动读取多幅影像，对每幅被读取的图完成预处理、特征提取和分类辅助诊断。图 9.8 显示了医学多幅影像辅助诊断系统读图与预处理后的显示界面，图 9.9 显示了医学多幅影像辅助诊断系统经过读图与预处理后，采用核匹配追踪算法完成辅助诊断，并得到了相应多幅图的诊断结果。诊断结果显示在下方的显示框中，根据显示框的结果，用户可点击切换(Change to the new interface)按钮，将医学多幅影像辅助诊断系统界面切换至医学单幅影像辅助诊断系统界面。

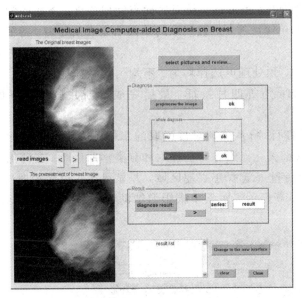

图 9.8　医学多幅影像辅助诊断系统读图与预处理界面

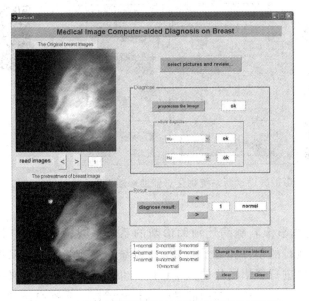

图 9.9　医学多幅影像辅助诊断系统辅助诊断界面

该系统将多幅影像诊断和单幅影像诊断结合,在多幅诊断结果显示后,可以选择关注的某一单幅图,切换至新的窗口界面,对选取的单幅影像完成诊断,可选择针对整幅图诊断,也可选择针对钙化点完成诊断。单幅医学影像辅助诊断系统主要是读取单幅影像,对被读取的单幅图完成预处理、特征提取和分类辅助诊断。

在单幅影像诊断中,预处理可选择均匀、不均匀与滑窗处理方法。在特征提取过程中,可选择 Hu 矩等四种特征,最后完成诊断并显示最终的诊断结果。

钙化点医学影像辅助诊断系统则对被读取的单幅图人工截取钙化点坐标提取局部影像,完成局部钙化点影像特征提取和分类辅助诊断。在钙化点的诊断过程中,可用十字坐标选择感兴趣区域,并显示在右边显示框内,完成特征提取和诊断。图 9.10 显示了医学单幅影像辅助诊断系统钙化点诊断系统界面。

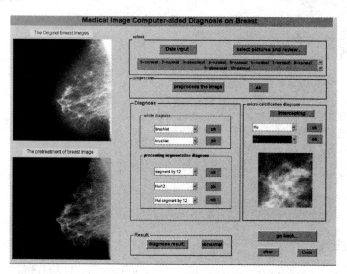

图 9.10 医学单幅影像辅助诊断系统钙化点辅助诊断界面

**总结:**

本节给出了 X 射线影像乳腺病灶辅助诊断的系统框架、原理和具体实施步骤,并给出了系统运行的条件和显示结果。该系统在实现过程中,采用了人机交互的形式,既可以进行多幅图片的医学诊断,也可以针对单幅感兴趣的图片完成诊断,同时还可以针对单幅图中的钙化点进行诊断。系统均通过计算机程序实现其功能,完成医学乳腺 X 影像辅助诊断。

# 9.3　跨模态医学影像器官检索系统

为了帮助医护人员从影像管理系统中检索符合描述的影像并自动定位病灶位置，本节介绍一种跨模态医学影像检索系统。该系统提供文本、图像等多种检索方式，操作简单，在病变检索场景可以帮助医护人员从影像管理系统中检索符合描述的影像，并自动定位病灶位置，在器官检索场景通过三维可视化模块帮助用户更加深刻地了解器官的立体结构。系统提供了文本输入以及上传特定格式的影像数据两种方式返回与用户输入相关的影像，检索结果中可能包含多种不同模态的影像，实现跨模态检索；同时对于器官分割结果，系统提供更加丰富的呈现方式，通过 Web GL 技术实现器官可视化模块，增强检索结果的可交互性。本节内容出自 2020 年西安电子科技大学周海彬的硕士毕业论文《跨模态医学图像检索》[3]。

## 9.3.1　跨模态医学影像检索系统架构

医学影像检索系统采用 C/S 架构，即客户端与服务端进行通信的模式。客户端主要以 PC 端桌面应用的形式运行，为用户提供基本的人机交互界面，该应用采用开源的 Electron 技术进行开发。Electron 是使用 Java Script 等 Web 技术来开发跨平台原生程序的框架。服务端主要包含几个功能：首先是训练网络模型；然后通过训练好的模型对图像数据进行检测、分类等处理，并将处理好的结果存入数据库；提供 RESTful 接口供客户端在用户发起检索时调用。为了调用现有的使用网络模型进行预测的 Python 代码，服务端代码全部使用 Python 进行开发，同时使用 Flask 框架提供 HTTP 服务。系统整体架构如图 9.11 所示。

### 1. 数据库设计

在应用中，使用 MySQL 数据库作为数据存储介质，用于存储和图像关联的文本信息。MySQL 在过去由于成本低、性能高、可靠性好，已经成了最受欢迎的开源数据库。它被广泛应用于互联网上的中小型网站，在 Web 应用方面是最好的 RDBMS 应用软件之一。随着自身的不断成熟，它也逐渐被应用于更多更大规模的网站，比如维基百科、Google 等。MySQL 为包括 Python 在内的多种编程语言提供了 API，在实际开发过程中，选择使用 MySQL 的社区版本。

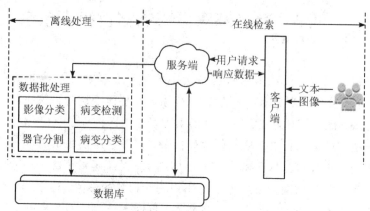

图 9.11　医学影像检索系统整体架构

定义实体关系模型的过程也就是在定义 MySQL 数据表应该具有的字段以及数据表之间的关联关系。实体关系模型是对不同类型的检索目标的统一描述，只要后续添加到系统中的新的检索数据集符合这个描述结构，就可以通过系统进行检索，实现检索目标的离线处理流程与检索功能的解耦，方便后续系统添加更多器官或者病变检索类型，提高系统的可扩展性。

对于检索系统来说，目前支持的检索范围是器官和病变检索。针对不同的检索范围，实体所需要关联的文本信息也有所区别。器官检索的结果主要包含和用户输入匹配的原始图像、器官分割后得到的图像以及具体器官实体的元信息（器官名称、知识库中代表相同器官的同义词列表以及与该器官有关的描述信息）。针对器官检索定义的器官实体描述了器官检索数据集中的一种器官具有的属性，除了定义器官的文本描述信息之外，每个器官实体还需要和原始图像以及器官分割后的图像对应的实体进行关联。

而对于病变检索来说，病变检索结果需要包含原始图像以及图像上包含的病变信息，而病变基本信息又包括病变名称、与病变相关的描述信息、病灶区域的位置坐标信息以及知识库中代表相同病变的同义词列表。因此实现病变检索这个功能需要定义两个实体，一个是存储图像信息的实体，另一个则是存储图像中病灶信息的实体，两者是一对多的关系，即对于一个图像实体，本身可能包含多种不同类型的病变，即需要和多个病变实体关联。在 MySQL 数据库中通过建立外键约束对两个数据表中的记录建立关联关系。

无论是器官还是病变检索，都需要和基本的图像进行关联，这里可以进一步抽象出公共的图像实体，对于图像实体来说，可以定义一些基本的元信息，比如图像格式、图像存储路径等。

**2. 离线预处理**

数据库设计完成之后，就需要向数据库中填充系统在检索时需要用到的数据。从图 9.11 可看到，图像检索包含两个阶段，一个是用户检索阶段，主要处理用户的检索请求，另一个则是离线处理数据阶段，这个过程对于用户来说是无感知的。

离线处理阶段主要是对图像进行批处理并将处理后的数据保存到数据库中，为后续的检索提供数据来源。对于器官检索来说，通过影像模态分析和器官类型推理模块确定影像模态和包含的器官类型，然后使用对应的器官分割模型对影像上的特定器官进行分割，最后通过器官实体的定义在数据库的数据表中建立新的记录，保存相关的信息。

同时对于作为器官检索数据集的这部分影像数据，通过 CNN 模型提取图像的全局特征，然后建立特征索引库，并把特征与原始图像进行关联，这部分特征在用户通过上传影像进行器官检索的时候需要用到。和图像类似，从图像上提取的特征以文件的形式存储在服务端的本地文件系统中，在对用户上传的影像提取特征时将特征文件载入内存，计算出相似度较高的影像集。

对于病变检索来说，则是分别对每种病变的检索数据集使用预先训练好的病变检测模型对图像中可能存在的病灶进行定位和分类，将得到的病变区域位置坐标、类型以及描述等信息保存到数据库中。

## 9.3.2　系统主要功能模块

跨模态医学影像检索系统主要包括器官三维可视化、器官检索和病变检索。在通过文本检索器官的过程中，根据检索到的影像序列分割结果在检索结果中渲染器官的三维空间结构，也就是器官三维可视化模块提供的能力。

**1. 器官三维可视化**

为了增强检索结果的可交互性，进一步提高用户对感兴趣器官的认识，设计了器官可视化模块，根据给定完整序列中器官的分割结果，通过图形化技术渲染出用户感兴趣的器官在三维空间中的立体结构。

客户端采用的编程语言以 Java Script 等 Web 技术为主。为了便于将器官可视化模块集成到应用中，这里采用 Web GL 技术来绘制三维图形。Web GL

是一种 3D 绘图协议，允许 Java Script 与 Open GL ES 2.0 进行结合。通过增加 Open GL ES 2.0 的 Java Script 绑定，Web GL 可以为 HTML5 Canvas 提供硬件 3D 加速渲染，并借助系统的显卡资源在浏览器环境中流畅地绘制和展示 3D 场景和模型。

Web GL 图形绘制过程实际上是将物体的三维顶点坐标转化为设备屏幕上的二维坐标。一般来说，图形绘制的过程需要经过以下步骤：

顶点着色器会对传入的每个顶点坐标数据进行坐标变换，包括物体平移、缩放、旋转等，通过矩阵运算将每个顶点坐标映射得到变换之后的顶点位置，除此之外，顶点着色器还可以计算每个顶点的颜色值。顶点位置计算完成之后，就需要将顶点进行组装，将顶点转化为可供 Web GL 绘制的图元（也就是点、线段或者三角形等基本图形）。图形最终是要绘制到设备屏幕上的，所以装配好的图元还需要转化为片元，也就是屏幕上的像素，这个步骤也称为光栅化。转化之后的每个片元（像素）再经过片元着色器进行处理，最终得到每个片元的颜色值，至此完成对设备屏幕上三维图形的绘制，也就完成了对特定器官在三维空间中的立体展示。

因此，在对人体器官三维立体结构进行可视化时，需要首先获取描述器官三维结构的顶点坐标数据，采取的思路是通过完整序列的器官分割结果重构出器官的三维立体结构，进而计算构成器官结构的顶点坐标信息。因此，器官三维可视化依赖于对器官的精准分割，通过训练好的器官分割模型可以得到给定完整序列中每个 slice 上器官的分割结果。

**2. 器官检索**

对于输入文本检索器官的方式，假设用户输入的文本关键词就是检索的目标名称，系统需要将用户输入的中文检索词语转化为英文词组，然后在数据库中器官（或病变）同义词列表字段中查找和输入关键词匹配的实体信息，将相关联的图像数据作为检索结果返回给用户。如果是匹配到器官检索数据集中的数据，还会将器官分割结果也一并返回，由客户端展示分割结果。由于检索数据集中包含了预先通过跨模态多器官分割框架得到的不同模态的影像，因此检索结果中会包含和用户输入关键词匹配的多种不同模态的影像，以此实现了跨模态检索。

对于用户上传影像检索器官的方式，考虑到用户上传的影像包含相似器官的影像，由于用户上传的影像来自人体不同的部位，这时候并不能使用前面针对肝脏等器官训练好的器官分类模型，因为无法对其他未知部位的影像进行分类，而且在器官检索这种场景下，用户通过上传影像进行检索的意图，更大程度上是想要从现有数据集中检索出与之相似的图像，而不是具体的某种器官。针对这种情况，系统尽可能多地收集人体不同部位的影像作为器官检索数据集，然后通过预先训练好的 CNN 模型对数据集中的影像提取全局特征，并以文件的格式保存这部分特征。当用户上传影像进行相似器官检索时，对用户上传的影像提取全局特征，并通过距离度量函数计算出器官检索数据集中与用户上传的影像特征距离最近的前 $k$ 个特征对应的原始图像构成的集合，作为检索结果返回给用户。

影像输入的器官检索方式如图 9.12 所示。

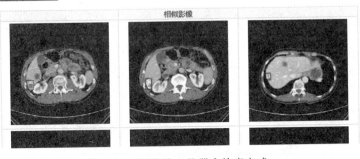

图 9.12　影像输入的器官检索方式

### 3. 病变检索

通过文本检索病变的方式与通过文本检索器官的处理方式类似，直接返回数据库中与用户输入匹配的文本信息及其关联的病变影像数据。

当用户上传影像进行病变检索时，由于病变检测模型需要先确定具体是检测哪个器官上的病变，所以还需要用户提供病变所在的器官信息，根据用户提供的信息选择对应的病变检测模型。通过检测模型对用户上传的影像中可能存在的病灶进行预测，根据预测的病变类型，查找数据库中与该病变类型关联的影像数据，作为检索结果返回给用户。

文本输入的病变检索方式如图 9.13 所示。

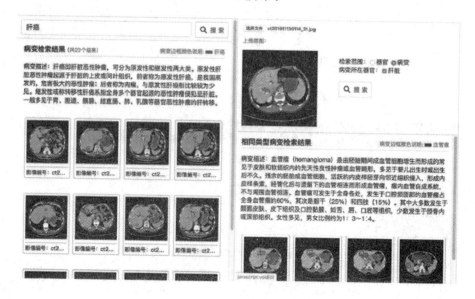

图 9.13　文本输入的病变检索方式

**总结：**

本节主要介绍跨模态医学影像器官检索系统，对于文本检索，主要是通过文本匹配的方式返回数据库中现有的图像数据；而对于上传影像的检索方式，器官检索和病变检索的处理方式有所不同，前者是通过图像特征距离度量方法从器官检索数据集中找到与用户输入图像最为相似的若干影像作为检索结果，而后者则是在用户给定的病变所在器官信息的前提下，使用对应的病变检测模型对用户输入的图像中可疑的病灶进行检测和分类，再根据分类结果返回病变检索数据集中具有同样病变类型的影像。

本检索系统基于构建面向临床需求的跨模态医学图像检索系统这一目标，设计并实现了整个检索系统的架构。在完成对服务端数据库结构设计的基础上，将器官分割模型以及病变检测模型应用于检索数据集的处理流程中，为后续用户检索提供数据来源。而在客户端中，通过将系统和服务端对接实现了通过文本以及上传影像进行检索两种方式，同时在文本检索过程中，将器官三维可视化模块集成到客户端，在检索结果中展示用户感兴趣器官的三维空间结构，服务于更多应用场景，实现了更好的交互体验。

# 9.4　临床头颈部癌症放疗中自动化多器官分割系统

　　为了解决临床放疗过程中多个风险器官自动化分割技术下质量差、多器官间不平衡的难题，设计了临床头颈部癌症放疗中自动化多器官分割系统。针对为癌症患者制订放疗计划时勾画肿瘤靶区和邻近多个风险器官等任务，首先提出了自动化分割算法，然后开发 MIM 软件插件，将训练好的分割模型嵌入放疗中心信息系统中，实现了临床中扫描数据输入、后台自动化分割、风险器官分割结果可视化等操作一体化。本节内容出自 2021 年西安电子科技大学童诺的博士毕业论文《精准放疗中多风险器官自动化分割方法研究》[4]。

## 9.4.1　临床头颈部癌症放疗中自动化多器官分割系统框架

　　采用 Keras 2.7 Tensorflow 深度学习库实现，训练过程中采用 NVIDIA Cuda（v8.0）和 cuDNN（v6.0）等进行加速。所有实验都是在 Ubuntu 16.04 操作系统 Intel（R）Xeon（R）CPU E5-2698 v4 @ 2.20 GHz，NVIDIA Tesla GPU（16 GB）设备上完成的。网络采用 Adam 优化器进行优化。

　　为了向临床应用提供更精确、可靠的自动化风险器官分割结果，同时考虑到原始 CT 图像体积大、分割目标占比小等问题，分割算法采用两步式的粗定位-精细分割的框架，分割模块框架如图 9.14 所示。扫描获取的患者头颈部 CT 图像大小一般为 $512 \times 512 \times (100 \sim 300)$，为了防止 GPU 内存溢出、提高网络计算效率，低分辨率的定位网络 #1 用于实现低分辨率下 CT 图像中的分割目标定位，定位结果用于指导原始 CT 图像中的目标区域裁剪。同时，对应的定位概率图与原始 CT 图像通道级串联，作为高分辨率下分割网络 #2 的输

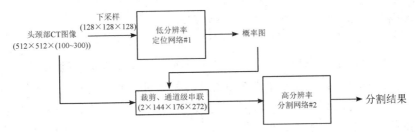

图 9.14　临床头颈部癌症放疗中自动化多器官分割模块框架

入，实现 CT 图像中风险器官的精确分割。定位网络♯1采用了简单的残差网络 ResNet，实现待分割目标的粗略定位。而分割网络♯2采用了基于双注意力机制的卷积神经网络（Dual-Channel-and-Spatial-Attention Neural Network，DCSA-Net）实现多个头颈部 CT 图像的精确分割。

## 9.4.2 系统主要功能模块

基于双注意力机制的卷积神经网络（DCSA-Net）利用通道级的和空间级的注意力机制分别对不同通道特征图和空间中不同像素的重要性进行建模，增强与目标相关的通道和像素的激活，弱化不相关的通道和像素，对特征图进行去噪，流程图如图 9.15 所示。这是基于网络中间层特征图中，不同的空间位置或通道对于器官分割的相关性不同，包含大量冗余的特征和不用的噪声。为提升网络的判别能力和分割性能，DCSA-Net 同时利用空间级和通道级的注意力机制，增强相关特征，弱化冗余特征和噪声。

分割网络模型训练完毕后，将其作为插件集成到 MIM 系统中，为临床中放疗医生和癌症放疗患者提供高效完整的风险器官自动化分割结果。MIM 软件界面如图 9.16 所示，集成好的分割插件按钮位于软件界面的右上角。点击后，软件在后台调用训练好的分割模型对于当前载入的 CT 图像进行分割，分割结束后，头颈部器官的分割结果在左侧器官列表中依次列出，并重叠显示在中间的 CT 图像中。

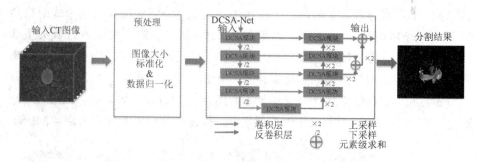

图 9.15　基于双注意力机制的卷积神经网络流程图

分割结果展示界面如图 9.17～图 9.19 所示，分别展示了轴向位、矢状位和冠状位的分割结果。从不同角度观察分割结果可以发现，该分割插件准确地勾画了 17 个头颈部器官，各器官之间没有重叠。而且，整个过程运行流畅，分割效率很高。无论是分割精度还是分割效率，都获得了临床中进行勾画的剂量师和放疗医生的高度评价。

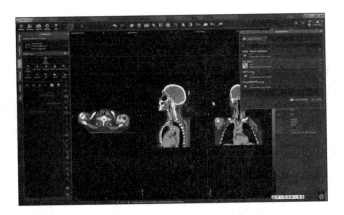

图 9.16　MIM 软件界面

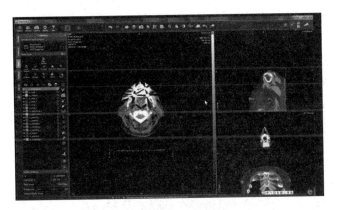

图 9.17　分割软件运行结果展示图 1

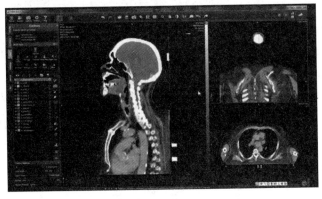

图 9.18　分割软件运行结果展示 2

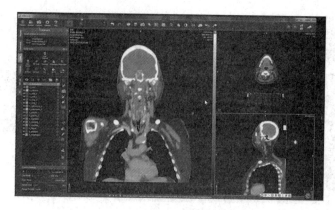

图 9.19　分割软件运行结果展示 3

**总结：**

　　本节在临床头颈部癌症放疗中自动化多器官分割系统自动化分割网络基础上，将训练成熟的分割网络作为插件集成到了临床中使用的影像处理系统中，实现了临床中扫描数据输入、后台自动化分割和风险器官分割结果可视化等操作的一体化，减轻了剂量师手工勾画风险器官的工作负担，提高了分割的一致性，大大提高了整个操作的效率。分割模块对临床中收集到的数据集进行了训练和测试，测试集上的分割结果证明了该模块良好的分割性能。

# 9.5　医学视频智能剪辑系统

　　为了节省医生阅片的时间，提高医护人员工作效率，本系统对医院鼻腔手术过程中视频进行处理，去除医生将器械取出人体外进行清洗的无用视频帧，只保留在人体内的视频帧，重新合成新的视频。借助此系统，医护人员只需要输入一段原始的手术视频，由系统对输入视频进行预处理，调用分类模型对视频帧进行判别，最终将需要保留的人体内视频帧合成得到最终的视频并输出给用户，操作流程简单高效。

## 9.5.1　医学视频智能剪辑系统框架

　　采用 Tensorflow1.2.0 深度学习库实现，训练过程中采用 NVIDIA Cuda（v8.0）和 cuDNN（v6.0）等进行加速。医学视频智能剪辑系统主要包括视频帧

输入、数据预处理、训练和测试、视频帧输出、数据增强模块。其流程图如图
9.20 所示。

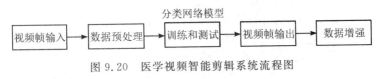

图 9.20　医学视频智能剪辑系统流程图

## 9.5.2　系统主要功能模块

医学视频智能剪辑系统建设基于普遍的耳鼻喉科手术以及医护人员实际
需要，可以用于解决医学手术视频智能剪辑的问题，具有一定的可实操性。系
统主要包括四个模块。

**1. 视频帧输入与数据预处理模块**

视频帧判别模型需要从原始视频中截取视频帧图像作为训练样本，系统对
原始的手术视频进行数据预处理：

使用视频剪辑软件确定分别作为正负样本的视频块的起始和终点位置，将
原始视频裁剪为视频帧全部为正样本(位于人体内部的视频帧)以及全部为负
样本(脱离人体的视频帧)的视频块；考虑到相邻视频帧差异较小的情况，对每
个视频块每隔一定的帧数(比如 5~10 帧)取一帧图像作为训练样本。经过以上
操作，系统可以得到分别划分为正样本和负样本的视频帧图像训练集。

**2. 训练和测试模块**

分类训练模块采用 VGG19 分类网络。对从视频中截取得到的样本按照
6∶3∶1 的比例进行划分，即 60% 的数据作为训练集，30% 的数据作为验证
集，其他 10% 作为测试集。测试准确率为 96.4%。

**3. 视频帧输出模块**

完成对单个视频帧的判别之后，接下来就可以输入一个完整的视频，对视
频逐帧进行判别，将判别为需要保留的正样本视频帧和需要剔除的负样本视频
帧分别保存到两个视频流中，最终输出分别只保留正负样本的视频。系统调用
了 OpenCV 提供的 VideoCapture 和 VideoWriter 接口来分别截取视频帧以及
将视频帧写入保存到最终的视频中。

**4. 图像增强模块**

对于视频中出现的亮度较暗的视频帧，系统加入了增强模块，对图像亮度
进行增强，提高图像质量。经过图像增强模块处理前后的图像效果对比如图

9.21 和图 9.22 所示。

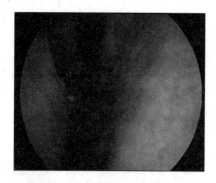

图 9.21 图像增强前效果

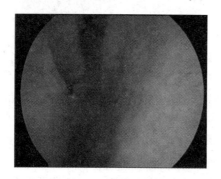

图 9.22 图像增强后效果

实验过程中，也对逐帧判别的性能进行了分析，发现在启用了 GPU 环境下剪辑一个完整的视频平均需要 3～4 分钟。但其实对视频的每一帧都进行判别并不是必要的，可以假设一个比较小的时间阈值，在这个合理的时间范围内，对应的所有视频帧判别为正样本和负样本的结果可以由视频在这个时间范围内的起始帧和结束帧的共同结果来决定，如果这两帧同时为正样本或者同时为负样本，那么可以认为在这个时间范围的视频帧都是正样本或者都是负样本。如果这两帧的判别结果不一致，可以采用二分法的思想继续取中间帧，分别对左右两个子视频的所有帧整体进行判别。

通过实验结果可以看到，二分法的思想确实能够减少剪辑处理整个视频所需的时间，但是它也依赖于模型对于单个视频帧判别结果的准确度，由于模型无法百分百准确判别视频帧是属于正样本还是属于负样本，所以会导致输出保存到最终视频中的帧会存在误判的结果，相比于逐帧判别降低了判别准确性。

**总结：**

医学视频智能剪辑系统主要对医院鼻腔手术过程中录制的视频帧进行分类、筛选、增加处理，删除无用的视频，保留鼻腔术中的有效视频帧并重新合成为新视频。该系统采用深度学习相关算法完成智能分类和筛选，节省医生阅片的时间，提高医护人员工作效率，具有一定的应用价值。

## 本 章 小 结

为了给用户提供更好的交互体验、减轻医护人员工作负担，本章介绍了多个医学影像解译应用系统，9.2 节介绍的胃部淋巴结检测与跟踪系统可以从胃癌患者的胃部序列图像中提取淋巴结可能出现的感兴趣区域，并进行淋巴结的检测和跟踪，辅助医生分析和诊断病情；9.3 节介绍的 X 射线影像乳腺病灶辅助诊断系统可以对影像进行个性化切分、特征提取和核匹配追踪集成分类诊断模块，最终输出诊断结果；9.4 节介绍的跨模态医学影像检索系统将系统和服务端对接，可以通过文本及影像这两种方式进行检索，主要完成器官三维可视化、器官检索和病变检索模块功能；9.5 节介绍的临床头颈部癌症放疗中自动化多器官分割系统将自动化分割算法训练好的分割模型嵌入放疗中心信息系统 MIM 软件插件中，实现临床中扫描数据输入、后台自动化分割、风险器官分割结果可视化等操作的一体化；9.6 节介绍的医学视频智能剪辑系统可通过对视频帧图像进行分类训练和测试，从而去除医生将器械取出人体外进行清洗的无用视频帧，只保留在人体内的视频帧，重新合成去冗余后视频。

## 本 章 参 考 文 献

［1］　王云利.基于迁移学习的胃部 CT 序列图像 ROI 区域提取［D］.西安：西安电子科技大学，2013.

［2］　姚瑶.基于核匹配追踪的医学影像辅助诊断［D］.西安：西安电子科技大学，2010.

［3］　周海彬.跨模态医学图像检索［D］.西安：西安电子科技大学，2020.

［4］　童诺.精准放疗中多风险器官自动化分割方法研究［D］.西安：西安电子科技大学，2021.

# 第10章 医学影像智能解译中的公开问题

在前面的章节中，从医学影像基础理论、处理方法和系统应用等多个维度，采用人工智能进行处理分析，以阐述智能医学影像解译。为便于读者对深度学习在医学影像处理领域的应用进行更深入有效的探索，本书从影像增强、检测分类、分割、配准、融合与报告生成、评估和预测等多角度，采用深度学习方法进行建模分析，从而极大地提高医务人员工作效率，促进精准医疗和个性化医疗的快速发展。基于深度学习的智能医学解译虽然取得了一些有价值的研究成果，但仍然存在一些公开问题并面临着一些挑战。

## 10.1 智能医学解译在医学影像增强中的挑战

目前，以癌症为代表的重症疾病已成为人们健康的首要威胁，且形势越来越严峻，对这些重症疾病的治疗已成为人类面临的一大挑战，基于图像引导的放射治疗是目前治疗早期癌症及其他疾病的主要手段，能实现对病灶的准确定位和精确治疗。不同的医学影像成像模式功能不同，其图像质量也不一样，引导放射治疗的影像一般为低质医学影像。或囿于成像环境，或考虑对人体的影响，这些医学影像往往含有大量的噪声和伪影，分辨率低，严重影响了医生对病灶的辨别和诊断。低质医学影像主要包括螺旋断层 CT(MVCT)图像、低剂量 CT(LDCT)图像和低场强磁共振成像(MRI)图像。

低质医学影像在医学领域广泛用于肿瘤和癌症的放射治疗，然而，在使用低辐射剂量情况下，软组织对比度低、影像噪声干扰大、恢复影像质量和影像解译难度大，是低质医学影像处理过程中遇到的难点与挑战。在过去几十年里，医学研究人员一直致力于解决低质医学影像去噪、恢复与解译等一系列难题，并提出了许多可行的解决方法。

## 10.1.1　MVCT 影像去噪的挑战

　　螺旋断层 CT(MVCT)是 X 射线 CT 中常见的形式之一,其成像管电压较高,一般为 3.5 MV,使得电子在经过线性加速器加速后产生的光子具有尽可能大的能量,能进一步穿透人体的组织和器官的内部,发现埋藏在深处的肿瘤。因此,MVCT 在医学领域广泛用于肿瘤和癌症的放射治疗,包括外照射放疗(External-Beam Radiation Therapy,EBRT)和强度调制放射治疗(Intensity-Modulated Radiation Therapy,IMRT)。在新一代治疗设备 Tomo Therapy 中,已经融合了 IMRT 和 MVCT 两者的功能,能够在同一直线加速器上产生治疗射线和成像射线。可以在治疗前通过 MVCT 成像,和放疗计划的千伏计算机断层扫描(KVCT)图像配准,对治疗中的病灶位置的误差进行修正,从而保证治疗的准确性。而且,连续周期采集的 MVCT 图像还可以用来评估患者体型或解剖结构变化对放射剂量的影响,以实现癌症治疗中的自适应放疗(Adaptive Radiation Therapy,ART)。

　　MVCT 图像使用了兆伏级的 X 射线管电压,虽然穿透能力强,能够发现埋藏在人体器官深处的肿瘤,但受到康普顿散射的影响,其对软组织的成像能力较差,往往对比度低、噪声大,会影响到后续癌症治疗中对病灶的准确定位和靶向治疗。简单地提高管电压也会导致辐射剂量的增加,对患者的危害也大大提升。

　　MVCT 去噪的主要方法可以归纳为如下两类。

### 1. 投影域方法

　　投影域方法又称前处理,即在 CT 设备进行滤波反向投影(Filtered Back-projection,FBP)重建图像之前,对接收到的原始光子衰减信号的正弦图进行滤波,从信号中滤除噪声频率,然后再进行 FBP 成像,得到去噪后的 MVCT 图像。这一类方法的代表算法包括双边滤波、惩罚加权最小二乘法、静态小波变换、最大后验概率估计等,它们有效地利用了 CT 成像过程中的噪声机制,即 CT 成像所使用的光子统计特性服从复合泊松分布,可以较为准确地估计出 MVCT 图像的噪声分布,一般集成于 CT 设备内部。但这一类方法对原始信号的依赖性较大,对成像结果的空间分辨率造成了一定的损失。

### 2. 图像域方法

　　图像域方法又称后处理,即在 CT 设备进行滤波反向投影(FBP)重建算法成像之后,对得到的图像进行处理,使用计算机视觉相关的方法,去除图像上的噪声。相比于投影域方法,此类方法对原始数据的依赖性较低,也独立于

CT 设备，适用性更好；但去噪时对图像的噪声分布估计比较困难，只能进行大致的统计分析，不一定准确。此类方法的种类也比投影域方法丰富，包括小波域变换、非局部均值方法（Non-Local Means，NLM）、三维块匹配滤波算法（Block-Matching and 3D Filtering，BM3DF）和字典学习等。

## 10.1.2 LDCT 影像恢复的挑战

LDCT 是相对于过去临床治疗中使用的全剂量 CT（Full-Dose Computed Tomography，FDCT）而言的，源于人们对 CT 成像过程中对 X 射线辐射伤害的担忧。传统的 FDCT 使用了较高的辐射剂量，虽然成像清晰，但带来的辐射可能会导致癌变或基因突变。因此，降低 CT 成像时 X 射线的剂量，进行低剂量成像成为 CT 成像的新趋势。但是单一地降低辐射剂量会导致 CT 成像的质量很差，图像中会有大量的噪声和伪影，严重影响了医生对病变区域和重要器官、组织的诊断和分析。LDCT 恢复方式如下。

### 1. 图像降质机制

假设 $X$ 为低质量图像，$Y$ 为对应的高质量图像，则图像的降质机制可以表述为如下形式：

$$X = \varphi(Y) \tag{10-1}$$

其中，$\varphi$ 表示广义上的图像降质函数，如加性噪声、乘性噪声、复合噪声等。

### 2. 深度学习图像恢复范式

基于深度学习的图像恢复模型可以表示为一个有监督学习的回归范式：假设网络模型为 $f$，表示其对图像降质机制的建模函数，可以看作是对反函数 $\varphi^{-1}$ 的最优逼近；网络的输入为低质图像 $X$，输出结果表示为 $f(X)$，恢复即要求 $f(X)$ 尽可能地接近对应的高质量图像 $Y$。训练恢复网络可以看作在优化如下的损失函数：

$$\arg \min_f \frac{1}{2} \| f(X) - Y \|^2 \tag{10-2}$$

即将恢复网络看成一个回归模型。具体来说，上述损失函数一般只考虑恢复图像 $f(X)$ 和高质量图像 $Y$ 对应像素灰度值的均方误差。代表算法包括 MLP、CNN 等。除了直接学习高质量图像外，也有的将残差学习和恢复联系在一起，直接学习图像的噪声分布，其回归范式可以表示为如下形式：

$$\arg \min_f \frac{1}{2} \| f(X) - \sigma \|^2 \tag{10-3}$$

其中，$f(X)$ 为网络拟合出的图像噪声，$\sigma$ 为真实的图像噪声，可通过如下计算获得：

$$\sigma = X - Y \tag{10-4}$$

即低质图像和高质量图像之间的差值。这类代表算法有 DnCNN、RED-CNN 等。相比于直接学习高质量图像，学习噪声分布使得网络的优化更容易一些，但想要获得最后的恢复图像 $O$，还需要一步减法操作：

$$O = X - f(X) \tag{10-5}$$

基于深度学习的这种恢复方案，通常需要采集大量成对的低质量图和高质量图来训练恢复网络，对数据要求较高。因此，有些文献中也将其划到基于样例学习的增强方法那一大类中。

### 10.1.3　低场强 MRI 解译的挑战

磁场强度越大，MRI 成像越清晰，但同时其体积越大，对周围环境的影响越大，所以一般 MRI 有单独的成像室。相反地，低场强 MRI 体积小且对治疗设备影响小，常用于术中治疗成像，为医生提供更丰富的解剖信息。但低场强也会导致 MRI 成像时间更长，增加了患者运动和结果伪影的风险，造成 MRI 图像分辨率低，不利于医生在手术治疗过程中对病变区域的准确定位和识别。因此，低质医学影像解译要比一般的医学影像解译难度更大，传统方法也不一定有效，其已成为医学影像解译中的一大挑战。低质医学影像的解译方法在本书第三章有所介绍，不再赘述。

随着医学影像技术的发展，医学影像在临床诊断和治疗中的关键作用也越发明显，医学影像解译应运而生。医学影像解译就是借助图像处理、机器学习等方法对图像内容进行分析，以辅助医生进行诊断和治疗，其内容包括图像增强、目标检测与分割、多模态图像配准与融合、图像引导治疗和图像索引等。当前，深度学习方法是目前医学影像解译的最新手段，已经在多个方面有了初步的尝试，成为计算机辅助诊断的新方法。区别于自然图像，医学影像有其特殊性，使得深度学习在其应用上还面临着巨大的挑战，尤其是低质医学影像解译难度更大。如何在小数据集上使用深度学习方法和提高深度学习模型有效性的合理解释，是目前深度学习方法在医学影像处理中值得研究和思考的问题。

虽然深度学习在低质医学影像解译中取得了一些成果，但由于医学影像有其特殊性，对分析方法有着较高的要求，其在医学影像解译领域的推广目前仍然面临着一些挑战。首先，医学影像数据量小且缺少高质量的有标注样本，训练出来的模型有可能过拟合而导致泛化能力弱；其次，深度学习通常被看作一个黑盒子，无法解释其有效性，在医疗行业中的接受度存疑；最后，使用的影像资料涉及患者的隐私，可能存在法律和伦理上的问题。这些挑战限制了深度学习方法在医学领域的作为，如何发挥其优势仍是一个值得研究的问题。

## 10.2 智能医学解译在医学影像定位和分割中的挑战

医学成像手段和人工智能技术的发展与进步，使得在图像引导下经皮活检、手术和放疗技术在临床诊断方面获得越来越多的应用。然而，患者是否适合接受手术或放疗治疗的判定、病变区域自动化定位以及精准分割是智能医学解译的重点和难点。本节将从两个角度出发，阐明智能医学解译在手术、放疗中关于判定、定位和分割方面的挑战。

### 10.2.1 智能医学解译在手术、放疗适合度判定中的挑战

常用于放疗的医学影像有 X 线、同位素图像（单光子和双光子）、MRI/MRS、超声图像、电子射野成像（Electronic Portal Imaging Device，EPID）。放射疗法是根据应用，由放射性物质放射性核素造成的 $\alpha$、$\beta$、$\gamma$ 放射线，以及由各种各样 X 射线治疗仪或网络加速器产生的 X 射线、电子线、质子束和别的激光束来医治恶变肿瘤的方式。肿瘤放疗精准定位就是指放化疗精准定位。在开展肿瘤医治以前明确肿瘤深层的部位，而且需要开展 B 超查验或 X 射线检查以明确钴 60 是否照射肿瘤以杀掉或抑制肿瘤体细胞增长的功效。虽然放射疗法对肿瘤具备抑制效果，但它也会造成部分骨髓抑制功效。

判定患者是否适合手术或化疗是智能医学解译的挑战之一。判定一位适合的放疗患者通常需要评估许多因素，如肿瘤分期、病理类型、基因检测、手术切除情况，还有患者的年龄、基础病、器官功能、生活习惯等。海量的信息容易让医师顾此失彼，产生误诊、漏诊。统计结果发现，50％的患者在生命的最后 6 个月接受了放疗，其生存率与没有接受放疗的患者没有统计学差异，并且还增加了急诊、X 射线检查和医生就诊的次数。也就是说，大数据分析结果显示，生命末期的放化疗并没有延长生存时间、提高生活质量，反而增加了治疗负担，因此需要优化评估放疗的时机。美国医学研究所在关于学习型医疗体系的报告中建议通过机器学习和数据挖掘的分析方法在临床肿瘤学领域找出癌症治疗和临床结果两者之间潜在的因果关系，并用比较效益研究方法与大数据协同工作，快速有效地验证数学预测模型，其目的就是将正确的肿瘤治疗方案

提供给正确的患者。因此,基于大数据的人工智能预测模型要能够帮助医生判断患者能否从放疗中获益,并帮助医生决定是否推荐放射治疗。

### 10.2.2 智能医学解译在病变区域自动化定位与肿瘤分割中的挑战

放射治疗手段运用放射线非接触地杀掉癌细胞,病变区域自动化定位是实施放疗成功的关键,然而确定肿瘤位置,掌握肿瘤周边构造,了解肿瘤组织和周边组织结构之间的相对位置与关联均十分关键,同时患者放疗期间身体的移动和呼吸势必导致病变区域的变化,这些都是病变区域自动化定位的难点。因此,病变区域的精准自动化定位也是智能医学解译的一项挑战。

截至目前,放疗精准定位方式主要有两种,一种是基本仿真机精准定位,一种是 CT 仿真机精准定位。基本仿真机精准定位得到患者直射位置的正、侧方影像;而 CT 仿真机精准定位得到患者直射位置的断块图像,再历经电子计算机解决后,能够得到全部需直射位置的三维立体图像,可以真实地复原肿瘤和周边组织的关联。如今,大部分放化疗管理中心选用 CT 仿真机精准定位方式。

放疗前期经过自动化精准定位,还需对癌变区域进行分割。从目前图像分割技术在临床上的应用情况来看,由于医学影像常表现为对比度低,组织特性的可变性及不同软组织之间或软组织与病灶之间边界的模糊性,以及形状结构和微细结构(血管、神经)分布的复杂性等,自动分割方法并没有完全取代人工分割方法和半自动分割方法,在许多医院,影像分割仍然是由人工完成。

虽然近年来出现了许多自动影像分割方法,但由于得到肿瘤分割结果前期还需要将影像检测、影像配准等多项技术充分结合,同时还需考虑患者肿瘤大小、形状、位置、数量因素,另外,病灶区域的界限不清晰,或 CT 扫描维度各向异性,沿 $z$ 轴方向变化较大,都直接或间接导致目前大部分自动方法仍然停留在实验阶段,真正能临床应用的为数不多。因此,肿瘤等病灶的精确分割也是智能医学解译的挑战。

## 10.3 智能医学解译在医学影像检索中的挑战

从国内外研究历史和发展现状来看,医学影像检索的研究工作主要集中在以下几个问题上:二维/三维影像检索、多模态检索、跨模态检索以及跨多个数据源进行检索等。然而医院的医疗影像存储系统比如 PACS 系统，很少应用这些相关的技术，大多数都是按照患者的 ID 进行存储，通常的检索方法是按照成像日期、患者 ID、科室，混合存储具有多种模态、多种部位以及多种成像角度的影像，而医生真正需要的检索方式是按照疾病器官或者疾病种类，甚至最好是病变的亚型分类进行检索。

随着医疗行业信息化水平的不断提高，医学影像数据量日益膨胀，行业内普遍存在对具有多种模态的医学影像数据缺乏有效的管理和检索方式的现状，多种模态数据检索成为亟须解决的问题。另外，如何快速检索到对医生有用的信息，解决检索过程中存在的效率问题也是需要考虑的，比如病灶的定位，而现在大多数时候仍然依靠医生机械地在影像序列中寻找。

### 10.3.1 跨模态医学影像检索语义解析的挑战

首先来区分两个检索名词的概念：多模态数据检索用于检索的数据是多模态的，例如 PET-CT 影像检索本身就属于多模态数据检索问题，因为图像本身融合了两种图像的信息；跨模态数据检索是根据一种模态的数据实现对另一种模态数据的检索，例如通过文本检索匹配的图像。

在实际的医学影像存储系统中，除了绝大部分是图像这种非结构化数据外，还有一部分数据是类似医生为患者撰写的诊断报告这种文本信息，这就为医生通过文本检索影像的方式创造了土壤。而要在文本、图像等不同模态的数据之间建立相关性并实现跨模态的数据检索，跨模态之间的语义鸿沟问题是一项挑战，该挑战需要解决医学影像的底层视觉特征与其关联的文本描述信息所代表的图像高层语义特征之间的相似性度量问题。通常的做法是将不同模态的数据从各自独立的表示空间映射到一个公共的空间中，使得彼此可以进行相似性度量。

### 10.3.2 医学影像检索结果呈现的挑战

一个好的图像检索系统应该能够让用户理解检索的图像具有相似性的原因，因此如何呈现检索结果以使得用户可以更加清晰直观地理解也具有挑战性。对于具有多种模态的医学影像来说，对原始图像进行展示势必要先能够对具有多种不同格式的医学影像数据进行解析，比如 DICOM、NIFTI 等，将解析后的结果通过可视化技术转化为用户设备屏幕上的像素，进而对图像的内容进行渲染。这个过程涉及对用于解析遵循不同标准的图像数据的模块进行实现与集成，在此基础上进一步考虑渲染出检索目标的三维立体结构并支持用户拖拽、缩放等更多交互行为，以加强用户对感兴趣目标在空间中结构的认知和了解。当然这也给图像检索应用引入了额外的复杂度，这一点毋庸置疑。虽然目前大部分研究工作都集中在如何解决某个具体的相似图像检索问题上，但在提高用户交互体验方面也应该不断思考如何将医学影像检索和日新月异的可视化技术深入结合，以实现更智能的人机交互方式，这也将是长期的研究课题。

最后，随着深度学习的出现和发展，医学影像的检索和深度学习的结合也会越来越紧密。对于一些特定的器官或者病变检索任务来说，器官的分类以及病变的检测、分类这些环节不可避免，而在深度学习的发展潮流中，也在不断地涌现出很多优秀的分类、检测以及分割模型，这些模型也在为医学影像分析以及后续的检索提供强有力的算法支撑。虽然目前的医学影像检索由于数据质量、图像本身的多样性以及临床问题的复杂性等一系列因素还依然很不完善，但是随着技术的不断革新，棘手的问题会一步步迎刃而解，这也为医学影像检索服务于更多面向临床需求的场景创造了可能性。

## 10.4　智能医学解译在跨模态影像融合中的挑战

医疗影像配准技术利用不同仪器产生的不同模态影像数据的优点，扬长避短，通过各种变换方法，达到位置和结构上的一致，以便清楚地观察解剖部位差异，另外，影像融合的前提便是配准不同模态的影像。它在疾病诊断、疾病发展和消退的过程检测、器官组织的运动跟踪和图像引导放射治疗等方面均得到运用，同时，配准的精度对其后期处理的成效起着先决作用。

然而，由于人体解剖结构复杂，不同模态影像之间存在巨大差异，跨模态影像配准引导精准手术反应速度、精准度和非刚性配准模型优化方面存在巨大的挑战。

### 10.4.1　实时跨模态影像配准引导精准手术反应速度提升的挑战

随着医学成像技术和计算能力不断地革新发展，微创介入手术由初期的尝试到现在广泛应用于临床实践阶段，这一现状势必导致要求研发更加新颖的技术解决方案，因此，微创介入手术对医学影像引导系统中追踪、分割与配准、可视化技术以及人机交互系统提出更高要求。在术中引导过程，需要全方位地监测手术介入全过程，采用实时多模态影像数据引导，构建解剖结构的时间与空间信息互补，给予临床医生对每个细小环节可控选择。

虽然实时多模态影像数据配准技术可以游刃有余地解决术中一系列的问题，可规避诸多风险，缩短患者术中承受痛苦的时间，但如何提升配准结果的反应速度，其关键技术是配准算法，因此实时跨模态影像配准引导精准手术反应速度提升是一项具有挑战性的任务。

### 10.4.2　跨模态医学影像配准精准度评估的挑战

医学影像配准是指对于一幅医学影像寻求一种（或一系列）空间变换，使它与另一幅医学影像上的对应点达到空间上的一致。这种一致是指人体上的同一解剖点在两张匹配图像上有相同的空间位置。配准的结果应使两幅图像上所有的解剖点，或至少是所有具有诊断意义的点及手术感兴趣的点都达到匹配。

常用的评估方法有以下几种：

体模（Phantom）：体模又有硬件体模和软件体模之分，后者是计算机图像合成结果。体模法用已知的图像信息验证新配准算法的精度。由于体模都比较简单，与实际临床图像差异较大，因此只能对配准方法作初步的评估。

准标（Fiducial Marks）：立体定向框架系统包括立体定向参考框架、立体定向图像获取、探针或手术器械导向几部分。优点是定位准确，不易产生图像畸变。

图谱（Thompson）：用随机向量场变换构造一个可变形的概率脑图谱。包括从多个受试者到单一解剖模板的功能、血管、组织诸方面映射，三维图谱到新受试者的扫描图像的映射。

目测检验（Visual Inspection）：对多模医学影像配准的结果请领域专家用目测方法检验，听起来有些主观，但的确是一种相当可信的方法。

由于待配准的多幅医学影像基本上都是在不同时间和条件下获取的，所以没有绝对的配准问题，即不存在金标准只有相对的最优配准。在此意义上，最优配准与配准目的有关。因此，医学影像配准，特别是多模医学影像配准结果精准度的评估也是具有一定挑战性的工作。

### 10.4.3　跨模态医学影像非刚性配准模型优化的挑战

刚性配准主要解决的是简单的图像整体移动（如平移、旋转等）问题，相关研究比较成熟；非刚性配准主要解决的是图像的柔性变换问题，它容许变换过程中任意两个像素点之间对应位置关系发生变动，相关研究处于发展阶段。

迄今为止，诸多医学影像的非刚性配准大多是采用物理模型，一般可用的模型大致有弹性体、生物力学、黏性体和光流场等。Broit 等在 1981 年提出了基于弹性模型的配准算法，该算法将配准比作一个弹性体的拉拽的经过，在其中有物体形变的力和强加在物体上的力，当这两个力相等时，会抵消掉，于是物体不再形变，配准结束。钱宗才等在 2000 年提出通过黏滞体来对医疗影像的弹性变形进行模仿，采用流体粒子对图像像素点进行建模，像素点的移动相当于流体粒子的运动。Thirion 在 1998 年提出基于光流场模型的 Demons 算法，把影像上单个点灰度的差别认为是在影像平面上因为点的运动而产生的速率场，把配准当作是从浮动图不断运动到参考图的经过，借助光流场模型求解出像素点的位移，进行配准。

非刚性配准在医疗影像学运用广泛，对其研究远没有刚性配准那么成熟。如何寻找适于多模态影像复杂变化，同时高效且高精确度的模型，是非刚性配准面临的难题和挑战。

## 本 章 小 结

随着计算机技术的发展而逐渐应用成熟化、高端化，智能医学影像解译在医学智能辅助诊断作出了突出贡献，提供了高质量服务。尽管智能医学影像解译优势突出，但依然面临着许多挑战。本章从低质医学影像应用、手术或放疗自动化定位和肿瘤分割、医学影像检索、跨模态影像配准等四个角度，深入探讨了智能医学解译面临的公开问题和挑战。

另外，标准制定方面有待提升。人工智能在医学领域有着巨大发展空间，但是有些具体的实践应用存在歧义，比如，在医学影像数据的标注方面，由于其受标注人员的专业性、责任心、工作状态等因素的影响，很容易出现一些标注瑕疵，是不可控的，标注质量完全无法确保。在这种状态下，需要出台统一管理和应用标准，以研发规范化产品。

同时，医学影像获取和共享方面有待完善。针对不同类型的疾病，亟待研发具有综合性能、多样功能的智能化医学产品，获取高质量影像数据并实现协同共享。目前，高质量影像数据主要集中在有实力、有经济基础的三甲医院，且无法实现数据共享，不利于偏远地区的中、小医院应用，造成数据流通、共享上的机制缺乏，其次，中国医疗数据庞大，但绝大部分都是非结构化数据，无法体现参照价值和应用价值，再加上不同设备、不同场景获取的影像数据无法真正运用到智能医学影像解译中；最后，临床疾病指南中指导技术有待更新完善，只有不断完善、不断更新，才能与时俱进，满足当代人们的需求和医疗要求。

最后，人工智能算法普适程度有待加强。算法的普适性给人工智能医学影像解译造成一定障碍，为了增强算法的普适性，需要收集有用、合理影像数据，需要加强研发企业与医院的交流与合作，还需要企业间达成更多合作共识，从而逐步克服普适性方面的挑战。

综上所述，智能医学影像解译优势突出，它确保了疾病筛查准确率，大大提升了筛查效率，另外还能更好地协助医生确定病情、病情程度。但是不可忽视的是，智能医学影像解译仍面临着众多发展挑战，还有很长的路要走，需要进一步结合环境变化、实际需求来加强功能和效率，不断伴随社会发展而作出改变，切实在医学影像方面发挥更强大的功效，更好地造福人类。